チームで学ぶ
女性がん患者のための
ホルモンマネジメント

監修：青木大輔・上野直人・中村清吾　編集：佐治重衡・清水千佳子

篠原出版新社

執筆者一覧

監修

青木大輔	慶應義塾大学医学部 産婦人科学教室
上野直人	The University of Texas MD Anderson Cancer Center
中村清吾	昭和大学医学部 外科学講座 乳腺外科学部門

編集

佐治重衡	福島県立医科大学 腫瘍内科学講座
清水千佳子	国立がん研究センター中央病院 乳腺・腫瘍内科

執筆

飯岡由紀子	埼玉県立大学大学院保健医療福祉学研究科
和泉俊一郎	東海大学医学部 産婦人科
伊藤真理	東京大学大学院医学系研究科 公共健康医学専攻 疫学・予防保健学分野 公益財団法人 未来工学研究所
指宿睦子	熊本大学大学院生命科学研究部 乳腺・内分泌外科分野
今村知世	慶應義塾大学医学部 臨床薬剤学
岩瀬弘敬	熊本大学大学院生命科学研究部 乳腺・内分泌外科分野
大藏健義	千葉愛友会記念病院 産婦人科
大越貴志子	聖路加国際病院 眼科
大本陽子	熊本大学大学院生命科学研究部 乳腺・内分泌外科分野
奥山裕美	昭和大学病院 ブレストセンター
片渕秀隆	熊本大学大学院生命科学研究部 産科婦人科学分野
倉智博久	山形大学医学部 産科婦人科
輿水純子	聖路加国際病院 眼科
齊藤英和	国立成育医療研究センター 周産期・母性診療センター 不妊診療科
相良安昭	博愛会相良病院 乳腺科
佐治重衡	福島県立医科大学 腫瘍内科学講座
清水　研	国立がん研究センター中央病院 精神腫瘍科
清水千佳子	国立がん研究センター中央病院 乳腺・腫瘍内科

下村昭彦	国立がん研究センター中央病院 乳腺・腫瘍内科/先端医療科
鈴木聡子	山形大学医学部 産科婦人科
鈴木　直	聖マリアンナ医科大学 産婦人科学
鈴木礼子	東京医療保健大学医療保健学部 医療栄養学科
角美奈子	がん研有明病院 放射線治療科
高江正道	聖マリアンナ医科大学 産婦人科学
高野利実	虎の門病院 臨床腫瘍科
高橋一広	山形大学医学部 産科婦人科
高橋千果	東海大学医学部 産婦人科
高橋　都	国立がん研究センター がん対策情報センター がんサバイバーシップ支援部
田代浩徳	熊本大学大学院生命科学研究部 母子看護学分野
土橋一慶	千川産婦人科医院
永妻晶子	国立がん研究センター 先端医療開発センター バイオマーカー探索トランスレーショナルリサーチ分野
野澤桂子	国立がん研究センター中央病院 アピアランス支援センター
橋本知実	国立がん研究センター中央病院 精神腫瘍科
林　直輝	聖路加国際病院 ブレストセンター 乳腺外科
布田孝代	東海大学医学部 産婦人科
松井寿美佳	徳島大学大学院産科婦人科学分野
松　敬文	まつ婦人科クリニック
水沼英樹	福島県立医科大学 ふくしま子ども・女性医療支援センター
向原　徹	神戸大学医学部附属病院 腫瘍センター
安井敏之	徳島大学大学院生殖・更年期医療学分野
山下啓子	北海道大学病院 乳腺外科
山本　豊	熊本大学大学院生命科学研究部 乳腺・内分泌外科分野
吉田隆之	山形大学医学部 産科婦人科
若槻明彦	愛知医科大学 産婦人科

（五十音順）

チームで学ぶ女性がん患者のための ホルモンマネジメント

目次

第1章　正常の過程 1

1 女性のライフスパンにおけるホルモン環境の変化 2
　1)更年期前における性機能変化(土橋一慶) 2
　2)更年期以降(松 敬文) 12

2 女性ホルモンの臓器に対する影響(指宿睦子，大本陽子，山本 豊，岩瀬弘敬) 15

● ラーニングポイント(今村知世，飯岡由紀子) 26

第2章　女性ホルモンとがん 27

1 女性ホルモンによる乳がんの発がんリスク：
病因論，疫学的研究について(鈴木礼子) 28

2 女性ホルモン剤投与によるがんリスク(和泉俊一郎，高橋千果，布田孝代) 39

3 乳がん(佐治重衡) 55

4 子宮体がん(田代浩徳，片渕秀隆) 65

5 卵巣がん(田代浩徳，片渕秀隆) 83

6 妊娠授乳期のがん(永妻晶子，清水千佳子) 98

7 がん患者におけるホルモン補充療法の実際(松 敬文) 105

● ラーニングポイント(飯岡由紀子) 108

第3章　がんの治療と女性ホルモンへの影響 109

1 手術(吉田隆之，鈴木聡子，高橋一広，倉智博久) 110

2 抗がん剤(下村昭彦，高野利実) 120

3 ホルモン療法(内分泌療法)(山下啓子) 126

4 放射線治療(角 美奈子) 133

● ラーニングポイント(今村知世，飯岡由紀子) 140

iv

第4章　ホルモン関連症状 143

1. 不妊(齊藤英和) 144
2. 骨量減少(林　直輝) 159
3. ホットフラッシュ，のぼせ(安井敏之，松井寿美佳) 169
4. 関節痛，筋肉痛(相良安昭) 181
5. 女性ホルモンと認知機能，アルツハイマー病(大藏健義) 193
6. うつ(橋本知実，清水　研) 200
7. 脂質代謝(若槻明彦) 206
8. 泌尿生殖器(腟乾燥，性器出血，おりもの，排尿障害)(水沼英樹) 214
9. 血圧，凝固異常(向原　徹) 219
10. 皮膚の乾燥，脱毛(奥山裕美) 226
11. 角膜障害(ドライアイなど)，白内障(輿水純子，大越貴志子) 233

● ラーニングポイント(今村知世，飯岡由紀子) 240

第5章　女性がん患者支援のためのチームアプローチ 243

1. はじめに(清水千佳子) 244
2. 看護支援─婦人科がん・乳がんの術後の問題─(飯岡由紀子) 245
3. 治療アドヒアランス(今村知世) 252
4. 女性がん患者の性機能障害とカップル関係(高橋　都) 257
5. 若年がん患者における妊孕能温存治療の実践(高江正道，鈴木　直) 263
6. 外見(野澤桂子) 277
7. Spirituality(伊藤真理) 281

● ラーニングポイント(今村知世，飯岡由紀子) 285

略語一覧 287
索引 288

v

第1章

正常の過程

女性のライフスパンにおけるホルモン環境の変化
1）更年期前における性機能変化

はじめに

　性機能の分化，発達の変化は，胎生期から始まり初経（初潮），思春期を経て，閉経・更年期，老年期へと至る．更年期前における性機能を中心としたホルモン環境の変化に関する生理学的変化については，生殖能を中心とした事象を中心に検討され，その中心的な役割をはたすのは「卵巣」である．卵巣の機能分化，発達，調節等々の生理的変化に対して，主，ないし従属的に関与しているのは①間脳・下垂体系，②子宮や卵管，③乳腺などであると思われる．

　さらに，戦後の女性に対するライフスタイルの大幅な変化，具体的には昭和25年ごろを境とした多産多死から少産少死への変化，さらには経口避妊薬などの避妊法の発達による性生活の変化，すなわち生殖の性と快楽の性，コミュニケーションの性が分離された，等々によって加味される性機能変化も検討すべきと思われる．しかしながら，生得的（nature）と社会的（nurture）観点から獲得されると思われる性機能変化，とくに後者については，解釈の相違などからいまだ議論の多きところである．したがって，本項では従来の生理的観点からの変化を中心に述べる．

1. 胎児期における発達

　性腺（gonad）は妊娠4～6週の早期に生殖隆起（genital ridge）に認められる．妊娠12週までにY性染色体に局在する精巣決定因子（testis-determining factor：TDF, sex-determining region Y：SRY）遺伝子の発現の有無によって，胎児の性腺／性差（gonadal gender）が決定される．その後，卵巣の原基の発達とともに，性差（phenotypic gender）に関する女性性器の発達も急速に進み，10週ごろには左右ミュラー管（müllerian duct）が融合し子宮，卵管，腟が形成される（図1）[1]．

　卵巣における成熟卵胞と関連する卵母細胞（oocyte）は胎児期20週前後でピークとなり，その後減少して閉経期に至る．初経時期の原始卵胞（primordial follicle）数は約50万個と推定されているが，閉経時期までにはほとんど消滅する[2]（図2）．

1 女性のライフスパンにおけるホルモン環境の変化 1）更年期前における性機能変化

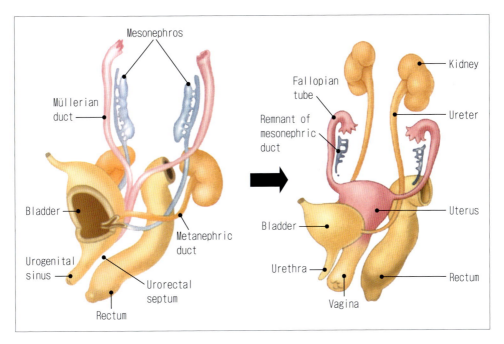

図1　胎児女性性器の分化と発達
[Cunningham FG, et al: Williams Obstetrics, 23rd ed., p.891, McGraw-Hill Professional, New York, 2009 より引用・改変]

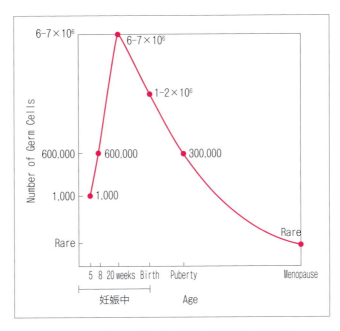

図2　原始卵胞の妊娠・出生後の初経から閉経までの変化
[Berek JS(ed): Novak's Gynecology, 13th ed., p.164, Lippincott Williams & Wilkins, Philadelphia, 2002 より引用・改変]

3

2. 初経から思春期における変化

排卵に関係した卵胞（follicle）の発育には，下垂体前葉で産生・分泌されるゴナドトロピンである卵胞刺激ホルモン（follicle-stimulating hormone：FSH）が重要な働きをなすが，初経時期の原始卵胞の発達におけるFSHの関与については，必ずしも明らかにされていない．しかしながら，初経後の卵胞の発育についてはFSHが重要な働きをなし，初潮から思春期においては内分泌的にはゴナドトロピン非依存性から，依存性へと変化する[3]．排卵に関連する間脳・下垂体のホルモン関連物質を（図3）に示す．

初経後，下垂体性ゴナドトロピンの制御の下に正常な卵巣機能の働きがなされ，その結果として①受精可能な状態へ卵が成熟する，②正常排卵周期によってエストロゲンやプロゲステロンが産生・分泌される，などのおもな生物学的作用が発揮さ

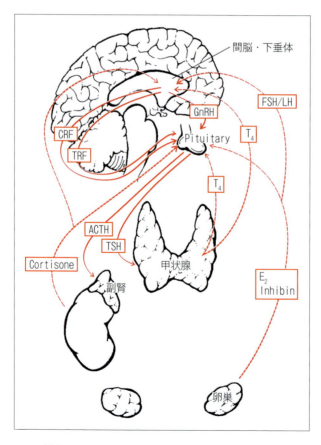

図3 排卵に関連する間脳・下垂体のホルモン関連物質
［Berek JS(ed): Novak's Gynecology, 13th ed., p.152, Lippincott Williams & Wilkins, Philadelphia, 2002 より引用・改変］

れる．この働きは，卵胞の構成成分である①卵，②顆粒膜細胞，③莢膜細胞が正常に機能することによって維持されている．すなわち，卵巣機能の評価は，卵胞機能の働きをもって判断することが可能である．したがって，加齢や薬物療法などによって変化した卵巣機能を卵の「量的」「質的」な面から評価することによって，残存する卵巣予備能（力）（ovarian reserve）をも正しく診断することが可能になってくる．

3. 正常月経周期におけるホルモン調節機構

正常月経周期におけるホルモン変化と卵巣，子宮内膜との関連性について図4に

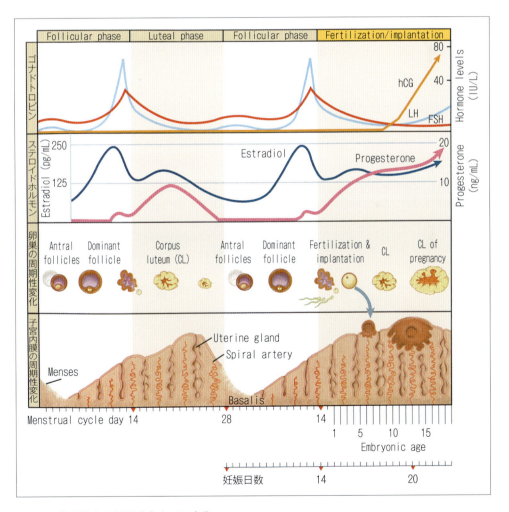

図4　正常月経から妊娠成立までの変化
[Cunningham FG, et al: Williams Obstetrics, 23rd ed., p.37, McGraw-Hill Professional, New York, 2009 より引用・改変]

第1章 ■ 正常の過程

示す．月経周期における内分泌変化は①卵胞期（follicular phase），②黄体期（luteal phase）に分けられる．臨床的にも排卵の有無を中心にそれぞれの所見（内診や超音波所見）をもとに，正常卵巣機能であるか否かを判定している．排卵に伴ったステロイドホルモンの変化は，two-cell-two-gonadotropin による概念が基本となっている．いずれも卵巣に莢膜細胞，顆粒膜細胞の two-cell と下垂体性ゴナドトロピンである FSH，黄体形成ホルモン（luteinizing hormone：LH）そして妊娠した場合はヒト絨毛性ゴナドトロピン（human chorionic gonadotropin：hCG）が関与している（図5）．

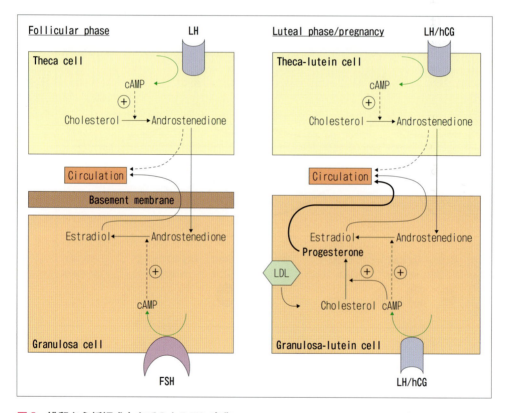

図5　排卵から妊娠成立までのホルモン変化
　排卵を境に，排卵前を卵胞期（follicular phase），排卵後を黄体期（luteal phase）と分け，それぞれの時期に対するステロイドホルモンの産生と調節には，卵胞の莢膜細胞（theca cell）と顆粒膜細胞（granulosa cell）が関与し，下垂体の LH，FSH が調節している．① 卵胞期では莢膜細胞の androstenedione（estradiol の前駆体）の産生に LH が，androstenedione から estradiol への変換には FSH が関与している．② 排卵後は黄体細胞に LH に反応し progesterone の産生と estradiol への変換が促進される．③ 妊娠が成立すると絨毛細胞からの hCG 産生によって hCG によるステロイドホルモンの産生が持続する．ステロイドホルモン産生に必要なコレステロールの主たる供給は low-density lipoprotein が関与している．
［Cunningham FG, et al: Williams Obstetrics, 23rd ed., p.39, McGraw-Hill Professional, New York, 2009 より引用］

4. 閉経前，更年期周辺の卵巣予備能の評価

　先に述べたように，卵母細胞は閉経時期までにはほとんど消滅する．その結果，月経周期に変化が生じ，45～55歳で閉経となる．一方，卵巣機能における予備能（力）を，「残存する卵母細胞の量的，質的な観点から評価する」と考えるならば，閉経年齢より早くすでに35～40歳頃から卵巣機能変化すなわち卵巣予備能の変化は生じていると推定されている[4]．

　女性の加齢に伴う生殖期から非生殖期への移行期は，わが国では閉経の前後5年，計10年間であると考えられている．閉経前であっても，いわゆる更年期症状は発現する可能性があると推定できる．したがって，閉経前であっても，更年期症状を認めた時には，臨床的には卵巣機能の予備力を的確に診断しなければならない．近年の生殖医学，とくに不妊症における分野での著しい発達によって，臨床的に有用な卵巣予備能の検査方法が明らかにされてきた．現段階における代表的な評価項目は①血清抗ミュラー管ホルモン（anti-müllerian hormone：AMH）値と，②胞状卵胞（antral follicle：AFC）個数である．AMHは加齢とともに低下する．さらにAMHはFSHやestradiol（E2）とは異なり，月経周期による変動が少ない点も明らかにされている．興味深いことに，AMHは妊娠するとさらに低下し，卵巣機能の抑制を反映している．2mm～10mm大の卵胞が経腟超音波検査で同定できるAFCも，年齢によく相関する（図4）[5]．

　以上の成績と，さらに実際に採卵されたAFC個数別にAMHの値を比較すると，AFC個数とAMHの関連性に相関が認められたこと[6]などから，AMHとAFCを検査することによって，従来の月経周期3日目の基礎的FSHやE2などとの成績と比較すると，卵巣予備能をより正しく評価できると考えられている．現在一般的に用いられている臨床応用可能な卵巣予備能（力）評価方法とその臨床的特徴について，表1に示す．

5. 妊娠・産褥におけるホルモン環境と性機能変化

1）妊婦，褥婦のホルモン環境

　妊娠が成立すると卵胞発達，分化は止まり，その結果，排卵現象も中止する．妊娠によって月経黄体が妊娠黄体となり妊娠維持のためにプロゲステロンを分泌する．この妊娠黄体による妊娠維持の働きは，妊娠7～8週頃までで，その後は胎盤への妊娠維持機構へ移る．このことは，手術によって妊娠黄体が摘出された結果，流

第1章 ■ 正常の過程

表1　臨床応用可能な代表的卵巣予備能テスト

測定・評価項目	臨床的留意点
Ⅰ）ホルモンテスト	
Day 3　FSH（follicle-stimulating hormone） 　　下垂体前葉で産生・分泌 　　月経3日目の血中濃度 　　basal FSH として評価	高 FSH 値は原始卵胞の減少量を意味. 正常 FSH 値でも必ずしも十分な原始卵胞量を意味 しないことがある.
Day 3　E2（Estradiol） 　　顆粒膜細胞と副腎で産生 　　月経3日目の血中濃度 　　basal E2 として評価	高 E2 値は FSH の分泌を抑制, しばしば排卵障害と の関連を意味する. かならず Day3 に FSH と共に測定すること.
Day 3　Inhibin B 　　顆粒膜細胞で産生・分泌 　　FSH 作用を抑制 　　月経3日目の血中濃度	低 inhibin B 値は高 FSH 状態を意味している. 年齢とともに減少してくる.
AMH（anti-Müllerian hormone） 　　発育卵胞の顆粒膜細胞で産生 　　発育卵胞のプール量の予測因子 　　月経周期にかかわらず血中濃度評価可能	胞状卵胞数（antral follicle：AFC）とともに測定す ることによって卵巣予備能の判定に有用.
Ⅱ）超音波検査	
胞状卵胞数（antral follicle：AFC） 　　経腟超音波検査で検討 　　2〜10 mm の胞状卵胞数を測定	残存する原始卵胞数と相関すると推定. AMH ともに測定, 評価すること.
卵巣の大きさ（ovarian volume） 　　卵巣の大きさを3方向で評価	ovarian volume の減少は卵巣予備能低下を意味し ているが, AFC より有用性は低い.
子宮の評価 　　経腟超音波検査で評価 　　大きさ, 形状, 子宮内膜の厚さ 　　血流の状況などで総合評価	受精卵の着床時期での評価. 臨床的有用性については未結論.

産にいたった臨床的事実から推定, 明らかにされた[7]. 排卵は抑制されているが, 下垂体からの FSH は閉経前後と異なり低値で留まっている. その機序については, 排卵から妊娠の成立によるホルモンの影響を受けると思われる. 代表的なものに卵巣顆粒膜細胞や黄体自身から分泌されるインヒビン（inhibin）がある. インヒビンは下垂体 FSH の分泌を抑制し, 胎盤構成成分である絨毛細胞であるトロフォブラスト（trophoblast）細胞から妊娠末期まで持続的に分泌される[8]. したがって, 妊娠時の下垂体は機能的には妊娠の維持機構に積極的に関与はしていないと推定されている.

　胎児を含めた妊娠維持にホルモン的に関与しているおもな臓器は胎盤である. 妊娠前と妊娠末期のステロイドホルモンの妊婦における血中濃度の変化からも明らかである（表2）. また, ステロイドホルモンの分泌については胎盤のみならず胎児との関連によって分泌（母児相関）が明らかにされている. 代表的なステロイドホルモン代謝における母児相関を図6に示す. さらに胎盤からは多くのステロイドホル

1 女性のライフスパンにおけるホルモン環境の変化　1）更年期前における性機能変化

表2　非妊娠時と妊娠時の各ホルモン変化

Production Rates (mg/24 hr)

Steroid	Nonpregnant	Pregnant
Estradiol-17β	0.1–0.6	15–20
Estriol	0.02–0.1	50–150
Progesterone	0.1–40	250–600
Aldosterone	0.05–0.1	0.250–0.600
Deoxycorticosterone	0.05–0.5	1–12
Cortisol	10–30	10–20

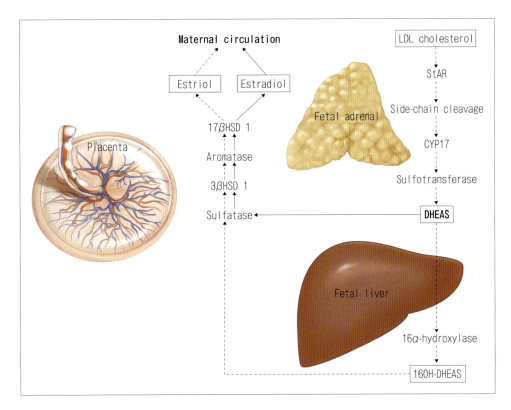

図6　ホルモン変化からみた母児相関

　胎盤における estrogens の産生は，胎児副腎で産生された DHEAS（dehydroepiandrosterone sulfate），DHEAS が胎児肝臓における酵素などによって変換された 16OH-DHEAS をもとになされる．妊娠末期になると，estrogens のなかの estriol のほとんどは，胎児 16OH-DHEAS を基に胎盤で産生される特異な代謝が行われている．
［Cunningham FG, et al: Williams Obstetrics, 23rd ed., p.69, McGraw-Hill Professional, New York, 2009 より引用］

モンだけでなくペプチドホルモンも分泌され妊娠維持機構に関与している．併せて，視床下部・下垂体系のホルモン分泌に関与する刺激ホルモン，たとえば GnRH，TRH，CRH，GHRH なども分泌される．その結果，非妊娠時と異なった代謝を示す

ので，妊娠性変化を考慮した鑑別診断が必要になってくる．代表的に胎児予後との関連性が深い甲状腺機能正常変化について述べる．

非妊娠時の甲状腺機能は，視床下部の甲状腺刺激ホルモン（TSH）によって甲状腺から甲状腺ホルモンであるトリヨードサイロニン（T3），サイロキシン（T4）が分泌される．しかし，甲状腺ホルモンのほとんどは血清中で蛋白（サイロキシン結合蛋白：TBG）と結合し，生物活性のある遊離型 T3（FT3），T4（FT4）は，それぞれ T3 の 0.2～0.3%，T4 の 0.02～0.03% しか存在しない．臨床的には遊離型が症状とともに変動するので，一般的には TSH，FT3，FT4 を測定してスクリーニングする．妊娠時においては，妊婦甲状腺は生理的に腺過形成の状態になるので解剖学的には肥大する．併せて妊娠初期にはエストロゲンの作用によって TBG が妊娠 20 週頃まで増加するので TBG と結合する総サイロキシン（TT4）も増加する．さらに，FT4 も，胎盤での hCG の作用によって，妊娠初期 6～8 週ごろから急激に上昇し，妊娠 20 週ごろから低下して正常範囲内になる．

2）乳腺の局所変化

乳房に代表される妊娠，産褥による母体の局所的構造変化は著しい．とくに，乳腺は，他の臓器と異なり分娩後も非妊娠時に復古することなく発育・発達を続け，授乳という行為で出生した児の成長，発達に重要な働きをなす．妊娠，産褥現象が局所の乳腺疾患自体に与える影響についても徐々に明らかになってきた．たとえば，reproductive age にもっとも多い線維腺腫に対しては，妊娠中よりも産褥時に著明な影響を与えることが明らかになってきた[9, 10]．

おわりに

更年期前の性機能変化は，排卵を中心とした変化で初経から更年期までの期間が対象となる．妊娠現象が加わるとより複雑になるが，基本的には排卵の有無を検討することが重要であると思われる．対象期間は長いので，前半は身体的な発達とともに，後半はさまざまな身体的合併症を考慮しながら性機能変化を診断しなければならない．したがって，家族歴を含めた詳細な問診とともに，婦人科的スクリーニング方法のみならず，小児科的，内科的なスクリーニング手法も会得しなければならない．

（土橋一慶）

文献

1) Cunningham FG, et al: Williamas Obstetrics 23rd Edition, McGraw-Hill Professional, New York, 2009
2) Peters H, Byskov AG, Grinsted J: Follicular growth in fetal and prepubertal ovaries in human and other primates. J Clin Endocinol Metab 7: 469-485, 1978
3) Halpin DMG, Jones A, Fink G, et al: Post-natal ovarian follicle development in hypogonadal normal mice and associated changes in the hypothalamic-pituitary axis. J Reproducd fertile 1986: 77: 287-296
4) Matthews ML, Hurst BS, Marshburn PB, et al: Cancer, Fertility Preservation, and Future Pregnancy: A Comprehensive Review. Obstet Gynecol International, 2012 doi: 10.1155/2012/953937
5) de Vet A, Laven JSE, de Jong FH, et al: Antimullerian hormone serum levels; a putative marker for ovarian aging. Fertil Steril 77: 357-362, 2002
6) Seifer DB, MacLaughlin DT, Christian BP, et al: Early follicular serum mullerian – inhibiting substance levels are associated with ovarian response during assisted reproductive technology cycles. Fertil Steril 77: 468-471, 2002
7) Csapo AI, Pulkkinen MO, Wiest WG: Effects of luteectomy and progesterone replacement therapy in early pregnant patients. Am J Obstet Gynecol 115: 759
8) Petraglia F, et al: Inhibin subunits in human placenta: Localization and messenger ribonucleic acid levels during pregnany. Am J Obstet Gynecol 165: 750, 1991
9) 橋本秀行, 佐久間　浩, 秋山　太　編著：超音波乳癌検診完全ガイドブック, 篠原出版新社, 東京, 198-212, 2010
10) Dobashi k, Kikutani M, Akagawa G, et al: Changes of the ultrasonographic features of the fibroadenima during gestation and lactation（投稿中）

女性のライフスパンにおける ホルモン環境の変化 2）更年期以降

はじめに

　更年期とは生殖期から生殖不能期への移行期間であり，卵巣機能が低下し始め，低下安定するまでの期間をいう．日本人女性の場合，平均閉経年齢（約50歳）前後の5年間，45〜55歳頃が更年期に相当する．

　女性ホルモンであるエストロゲンはエストロン（estorone：E1），エストラジオール（estradiol：E2），エストリオール（estriol：E3）に大別され，卵巣で産生されるE2の減少，欠如が更年期以降の身体の変化や諸症状にもっとも関与する．

　卵巣からのE2分泌が低下し，月経が12カ月間ない状態が続くと，閉経となる．「閉経」とは「女性が性成熟期の終わりに達し，更年期になって卵巣の活動性がしだいに消失し，ついに月経が永久に停止すること」であり「閉経の判定」は「12カ月以上の無月経を確認するか，黄体ホルモンを投与しても消退出血を認めないこと」による[1]．

　更年期を経て生殖不能期にいたるまでに，E2をはじめとする卵巣からの性ホルモン分泌は徐々に低下，停止する．エストロゲンとプロゲステロンは生殖器のみならず全身のさまざまな器官へ作用するため，更年期以降はおもにエストロゲン欠乏により内外性器や乳房，皮膚，毛髪など身体各器官に変化が生じ，自律神経失調症や骨粗鬆症，メタボリックシンドロームをはじめとする耐糖能異常，脂質代謝異常などさまざまな症状が出現する[2]．

1. 更年期のホルモン環境

　性ホルモンの分泌は，間脳-下垂体-卵巣系のフィードバック機構でコントロールされている．卵巣機能が正常に保たれている場合，卵巣から分泌されるE2によるネガティブフィードバックにより，間脳-下垂体系が制御されているが，卵巣からのE2分泌が低下すると，下垂体からの卵胞刺激ホルモン（follicle-stimulating hormone：FSH），黄体形成ホルモン（lutenizing hormone：LH）の分泌が増加し，いわゆるhypergonadotoropic hypogonadisumの環境になる（FSH：40 mIU/ml 以上

かつ E2：20 pg/ml 以下[3]）.

閉経後のエストロゲンはおもに脂肪細胞や副腎皮質から分泌される E1 が主体となる．E1 は生物活性が E2 の 1/2 である．

2. 各器官の変化

更年期〜閉経期にかけて，E2 分泌が減少すると，各器官でさまざまな不具合が生じ，それに応じた症状が出現する．詳細は別稿に譲るが，血管運動神経障害によるホットフラッシュや発汗，精神神経系症状として不眠や抑うつ，精神不安定は日常生活に支障をもたらす場合もある．エストロゲンが欠乏すると認知症にまで発展することがある[4]．

肝臓では脂質代謝が不十分となり，高脂血症となる．自然閉経や両側卵巣摘出によりエストロゲン濃度が低下すると血中 LDL 粒子数が増加し，中性脂肪値も低エストロゲン環境女性では高値を示す[5]．また，内臓脂肪が蓄積する型の肥満（内蔵型肥満，上半身性肥満，中心性肥満）がみられることはコンセンサスが得られている[6]．

泌尿生殖器は萎縮が進み，性器脱や性交痛，尿失禁などが出現する．骨量も低下し，骨粗鬆症の頻度が高くなり，腰痛などが出現する[7]．

おわりに

2015 年 7 月の時点で，日本人女性の平均寿命は 87 歳を超えている．仮に 50 歳で閉経したのちも 30〜35 年という人生の 2/3 に相当する長い期間を QOL を落とさずに，どのように生きるかが問題となってくる．不足したホルモンを補うホルモン補充療法（hormone replacement therapy：HRT）では，乳がんの発生頻度が上がること，心血管系の副作用があることなどのリスクとベネフィットを考慮し，十分な説明と同意を得て行うべきである．

（松　敬文）

文献

1）日本産科婦人科学会（編）：産科婦人科用語解説集第 2 版．金原出版，東京，39-181，1997
2）日本産科婦人科学会（編）：産科婦人科用語集・用語解説集　改訂第 3 版．日本産科婦人科学会，2013
3）日本更年期学会（編）：更年期医療ガイドブック．金原出版，東京，2008

第 1 章 ■ 正常の過程

4）岩佐弘一，本城英雄：HRT と脳機能—HRT のアルツハイマー病に対する予防，治療効果について．日本更年期医学会雑誌 14：99-106，2006

5）Ikenoue N, Wakatsuki A, Okatani Y: Small loedensity lipoprotein particles in women with natural or surgically induced menopause. Obstet Gynecol 93: 566-570, 1999

6）Tremollieres FA, Pouilles JM, Ribot CA: Relative influence of age and menopause on total and regional body composition changes in postmenopausal women. Am J Obstet Gynecol 175: 1594-1600, 1996

7）日本産科婦人科学会/日本産婦人科医会（編）：産婦人科診療ガイドライン—婦人科外来編 2014．東京，日本産科婦人科学会事務局，2014

2 女性ホルモンの臓器に対する影響

はじめに

　女性ホルモンの臓器における作用として一般的に知られているのは，卵巣における排卵制御，子宮内膜や乳腺の増殖促進，動脈硬化抑制，脂質代謝制御，インスリン作用，血液凝固作用，中枢神経（意識）女性化，皮膚薄化などである．女性ホルモンの中枢をなすのはエストロゲンであり，その受容体であるエストロゲンレセプター（ER）と特異的に結合し，目的の遺伝子を活性化することで機能を発揮する．この節では ER の機能の多様性と組織・細胞における分布や作用機序の違いによって引き起こされる臓器別の作用という観点から女性ホルモンの臓器における作用を概説する．

1. エストロゲンレセプターの機能

　ER はエストロゲン（おもに，エストラジオール：E2，エストロン：E1）と特異的に結合し活性化される核内ホルモン受容体であり，ERα，ERβ の 2 種が存在する．これらは染色体上ではまったく異なる部位に位置しているが構造と機能は類似する部分も多い（図1）[1]．2 つの ER は異なる種のエストロゲンと結合したり機能の発現様式が異なったりしても，目的の遺伝子の多くは共通している．

　ER を介した個々の細胞への影響には大きく次の 3 つの経路を介している．

1) ゲノム依存性経路

　エストロゲンがない状態での ER はシャペロン蛋白である熱ショック蛋白（heat shock protein：HSP）と結合し不活性型として存在している．エストロゲンが ER と結合すると HSP が外れ，活性化したエストロゲン–ER 結合体が二量体を形成する．この二量体は応答遺伝子の ER 特異的な DNA 転写開始部位（estrogen responsive element：ERE）に結合し，コファクター（転写活性化因子：co-activator，転写抑制因子：co-repressor）による制御を受けつつ転写される（図2，図3）．この過程は古典的経路とも呼ばれ，そのおもな遺伝子の中にはプロゲステロンレセプター（PgR）も含まれる．これとは異なる経路で，エストロゲン–ER 結合体が転写

第1章 ■ 正常の過程

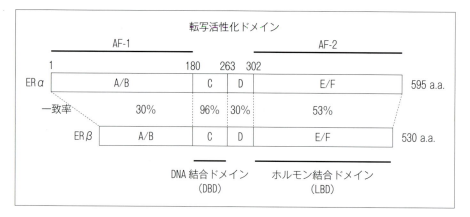

図1 ERαとERβの構造と一致率
ERαおよびERβは染色体上ではまったく異なる部位に位置しているが，構造と機能は類似する部分も多い．ERαとERβのアミノ酸配列の一致率はDNA結合部位で96％，エストロゲン結合部位では53％とされる．転写活性化ドメインでは30％のみの一致を示す．

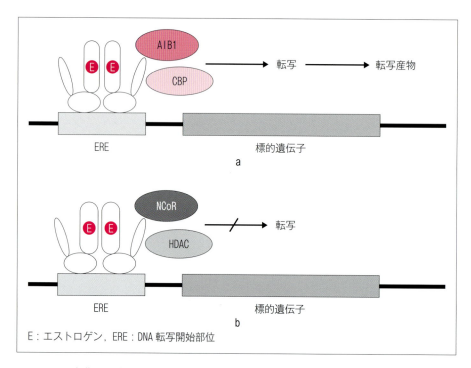

図2 ERの古典的経路とコファクターによる制御
活性化したエストロゲン－エストロゲンレセプター（ER）結合体が二量体を形成して応答遺伝子のER特異的なDNA転写開始部位に結合する．標的遺伝子はコファクターによる制御を受けつつ転写の調節がなされる．転写活性化因子にはAIB1やCBP（a），転写抑制因子にはNCoRやHDAC（b）がある．

開始部位に直接結合するのでなく，c-fos や c-jun などの転写因子を活性化して AP-1 といわれる転写開始部位からの遺伝子発現を制御する経路なども存在する（図3左下）．これらの経路によって産生された遺伝子が発現することで，増殖などに関与する二次的・三次的な遺伝子発現がみられ，標的臓器に特徴的なエストロゲンの機能が発現する．

2）非ゲノム依存性経路

従来，エストロゲンの作用は前述のゲノム依存性経路だけと考えられてきたが，核内のみならず細胞膜にも ER（膜型 ER：mER）が存在し，直接の遺伝子転写現象を伴わない機構が存在することが報告されている（図3右）．mER にエストロゲンが結合すると，同じく細胞膜に存在する増殖因子レセプター（EGFR や IGF1R など）を直接活性化，またはそれらの有するシグナル伝達経路を活性化し，MAPK，PI3K や Akt などの増殖シグナル伝達因子を活性化する．とくにエストロゲン枯渇

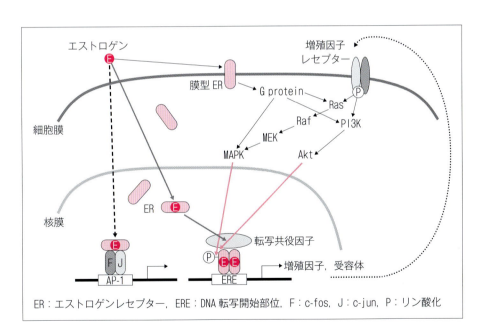

図3　エストロゲンレセプターのゲノム依存性経路と非ゲノム依存性経路

　古典的経路にはエストロゲン-エストロゲンレセプター（ER）結合体が二量体を形成して応答遺伝子の ER 特異的な DNA の転写開始部位に結合し転写共役因子に制御されながら遺伝子発現を行う過程や，エストロゲン-ER 結合体が c-fos や c-jun などの転写因子を活性化して AP-1 といわれる転写開始部位からの遺伝子発現を制御する経路もある．非ゲノム依存性経路では膜型 ER にエストロゲンが結合して，細胞膜に存在する増殖因子レセプターを直接活性化したり，またそれらの有する細胞内シグナル経路を活性化したりする．活性化した伝達経路中のリン酸化酵素によりさらに ER がリン酸化を受け転写活性が亢進する．ER の古典的経路によって産生された増殖因子や増殖因子レセプターが自己に対して機能を発揮するというオートクリン的な働きもある．

第1章 ■ 正常の過程

状態での細胞では mER の発現が増加する現象が観察されている.

またERとの構造的関連のないG蛋白質共役受容体30（GPR30/GPER-1）という膜上 ER に関しても同様に，増殖因子シグナル伝達経路の活性化作用をもつとの報告がある[2,3].

3）他の膜型受容体のシグナル伝達とは無関係に細胞膜に影響を及ぼす経路

mER の作用には細胞内シグナル伝達経路との直接的な相互作用を行わないものもあり，エストロゲン-mER 複合体が直接細胞膜のイオンチャンネルに作用する，もしくはセカンドメッセンジャー（サイクリック AMP やカルシウムなど）を介しイオンチャンネルに対して影響を与えるといった経路も存在する.

2. エストロゲンレセプターの組織特異的分布と遺伝子発現調節

ER は人体のさまざまな臓器に分布しており，エストロゲン作用の生理的機能や病態を担う主役として多様な遺伝子発現調節機構を示している．マウスに E2 を与えて臓器別に遺伝子発現の変化をみた研究によると，検索したすべての臓器で重複のあった変動遺伝子はわずか5遺伝子のみであり，エストロゲンによって惹起される ER を介した反応は画一的ではなく組織特異性があることが示されている[4].

その多様性の要因として，まず ERα と ERβ の分布の組織特異性があげられる．たとえば ERα は子宮，骨，肝臓や脂肪織で多くみられ，ERβ は卵巣，消化管で多い．脳，乳腺，心血管系では双方が共に発現しており，mER や GPR30 は，骨・神経系・子宮・脂肪組織・血管内皮細胞などで発現している．ERβ は ERα と比較してゲノム依存性経路における転写活性化機能が低いことが知られており，ERα と二量体を形成した場合，ERα の活性を 60％ほどに抑える．ERβ 同士が二量体を形成した場合は ERα 二量体と比較して 30％程度の転写活性化機能となる．ERβ の亜型の1つである ERβ2（ERβcx）はエストロゲン結合部位に変異があるため，エストロゲンと結合することなく ERα と二量体を形成し，ERα の転写機能を完全に抑えてしまう作用をもつ.

実際の生体内における ERα と ERβ の活性にはさらにさまざまな因子が関与している．ER 自身のバリエーション（遺伝子の変異，リン酸化，アセチル化，ユビキチン化，SUMO 化などの修飾）やそれぞれの発現量はもちろんのこと，E2 やそれ以外のリガンドの存在比，DNA 結合部位との親和性やコファクターの供給量，そして他の転写因子との相互作用など複合的に左右される．コファクターには多様な種類があり，その分布は組織によって異なる．たとえば，E2 と競合的に結合するこ

とで ER の機能を抑制する薬剤であるタモキシフェンの作用は，子宮では増殖促進の働きをし乳腺では抑制効果をもたらす．それは co-activator の一種である NCOA1 が子宮で多く発現しているのに対し乳腺では NCOA1 と同じ co-activator の一種である NCOA3（AIB1）の発現が ERα の機能に関して優位であることで説明されている．コファクターの中には DNA を格納するヒストンのアセチル化やメチル化といった修飾能力をもつものもある（HDAC など：図 2b）.

3. おもな臓器におけるエストロゲンレセプターの働き

1）卵巣

　卵巣は非妊娠期の閉経前女性でもっとも重要なエストロゲン産生器官である．卵巣では卵巣上皮細胞，莢膜細胞に ERα が発現している．いっぽう ERβ は顆粒膜細胞（成熟・非成熟共に），黄体や卵巣上皮細胞も含め広範な発現が認められ，とくに非成熟顆粒膜細胞には ERβ2（ERβcx）が発現している．エストロゲンは卵胞周囲の莢膜細胞にて産生されるが，卵巣の莢膜細胞における ERα の発現を特異的になくしたマウスでは，発情，早期妊娠や未成熟卵の過剰排卵という高エストロゲン機能状態となるため，莢膜細胞での ERα の発現はエストロゲンの産生とそのコントロールに重要とされる．ERα 発現をまったくなくしたマウス（ERKO）の実験では正常卵胞の形成が中断し，出血性嚢胞となることが示されている．ERβ 発現をなくしたマウス（BERKO）の実験では，二次卵胞にまで成熟する卵胞はまれで，排卵数が減少し，生まれてくる子マウスの数も減少するという変化がみられる．また卵胞が早期退縮して卵母細胞が早期に消費されるため，卵巣機能が早期喪失する．総じて卵巣におけるエストロゲンおよび ERα/β は正常な卵胞形成に非常に重要であると考えられる[5].

2）子宮

　子宮はその基本機能を成す子宮内膜とそれをとりまく子宮筋層から成り立っている．子宮内膜は卵巣から分泌されるステロイドホルモンに従って増殖と分化，退縮を繰り返す．卵胞発育によりエストロゲンの分泌が始まりエストロゲンは子宮内膜の増殖を起こし ER と PgR の発現を促進する．排卵が起きると黄体からプロゲステロンが分泌されるようになり，PgR を介した増殖により内膜は分泌期の構造に変化する．腺組織では着床に必要なグリコゲンを含有するようになり核下空胞をもたらし，間質細胞は脱落膜化に向けた変化をする．

　子宮はエストロゲンの影響を受けるメインの臓器であり，ERKO では原基である

ミューラー管の構造を残すのみで，管状構造は維持されているが筋層および腺組織の発達が極度に劣る．そのため子宮は正常の半分以下の重量で糸のように細い．ERβがなくなると上皮細胞の分化不全が起こり子宮組織がエストロゲンへ過剰反応を示すようになる．

　子宮内膜ではほとんどすべての細胞にERαとERβのいずれもが発現しており，閉経前女性ではERα優位である．このバランスは性周期によって常に変化しており，エストロゲン優位の卵胞期では腺組織と間質の双方でERαの発現が増加し，プロゲステロンの増加する黄体期ではERαの発現は減少する．いっぽう血管内皮細胞や子宮特異的なナチュラルキラー細胞ではERβのみが発現している．卵管では周期に関係なくERα/βの発現が高いが，とくに卵胞期でERβ2（ERβcx）の高発現がみられ，黄体期には低下する．これはERβが排卵に合わせた適切な時期に卵管を成熟させる役割を担っていると考えられる．閉経後・妊娠中は内膜のERαは減少してERβ優位になる．妊娠初期の脱落膜では終始ERβがすべての細胞において発現しているが，ERαに関しては間質細胞や上皮細胞のみに限られる．子宮頸部においても通常ERαおよびβが間質細胞や上皮細胞に発現しているが，妊娠期においては頸部の構造変化と維持にERβの発現増加が関与しているとされる[5]．

3）乳腺

　乳腺ではERαは乳管および腺房の上皮細胞のみに発現しており，ERβは同部位に加え筋上皮細胞や血管内皮細胞，線維芽細胞，免疫細胞，脂肪細胞など，間質に存在する細胞にも広く発現がみられる．ERKOでは乳腺の構成細胞は揃ってはいるが，胎生期の乳管の分枝，伸長が3分枝あたりで止まり，無機能である．BERKOでは乳腺自体の発達は正常であり，授乳期には腺房は普通のマウスよりも発達するにもかかわらず乳汁分泌細胞の形成が少ない．これらのことより乳腺ではERαはエストロゲン依存性の細胞増殖に関与し，ERβは乳腺細胞の分化維持に関与すると考えられている．

　年齢・性周期によってエストロゲン量が変化することによって乳腺におけるERの発現量も変化しており，ERαは蛋白レベルでは閉経前女性では閉経後女性よりも低い傾向を示し，閉経前女性の中でも黄体期では発現が低下する傾向にある．ERαのメッセンジャーRNAレベルは黄体期で増加しており，閉経後は低下している．対してERβは蛋白・メッセンジャーRNAレベルともに性周期に関与しない．人種間でも乳腺におけるERαの発現レベルは異なり，日本人ではERαの発現が欧米女性と比較して低レベルであることが乳がん罹患率と比例しているという報告もある[6]．

4）心血管系

　エストロゲンの心血管系に対する直接作用には，血管内皮細胞に存在する ER を含む膜複合体による迅速な非ゲノム応答を介した一酸化窒素（NO；血管拡張作用をもつ）と NO 合成酵素産生の促進や，細胞膜への直接の作用で血管平滑筋細胞膜上のカルシウムチャンネルが開くことによる筋弛緩がおよぼす血管保護作用がある[7]．NO 合成酵素は PI3K や MAPK などといった細胞内シグナル伝達経路を介しても産生されてくる．ER のゲノム依存性経路を介した長期的な作用としては，動脈硬化の初めのステップである血管内皮細胞上への単球・好中球の接着・侵入に関する因子（E-selectin，ICAM-1，VCAM-1 などの接着因子や CXC ファミリーなどのケモカイン）の発現抑制，アンジオテンシン変換酵素の発現抑制，血管平滑筋増殖抑制因子の発現促進，血管拡張に関わるプロスタサイクリン合成酵素や NO 合成酵素の発現促進などがあげられる．

　ERα，β はともに血管内皮細胞・平滑筋細胞に発現しており，大動脈ではとくに ERα 依存的であるとされるが，酸化ストレス，低酸素，炎症の存在下では ERβ の発現が優位になって ERα と競合し，ERα の活性化で副次的に産生されてくる炎症物質（IL-1 など）を抑え血管保護作用を抗酸化によって補完するとされる．さらに ERβ は血管平滑筋細胞障害時の炎症のトリガーとされる TNFα を抑えるともされ，血管保護作用は ER のサブタイプにも深く関与していることが示されている[8]．これらの直接作用に加えて，ER を介したエストロゲンの作用は後述の脂質プロファイルの変化，凝固線溶系に及ぼす作用，抗炎症および抗酸化作用などの間接作用と複合して心血管系へ影響を及ぼしている．

5）血液・免疫系

　ERα はほとんどの免疫細胞に発現しているが，とくに末梢血のヘルパー T リンパ球に高発現している．対して ERβ は B リンパ球優位であり，細胞障害性 T リンパ球では ERα/β いずれの発現もあるが発現量は非常に少ない．女性は男性と比較して T リンパ球の増殖能や炎症性サイトカイン（IFN-γ や IL-17 など）の産生能のレベルが高いことや，エストロゲンが抗原刺激後のヘルパー T リンパ球によるインターフェロン産生を誘導することなどが報告されている．ところが妊娠中などのエストロゲン高濃度の状態では，逆にヘルパー T リンパ球からの炎症性サイトカインの産生を抑え，免疫応答を抑える働きのある制御性 T リンパ球を誘導して炎症を抑制する方向に働き，一方，B リンパ球による抗体産生については促進するとされる．よって自己免疫疾患の中でも細胞性免疫による炎症が主体となることが推定されている多発性硬化症や関節リウマチは妊娠中軽快することがあるのに対して，自己抗体が

第 1 章 ■ 正常の過程

病態に重要となる全身性エリテマトーデスは増悪することがある．エストロゲンの免疫系における多彩な機能発現についてはいまだ不明な点が多く，T リンパ球，B リンパ球，樹状細胞，抗原提示細胞（単球；マクロファージ）において ERα/β，mER を介したサイトカイン産生や抗体産生，さらにはアポトーシスに関連するシグナル伝達分子の転写活性化を調節している可能性が示唆されている[9]．

エストロゲンはまた，肝におけるフィブリノーゲン，第 5，7，9，10 因子などの血液凝固因子産生を促進し，アンチトロンビン III やプラスミノーゲンアクチベーターインヒビター 1（PAI1）を減少させる．さらに血小板や血管内皮にも作用し細胞移動や接着因子を発現させ凝固を促進させる．

6）代謝・内分泌系

エストロゲンは，体内のエネルギー代謝の調節にも必須であり，ERKO ではインスリン耐性による代謝異常のため，腹部脂肪の増加を主とする体重増加，高血圧などを呈し，心血管障害および II 型糖尿病などのリスクが高いことが報告されている．

閉経前女性では閉経後と比較して総コレステロール低値，LDL コレステロール低値，HDL コレステロール高値を示すが，これらはおもに ERα を介したエストロゲンの脂質代謝への影響であり，脂質の合成と分解いずれにも関与している．肝，小腸では ERα を介して肝臓でアポ蛋白（アポ A-1 蛋白）を合成促進するため，アポ A-1 蛋白を主成分とする HDL が増加する．また LDL 受容体を増加させて血中の LDL コレステロールの肝内取り込みが増加するため，血中の LDL コレステロールが低下する．さらに肝性中性脂肪リパーゼの発現を抑制するため，肝臓における中性脂肪とアポ B 蛋白の合成が亢進し，血中の中性脂肪増加と中性脂肪とアポ B 蛋白が主成分の結合体である VLDL コレステロール分泌が増加する．ER は PPARα や Liver X receptors といわれる他の核内受容体とのクロストークにより多様な代謝経路を制御するともされる[8]．脂肪細胞の増殖も ERα および β を介して促進されており，脂肪組織の種類によってもエストロゲン-ER の経路を介した応答遺伝子は非常に多様である．

ER の経路は正常なインスリン感受性や血糖制御にも必須であり，とくに膵島 β 細胞における作用が注目され，II 型糖尿病との関与が指摘されている．エストロゲンが ERα を介して NO 合成酵素を産生することにより，酸化や炎症性サイトカインによる障害から膵島 β 細胞が保護され耐糖能向上およびインスリン感受性を高めることが実験上証明されている．また NO 合成酵素産生が ERβ の発現に伴って阻害される，ERα の経路により膵島 β 細胞のインスリン放出が阻害されるという説もあるが，ERα や β がどのように膵島 β 細胞の制御に関わっているのかはあまりよくわかって

いない．一方，mER である GPR30 も膵島 β 細胞での発現がみとめられており，迅速なインスリン放出や β 細胞のアポトーシス抑制に関与しているとされる．インスリン感受性に関しては ERα/β や GPR30 がインスリン標的臓器である筋肉（骨格筋，心筋）や脂肪組織に発現し糖取り込みを促進している糖輸送担体（GLUT4）の制御に関連していると考えられている[8]．

7）筋骨格系

エストロゲンは表皮のターンオーバーを促進し，コラーゲンやヒアルロン酸の産生を増加，血管新生を促進して皮膚厚を高めたり創傷治癒を促進したりする．また，紫外線や種々の酸化ストレスによる障害で表皮細胞がアポトーシスに陥るのを抑制する．これらの働きもやはり ER を介する経路に依存している．ERα 陽性細胞は毛包，脂腺におもに存在し，ERβ 陽性細胞は脂腺，毛包，角質細胞，エクリン腺，血管，線維芽細胞など皮膚を構成するすべての成分に存在する．身体の部位によっても発現量や発現バランスは異なり，たとえば表皮の角質細胞には ERα/β いずれも発現するが，量的には顔面でもっとも発現が高く，さらに乳房や四肢では ERα 優位，頭皮では ERβ 優位に発現がみられる[10]．

エストロゲンはまた破骨細胞による骨吸収を抑制して骨形成と骨吸収のバランスを維持している．閉経等によりエストロゲン欠乏状態になると骨代謝回転は高まり，骨吸収が骨形成を上回る結果，骨密度は急激に減少する．骨・関節には ERα および ERβ いずれも発現している．皮質骨では骨芽細胞と骨細胞および骨吸収面の破骨細胞に ERα が強く発現し，海綿骨（骨芽細胞・骨細胞）および軟骨や滑膜には ERβ が強く発現するが ERα の発現は弱いことが報告されている．エストロゲンは骨髄間質細胞における破骨細胞形成促進因子（IL-1，IL-6，TNF-α，GM-CSF，M-CSF，PGE2 など）の産生を抑制し，骨形成促進因子（TGF-β，IGF-I など）および破骨細胞のアポトーシス因子（TGF-β）の産生を刺激することが知られている[11]．

8）神経・精神系，自律神経系

中枢神経系では ERα は生殖に関連する視床下部や視索前野などに限局して発現している．ERβ は恐怖・抑うつ・記憶・学習に関与する海馬・扁桃体・小脳や大脳皮質を含めた脳内のより広汎な部位に発現が認められる．脳の機能は情動・行動・認知の大きく 3 つであるが，エストロゲンはこれらのどれにも強く影響を与える．情動・行動に影響を与える脳の男性化・女性化はすでに胎生期に始まっており，男性ホルモンのアンドロゲンが脳内でエストロゲンに変化することによりレセプターの発現も規定されている．また恐怖感や攻撃的な行動に関しては ERα によって促進され，ERβ によって抑制されている．

第1章 ■ 正常の過程

　認知（学習・記憶）はERβによって制御されることが明らかになっている[12]．このため閉経後のエストロゲン低下により，うつや健忘をきたすことがあるが，ERβをターゲットとした治療薬の開発が行なわれている．記憶野である海馬にはmER（ER-XといわれるERα/βとはまったく異なるレセプターやGPR30）も存在し，その即時的な反応が認知能やシナプスの可塑性に関与しているとされる．また，視索前野，とくに体温調節野にはPgR発現があり，プロゲステロン上昇に伴う体温上昇に関連する．

　自律神経系の中枢である視床下部の室傍核や脳幹部の交感神経中枢ではERβ優位の発現があり，脳幹部の迷走神経中枢ではERα優位の発現がある．とくに交感神経中枢ではエストロゲンがERを介してアンギオテンシンII分泌を促進し交感神経活動の亢進や血圧調整に関与することもわかっている[13,14]．

おわりに

　ERの基本的機能とおもな臓器における分布，特徴的な働きを概説した．同じエストロゲンの作用でもERを介した経路の多様性によって臓器ごとに反応が異なっており，それらは後述にあるがんの特性やホルモン関連症状に投影されている．各論は後節を参考にされたい．ERのメカニズムについてはいまだ未解明な部分も多いため，疾患の病態解明と治療法開発のためのさらなる研究進展が期待される．

　　　　　　　　　　　　　　　　（指宿睦子，大本陽子，山本　豊，岩瀬弘敬）

文献

1) Dahlman-Wright K, Cavailles V, Fuqua SA, et al: International Union of Pharmacology. LXIV. Estrogen receptors. Pharmacol Rev 58(4): 773-781, 2006
2) Moriarty K, Kim KH, Bender JR: Minireview: estrogen receptor-mediated rapid signaling. Endocrinology 147(12): 5557-5563, 2006
3) Hammes SR, Levin ER: Recent advances in extranuclear steroid receptor actions. Endocrinology 152 (12): 4489-4495, 2011
4) Leitman DC, Paruthiyil S, Yuan C, et al: Tissue-specific regulation of genes by estrogen receptors. Semin Reprod Med 30(1): 14-22, 2012
5) Gibson DA, Saunders PT: Estrogen dependent signaling in reproductive tissues - a role for estrogen receptors and estrogen related receptors. Mol Cell Endocrinol 348(2): 361-372, 2012
6) Speirs V, Walker RA: New perspectives into the biological and clinical relevance of oestrogen receptors in the human breast. J Pathol 211(5): 499-506, 2007
7) Xing D, Nozell S, Chen YF, et al: Estrogen and mechanisms of vascular protection. Arterioscler Thromb Vasc Biol 29(3): 289-295, 2009
8) Cignarella A, Kratz M, Bolego C: Emerging role of estrogen in the control of cardiometabolic disease. Trends Pharmacol Sci 31(4): 183-189, 2010
9) Cunningham M, Gilkeson G: Estrogen receptors in immunity and autoimmunity. Clin Rev Allergy Im-

munol 40(1): 66-73, 2011

10) Stevenson S, Thornton J: Effect of estrogens on skin aging and the potential role of SERMs. Clin Interv Aging 2(3): 283-297, 2007

11) Smith EP, Specker B, Korach KS: Recent experimental and clinical findings in the skeleton associated with loss of estrogen hormone or estrogen receptor activity. J Steroid Biochem Mol Biol 118(4-5): 264-272, 2010

12) Sugiyama N, Barros RP, Warner M, et al: recent understanding of estrogen signaling. Trends Endocrinol Metab 21(9): 545-552, 2010

13) Spary EJ, Maqbool A, Batten TF: Oestrogen receptors in the central nervous system and evidence for their role in the control of cardiovascular function. J Chem Neuroanat 38(3): 185-196, 2009

14) McEwen BS, Akama KT, Spencer-Segal JL, et al: Estrogen effects on the brain: actions beyond the hypothalamus via novel mechanisms. Behav Neurosci 126(1): 4-16, 2012

ラーニングポイント

第1章 正常の過程

■ 薬剤師の立場から

　選択的エストロゲン受容体調節薬（SERM）および選択的エストロゲン受容体抑制薬（SERD）の標的受容体であるエストロゲンレセプター（ER）の分布には組織特異性がある．またエストロゲンがERに結合して生じるシグナル伝達は，ER自身の発現量や修飾および変異に基づく機能変化のみならず各組織に存在するエストロゲン量やそれ以外のリガンド量，コファクターの存在などによっても大きく影響を受ける．したがってERを介したシグナル伝達に基づく細胞応答は各組織によって異なっており，このことを理解すればSERMやSERDの副作用特性の把握が容易となる．

（今村知世）

■ 看護師の立場から

　本章は，女性ホルモンの役割と機能が詳細に説明されている．女性ホルモンの作用といえば，月経，妊娠・出産に関連する内容に焦点があたりやすいが，本章では全身への影響もふまえられ，より広範囲な見解から女性ホルモンを捉えることができる．女性の生涯を支える看護の立場からは，この包括的な見解は重要な視点である．
　とくに，エストロゲンレセプターの働きに関する知識は，ホルモンバランスの変化に伴って生じやすい症状や疾患を，その機序とともに理解することができる．これは，看護師に求められる適切な情報提供や，教育・心理的な介入の基盤となる知識と考える．女性の生涯にわたる健康を支援する看護師にとって，重要な基盤的知識といえる．

（飯岡由紀子）

第2章

女性ホルモンとがん

1 女性ホルモンによる乳がんの発がんリスク：病因論，疫学的研究について

はじめに

　乳がんは，エジプトのパピルスの文書に記されるほど，古くから存在が知られていたがんであるが，現在，欧米諸国でも，日本でも，女性においてもっとも発生率が高い．欧米諸国では，修道院の尼僧など生涯，出産しない女性に多いがんであるといわれてきた．そのため，女性の婚姻歴，初産年齢，出産歴，出産回数などが乳がん発生にかかわる可能性の検証が進められ，乳がんの疫学研究が発展してきた歴史がある．また，乳がんの罹患率には明らかに国・地域による差が存在している（図1）．そのため，遺伝のみならず，人種，地域，食を含む環境要因などがリスクとかかわる可能性についてさまざまな仮説があり，その仮説を検証するために，現在も疫学分野を含めた，数多くの研究が世界で進められている．

　乳がんの病因や発生機序については未解明な点が多いが，疫学的知見により裏付

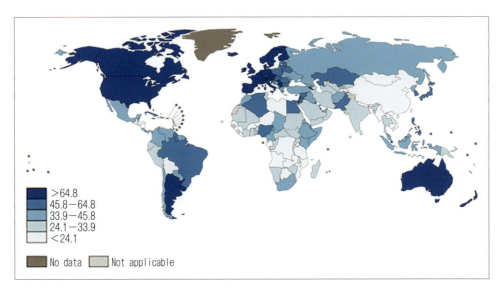

図1　世界における乳がん年齢調整罹患率（1/100,000）
[Ferlay J, et al: GLOBOCAN 2012 v1.0, Cancer Incidence and Mortality Worldwide: IARC CancerBase No. 11 [Internet]. Lyon, France: International Agency for Research on Cancer; 2013. http://globocan.iarc.fr より引用（accessed on 8/3/2017）]

けられた乳がん発生機序に深くかかわると考えられうるリスク要因や予防要因は存在している．たとえば，代表的な女性ホルモンの1つであるエストロゲンは，乳がん発生機序・増殖に強くかかわるリスク要因であることは，疫学を含むさまざまなエビデンスにより明らかである．

本節では，日本における乳がんの現状，および，乳がん発症にかかわる可能性がある要因について，現在の疫学研究における知見を述べる．

1. 日本における乳がん罹患率

日本人女性における乳がんの年次推移をみると，罹患率，死亡率ともに増加傾向にある．臓器・部位別のがん罹患率をみると，1980年代では，胃がん，子宮がんに次いで，乳がんの罹患率が高かった．乳がん罹患率は，その後も継続的に増加傾向を示し，1996年には胃がんを抜き，現在に至るまで，日本人女性においてもっとも罹患率が高いがんである．

2. 性別，年齢，人種などについて

乳がんの罹患率は，性別，年齢別，人種別で異なると考えられている．

性別でみると，明らかに，男性よりも女性に多い．また発症年齢や予後の傾向も，男性と女性では異なる可能性が報告されている[1, 2]．

加齢も乳がんのリスク要因であるが，年齢階級別に日本人女性の乳がん罹患率をみると，おもに30歳代〜40歳代から継続的で急な上昇傾向が認められ，とくに2010年では，40歳代後半〜60歳代前半まで比較的緩やかな変動があるが，とくに40歳代後半に罹患率のピークがみとめられる（図2）．欧米と比較して，日本では高齢な女性より若年の成人女性で頻発が考えられてきたが，近年は閉経後にも増加傾向がみとめられている．

人種別や地域別により，乳がん罹患率が異なる報告もある．先に述べたように，アジアより欧米において乳がん罹患率が高い傾向がみとめられている（図1）．

同じ人種でも，住む地域で罹患率が異なる報告がある．たとえばアジア人でも，アジア在住の場合よりも，欧米へ移住した場合のほうが，乳がん罹患率が高いとの報告がある．

同じ地域でも，人種により罹患率が異なる報告もある．同じスウェーデン在住であっても，欧米白人系のスウェーデン人と比べて，人種が異なる移民では，50歳未

第2章 ■ 女性ホルモンとがん

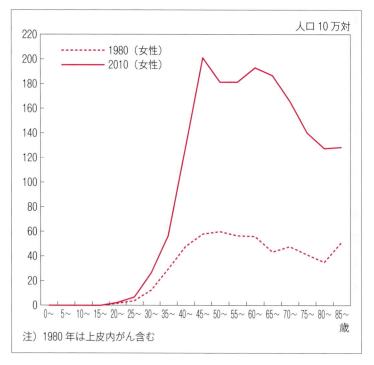

図2　年齢階級別乳がん罹患率（日本人女性　1980年，2010年）
［公益財団法人 がん研究振興財団：がんの統計 '14 図表編，P.42 図（12）年齢階級別がん罹患率推移（1980年，2010年）乳がん（女性）Breast より転載］

満の乳がん罹患率が高いとの報告もある[3]．

　乳がん組織のホルモン受容体レベルにより年齢別罹患率が異なる可能性も報じられている．年齢別罹患率を，エストロゲン受容体（estrogen receptor：ER）・プロゲステロン受容体（progesterone receptor：PgR）などのホルモン受容体別でみると，約6割を占めるであろうER陽性・PgR陽性の乳がんでは，30歳代〜40歳代後半に急な上昇がみとめられ，その後，緩やかな曲線を描くが，ER陰性・PgR陰性の乳がんでは傾向が異なる[4]．

3. 初産年齢について

　「初産年齢の高齢化」と乳がんリスク上昇との関連について報じられている[5]．人口動態統計（平成27年厚生労働省）によると日本人における第一子出生時の母の平均年齢は1975年（昭和50年）は25.7歳で，2015年（平成27年）は30.7歳であり，日本の初産年齢は，継続的に近年上昇傾向にある．日本人女性の乳がん粗罹患率や年齢調整罹患率も1975年以降，増加傾向が続いている．これらの背景も「初産年齢

の高齢化」が乳がん発症にかかわる可能性を担保している．ホルモン受容体別でみると，高年齢の初産が，ER陽性の乳がんリスク上昇とかかわる可能性も報じられているが[6]，生物学的機序は未解明である．

4. 出産経歴・経産回数について

出産経歴・経産回数が，乳がん発症リスクにかかわる可能性が，疫学研究において報告されている．考えられる生物学的機序の1つに，エストロゲンの生体利用効率に出産経歴や経産回数が影響する可能性があげられる．たとえば，性ホルモン結合蛋白（SHBG）が高値の場合，活性の高い遊離エストロゲンが低値となることは知られているが，「出産経験がない女性群」より「出産経験がある女性群」は，SHBGの結合能力が高く，エストロゲンレベルが低値傾向との報告もある[7]．

5. エストロゲン曝露について

乳がんの発生機序や増殖に，エストロゲンが深く関与し，重要な働きをしている．女性の生涯の中で，生理サイクルがある有月経の期間（初潮から閉経まで）は血中エストロゲンレベルが高い．この期間が長くなればなるほど，生涯にわたる積算エストロゲン曝露レベルが高くなり，乳がんの罹患リスクが上昇するという説がある．実際に疫学研究の結果，「初潮の低年齢化（早期初潮）」[8]や「閉経の高齢化（遅い閉経）」[5, 9, 10]などが乳がん罹患のリスク要因として考えられている．またすべての研究で結果が一致しているわけではないが[9]，ホルモン受容体別では「早期初潮と乳がんリスク上昇の関連」は，ER陽性・PgR陽性乳がんではみとめられたが，ER陰性やPgR陰性の乳がんではみとめられず，ホルモン関連の生物学的機序を担保している報告もいくつかある[11~13]．

さらに，自然閉経した女性群と比べ，人為的に手術等で両側卵巣を摘出して早期の閉経状況となった女性群において乳がん罹患リスクが低いという報告[14]も，ホルモンに関連したこの仮説を担保している．「初潮の低年齢化」が年々進んでいることは，日本人女性における乳がん罹患率の上昇の一因である可能性も考えられる．

6. 栄養関連要因と乳がんリスクについて

さまざまな国・地域において数多くの栄養疫学研究が行われているが，必ずしも

第2章 ■ 女性ホルモンとがん

表1 食物・栄養・身体活動と乳がん　閉経前女性　2010年版

	リスク減少	リスク増加
根拠があるエビデンス	授乳	アルコール飲料
可能性が高い	体脂肪	成人期の到達身長，出生時の高体重
限定的であるため示唆的関連	身体活動	
限定的であるため結論づけができない	食物繊維，野菜と果物，大豆と大豆製品，肉，魚，牛乳と乳製品，総脂質，葉酸，ビタミンD，カルシウム，グリセミックインデックス，ダイエタリーパターン，成人期の体重増加，腹部体脂肪	
リスクに影響がある，とはいえない	現状は確認されていない	

[World Cancer Research Fund/American Institute for Cancer Research: Continuous Update Project Report. Food, Nutrition, Physical Activity, and the Prevention of Breast Cancer. 2010　http://www.wcrf.org/sites/default/files/Breast-Cancer-2010-Report.pdf より引用]

表2 食物・栄養・身体活動と乳がん　閉経後女性　2010年版

	リスク減少	リスク増加
根拠があるエビデンス	授乳	アルコール飲料，体脂肪，成人期の到達身長
可能性が高い	身体活動	腹部体脂肪，成人期の体重増加
限定的であるため示唆的関連		総脂質
限定的であるため結論づけができない	食物繊維，野菜と果物，大豆と大豆製品，肉，魚，牛乳と乳製品，総脂質，葉酸，ビタミンD，カルシウム，セレニウム，グリセミックインデックス，ダイエタリーパターン，出生時体重，総エネルギー摂取量	
リスクに影響がある，とはいえない	現状は確認されていない	

[World Cancer Research Fund/American Institute for Cancer Research: Continuous Update Project Report. Food, Nutrition, Physical Activity, and the Prevention of Breast Cancer. 2010　http://www.wcrf.org/sites/default/files/Breast-Cancer-2010-Report.pdf より引用]

結果は一致していない．これらの研究結果を統合してまとめられた世界がん研究基金報告書（WCRF）が1997年[15]，2007年[16]と10年毎に更新されている．乳がんについては，2010年にさらに継続的な情報更新があり報告されている[17]．この報告書では「閉経前」（表1）と「閉経後」（表2）が明確に区別されている．これは2つの対比的な研究結果が「体脂肪と乳がんとの関連」において報じられているためである．体脂肪が高いほど，閉経前では乳がんになりにくい予防的な示唆的関連がみられ，閉経後では乳がんになりやすい強い関連がみられたためである．

7. 体重・BMI と乳がんリスクについて

　欧米では有力な説である．上述の体脂肪と乳がんとの関連が「閉経前」と「閉経後」で対比的である報告内容は，相対体重（BMI）と乳がん罹患との関連を閉経前と後で検討した数多くの研究成果に裏付けられている．BMI が高いほど，閉経前女性では弱い予防的関連が報告され，閉経後女性では統計学的に有意なリスク上昇の関連が報じられている[18]．生物学的機序として，乳がんの発症・増殖のリスク要因であるエストロゲンが，閉経前はおもに子宮由来であるが，閉経後は末梢体脂肪由来となるため[19]，閉経後の肥満や体重増加は，エストロゲン曝露レベルの増加を促し，乳がん罹患リスクの上昇につながると考えられる．ホルモン受容体別での統合解析でも，「閉経後女性の BMI と ER 陽性・PgR 陽性乳がんのリスク」に統計学的有意な正の量反応曲線の結果が報じられており[20]，先に述べた閉経後の体脂肪増加によるホルモン関連の生物学的機序を担保する結果が報じられた．

　近年，閉経前女性における BMI と乳がん罹患リスクの弱い負の関連は，欧米人ではみとめられているが，日本人では異なる可能性があるとの報告もある．しかし 18 歳から 20 歳代の比較的若い閉経前女性では BMI と乳がん罹患リスクとの予防的関連は，欧米[21] でも日本でも[22] 報告されている．気をつけなければいけないのは，欧米人と日本人では，考えられる生物学的機序が異なることを考慮すべき点で，注意深く読み取る必要がある．欧米女性では肥満が多く，肥満による閉経前女性の無排卵や生理周期の乱れが，エストロゲン曝露レベルを下げ，予防的関連へとつながる可能性が考えられうる．しかし，日本人の 20 歳前後の閉経前女性では「肥満」は少なく「やせ」が多い．つまり同じ負の関連でも，肥満による予防的関連ではなく，やせによる乳がんリスク上昇について生物学的機序を考える必要がある．このことは，閉経前肥満と乳がんの予防的関連についての生物学的機序を否定するものではないが，20 歳前後の閉経前女性のやせが，乳がんリスクにかかわる別の生物学的機序が存在する可能性を示唆している．20 歳前後の閉経前女性のやせ傾向と，乳がん罹患率上昇傾向は，どちらも近年の日本人女性の健康課題である．これらの仮説および生物学的機序については，今後，注意深く研究調査していく必要がある．

8. 運動・身体活動量と乳がんリスクについて

　世界がん研究基金報告書（2010 年版）[17] によると，運動・身体活動量は閉経前女性では「エビデンスが十分ではないか，示唆的な予防的な関連」が，また閉経後女

性では「乳がんを予防する可能性が高い」と報告されている．ホルモン受容体別にみると，運動や身体活動量が，ER陽性・PgR陽性の乳がんのリスクを予防する可能性が日本[23]でも欧米[24]でも報告されている．生物学的機序の1つとして，閉経後女性では，身体活動による体脂肪の減少がエストロゲン曝露レベルの低減へつながる可能性がある．またインスリンはがん細胞の増殖にかかわる可能性があり，一般的に閉経後女性はインスリン抵抗性が高まる傾向があるが，身体活動量の増加がインスリン受容体から独立した経路のグルコース輸送を活性化しうると報告がある[25]．次の糖尿病の項目でも触れるが，生物学的機序からも，運動・身体活動によるインスリン抵抗性の軽減・改善が乳がん予防へつながる可能性は十分に考えられる．

9.「糖尿病」と乳がんリスクについて

糖尿病と乳がんリスク上昇の関連については，統合解析により報じられており[26]，すべての研究が一致しているわけではないが，インスリンやその関連要因が，がん細胞の増殖にかかわる可能性が考えられ，研究がなされている．

たとえば，経口血糖降下剤のメトホルミン服用が糖尿病患者の浸潤性乳がん発症リスクを低減する結果が，約6万8,000人の閉経後女性を対象としたWomen's Health Initiative研究でも報じられている[27]．メトホルミン剤自体が抗腫瘍効果をもつ可能性もあるが，インスリンはがん細胞の増殖の促進作用をもつため，メトホルミン服薬による糖尿病患者のインスリン抵抗性の改善が乳がんリスク減少へつながった可能性もある．さらに，インスリンには，がん細胞の増殖促進作用があるインスリン様成長因子-1（IGF-1）の活性を高める働きも報じられている．糖尿病やインスリン関連要因と乳がんとの関連の生物学的機序には，さまざまな説があるが，未解明な点が多い．

10. 飲酒（エタノール摂取量）と乳がんのリスクについて

飲酒（エタノール摂取量）が乳がんリスク上昇に関連している可能性については，多くの疫学研究により検証されてきた．世界がん研究基金報告書2007年版[16]および2010年版[17]では，閉経前も閉経後も，過度の飲酒は，明らかに乳がんのリスク要因であると報告されている．日本人女性を対象としたコホート研究においても，飲酒によるエタノール摂取量と乳がんリスク上昇との関連が報告されており[28]，「エ

タノール換算で週 150 g より多く飲酒する」群では「飲んだことがない」群に比べて約 1.75 倍リスクが高いと報じられている．生物学的機序は未解明であるが，たとえば「アルコールによる体内エストロゲンレベルへの影響」「エタノール分解により生成される発がん性物質・アセトアルデヒドの関与」，「アセトアルデヒドによる DNA 合成・修復に必要である葉酸の破壊」などが考えられている．ホルモン受容体別にみた統合解析の結果では[29]，飲酒と ER 陽性乳がんリスクとの正の関連が，PgR が陽性か陰性か，にかかわらず報じられている．アルコールによる「ER 陽性・PgR 陽性がん」のリスク上昇の結果は，エストロゲンとその受容体 ER との結合を介した古典的なエストロゲン作用が乳がんリスク上昇に影響をあたえている可能性を否定しないが，一方で「ER 陽性・PgR 陰性がん」のリスク上昇の結果は，アルコールが乳がんリスクを上昇させる背景には，古典的ホルモン作用以外の生物学的機序の可能性があることを示唆するものであった．

11. 野菜果物と乳がんの関連

　世界がん研究基金報告書 2007 年版[16] および 2010 年版[17] において，野菜・果物の摂取量と乳がんリスクとの関連については，閉経前後にかかわらず，十分な根拠が不足しており，結論づけることができない状況であった（表 1, 表 2）．しかし，最近発表された 20 のコホート研究のデータを集積させたプール分析による疫学研究において，野菜摂取量と ER 陰性乳がんの統計学的に有意な予防的関連が報じられた[30]．この結果は，ER を介在しない生物学的機序が「野菜摂取量と乳がんの関連」の背景にある可能性を示唆している．国民健康・栄養調査の結果では，野菜類について 2001 年度の摂取量（295.8 g）と比べると，2011 年度（277.4 g）で減少が報告されている．一方で，野菜や果物の摂取がホルモンレベルに影響を与える示唆的な研究報告[31] もあり，結果は一致しておらず，さらなる研究が必要とされている．

12. 現代日本人女性の傾向について

　これらのような疫学的知見から，近年の日本人女性における乳がん罹患率が増えている背景には，次のような理由が複合的に関与していると考えられる．
① 社会環境の変化による女性の（結婚や出産などの）生理的因子の変化
　（結婚年齢・初産年齢の高齢化，少子高齢化）
② 食生活などの環境の変化や，日本女性の内分泌環境・身体的成長の変化

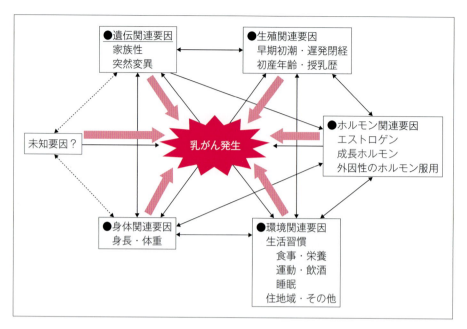

図3 乳がん発生に関与すると考えられるおもな要因

（早期初潮と遅い閉経，高身長，野菜摂取不足）
③ ライフスタイルの変化に伴う体重コントロールや身体活動量の変化
（若年・閉経女性のやせ，閉経後の過体重，運動不足）

　人種などの「遺伝的要因」に加え，体型・食事などを含む「環境要因」，月経周期の長さを含む「ホルモン曝露レベル」，「成長ホルモンレベル」など，さまざまな要因が相互に，乳がん発生に関わっていると考えられ，乳がんの病因を解明するための疫学研究結果の解釈が難しいものとなっている（図3）．

まとめ

　日本では，放射線被曝を考慮して40歳以上の女性に乳がん検診が推奨されており，日本人女性の乳がん罹患率が近年急増している背景には，検診精度の向上も一要因といえるが，他に考えられるリスク要因や予防要因を探索し，乳がん予防に役立てることは重要である．同時に，乳がんは生存率が比較的高いがんであるが，乳がん患者のための信頼できるエビデンスに基づいた情報が大変少ない．食，栄養，運動など生活習慣を含めた要因について，乳がん発症予防や再発予防のために，また，乳がん患者のQOL向上に役立てるために，検証に基づいた信頼できる情報を

構築することが，今後，必要とされている．

（鈴木礼子）

文献

1) Adami HO, Hakulinen T, Ewertz M, et al: The survival pattern in male breast cancer. An analysis of 1429 patients from the Nordic countries. Cancer 64: 1177-1182, 1989

2) D'Avanzo B, La Vecchia C: Risk factors for male breast cancer. British journal of cancer 71: 1359-1362, 1995

3) Hemminki K, Mousavi SM, Sundquist J, et al: Does the breast cancer age at diagnosis differ by ethnicity? A study on immigrants to Sweden. The oncologist 16: 146-154, 2011

4) Yasui Y, Potter JD: The shape of age-incidence curves of female breast cancer by hormone-receptor status. Cancer causes & control 10: 431-437, 1999

5) Talamini R, Franceschi S, La Vecchia C, et al: The role of reproductive and menstrual factors in cancer of the breast before and after menopause. Eur J Cancer 32: 303-310, 1996

6) Althuis MD, Fergenbaum JH, Garcia-Closas M, et al: Etiology of hormone receptor-defined breast cancer: a systematic review of the literature. Cancer Epidemiol Biomarkers Prev 13: 1558-1568, 2004

7) Bernstein L, Pike MC, Ross RK, et al: Estrogen and sex hormone-binding globulin levels in nulliparous and parous women. J Natl Cancer Inst 74(4): 741-745, 1985

8) Henderson BE, Bernstein L: The international variation in breast cancer rates: an epidemiological assessment. Breast cancer research and treatment 18(Suppl 1): S11-17, 1991

9) Iwasaki M, Otani T, Inoue M, et al: Role and impact of menstrual and reproductive factors on breast cancer risk in Japan. Eur J Cancer Prev 16: 116-123, 2007

10) Key TJ, Pike MC: The role of oestrogens and progestagens in the epidemiology and prevention of breast cancer. Eur J Cancer Clin Oncol 24: 29-43, 1988

11) Potter JD, Cerhan JR, Sellers TA, et al: Progesterone and estrogen receptors and mammary neoplasia in the Iowa Women's Health Study: how many kinds of breast cancer are there? Cancer Epidemiology Biomarkers Prev 4: 319-326, 1995

12) Yoo KY, Tajima K, Miura S, et al: Breast cancer risk factors according to combined estrogen and progesterone receptor status: a case-control analysis. American journal of epidemiology 146: 307-314, 1997

13) Huang WY, Newman B, Millikan RC, et al: Hormone-related factors and risk of breast cancer in relation to estrogen receptor and progesterone receptor status. American journal of epidemiology 151: 703-714, 2000

14) Trichopoulos D, MacMahon B, Cole P: Menopause and breast cancer risk. J Natl Cancer Inst 48(3): 605-613, 1972

15) World Cancer Research Fund/ American Institute for Cancer Research: Food, nutrition and the prevention of cancer: a global perspective. Washington DC, AICR, 1997

16) World Cancer Resarch Fund/ American Institute for Cancer Resarch: Food, Nutrition, Physical Activity, and the Prevention of Cancer: a Gloval Perspective. Washington DC, AICR, 2007. (http://www.aicr.org/assets/docs/pdf/reports/Second_Expert_Report.pdf)

17) World Cancer Research Fund/American Institute for Cancer Research: Continuous Update Project Report. Food, Nutrition, Physical Activity, and the Prevention of Breast Cancer. 2010. (http://www.wcrf.org/sites/default/files/Breast-Cancer-2010-Report.pdf)

18) Huang Z, Hankinson SE, Colditz GA, et al: Dual effects of weight and weight gain on breast cancer risk. JAMA 278: 1407-1411, 1997

19) Siiteri PK: Adipose tissue as a source of hormones. The American journal of clinical nutrition 45: 277-282, 1987

20) Suzuki R, Orsini N, Saji S, et al: Body weight and incidence of breast cancer defined by estrogen and progesterone receptor status—a meta-analysis. International journal of cancer 124: 698-712, 2009

21) Michels KB, Terry KL, Willett WC: Longitudinal study on the role of body size in premenopausal breast cancer. Archives of internal medicine 166: 2395-2402, 2006

第2章 ■ 女性ホルモンとがん

22) Suzuki R, Iwasaki M, Inoue M, et al: Body weight at age 20 years, subsequent weight change and breast cancer risk defined by estrogen and progesterone receptor status—the Japan public health center-based prospective study. International journal of cancer 129: 1214-1224, 2011

23) Suzuki R, Iwasaki M, Yamamoto S, et al: Leisure-time physical activity and breast cancer risk defined by estrogen and progesterone receptor status—the Japan Public Health Center-based Prospective Study. Preventive medicine 52: 227-233, 2011

24) Enger SM, Ross RK, Paganini-Hill A, et al: Body size, physical activity, and breast cancer hormone receptor status: results from two case-control studies. Cancer Epidemiology Biomarkers Prev 9: 681-687, 2000

25) Ryder JW, Gilbert M, Zierath JR: Skeletal muscle and insulin sensitivity: pathophysiological alterations. Front Biosci 6: D154-163, 2001

26) Larsson SC, Mantzoros CS, Wolk A: Diabetes mellitus and risk of breast cancer: a meta-analysis. International journal of cancer 121: 856-862, 2007

27) Chlebowski RT, McTiernan A, Wactawski-Wende J, et al: Diabetes, metformin, and breast cancer in postmenopausal women. J Clin Oncol 30: 2844-2852, 2012

28) Suzuki R, Iwasaki M, Inoue M, et al: Alcohol consumption-associated breast cancer incidence and potential effect modifiers: the Japan Public Health Center-based Prospective Study. International journal of cancer 127: 685-695, 2010

29) Suzuki R, Orsini N, Mignone L, et al: Alcohol intake and risk of breast cancer defined by estrogen and progesterone receptor status—a meta-analysis of epidemiological studies. International journal of cancer 122(8): 1832-1841, 2008

30) Jung S, Spiegelman D, Baglietto L, et al: Fruit and vegetable intake and risk of breast cancer by hormone receptor status. J Natl Cancer Inst 105(3): 219-236, 2013

31) Suzuki R, Iwasaki M, Hara A, et al; Japan Public Health Center-based Prospective Study Group: Fruit and vegetable intake and breast cancer risk defined by estrogen and progesterone receptor status: the Japan Public Health Center-based Prospective Study. Cancer Causes Control 24: 2117-2128, 2013

2 女性ホルモン剤投与によるがんリスク

２ 女性ホルモン剤投与による がんリスク

はじめに

　ここで扱うホルモンは，性ホルモン，とくに女性ホルモンを指す．ホルモン療法（hormone therapy：HT）による発がんリスクを考える場合の原則は，①まず健常人における"がんリスク"を知ること，②そのうえで，HTにより"がんリスク"がどの程度上乗せになるかを理解すること，が必要である．さらには，③"がんリスク"がどのような機序を介しているか，を理解することも大切であるが，本節でははじめの2項目に重点を置きたい．なお，がん患者におけるリスクについては，第2章「7．がん患者におけるホルモン補充療法の実際」（p.105）を参照されたい．

　一般に，健常人における"がんリスク"については，大規模な統計調査から推測することになるが，ここでは，本邦の国立がん研究センターがん情報サービスから抜粋したデータを概観してみる．まず女性の悪性腫瘍死亡率については，この約半世紀の経過では（図1），悪性腫瘍による全死亡が1965年の130.3（対女性人口10万人）から2010年の92.2まで減少している．しかし，乳がんによる死亡は，5.2から11.9に，卵巣がんでは2.1から4.3に上昇している．一方，子宮悪性腫瘍による死亡は18.0から5.3に低下しているものの，子宮頸がんでの4.7から2.7への低下に対して，子宮体がんでは1.1から1.5に上昇という双方向の動きがみられている．死亡率は医療の進歩に依存するところが大きいと考えられる．とくに，全悪性腫瘍罹患率（図2）が，1975年の192.3（対女性人口10万人）から2010年の292.6まで上昇していることを考慮すれば，死亡率低下への医学の進歩の貢献は大と評価される．現在，婦人における主要な悪性腫瘍での人口10万人あたり死亡者数の高い順位は，乳がん・卵巣がん・子宮頸がん・子宮体がんであり，罹患率では，乳がん・子宮頸がん・子宮体がん・卵巣がんである．すなわち，発見の遅れがちな卵巣がんの治療困難さの一方で，見つけやすい乳がんでの発症率の上昇が，現在のわれわれの抱えている問題である．

　ここでさらに踏み込んで，上記の悪性腫瘍の年齢別罹患状況を，2010年のデータで俯瞰してみる（図3）．全悪性腫瘍をみれば加齢により増加することは事実であるが，乳がんでは45歳まで上昇を示した後，罹患率の値231.1〜207.4（対女性人口10

第2章 ■ 女性ホルモンとがん

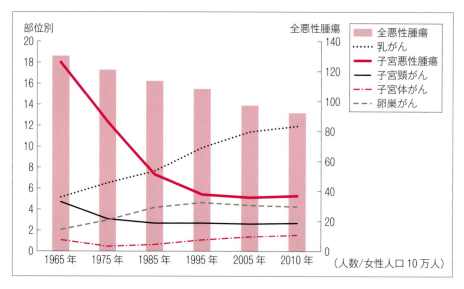

図1　全国がん死亡率の推移（人数/女性人口10万人）

ここで示す全国死亡率は，対女性人口10万人についてであり，昭和60年（1985年）の日本人モデル人口を標準人口として補正したものである．
［出典：国立がん研究センターがん情報サービス「がん登録・統計」］

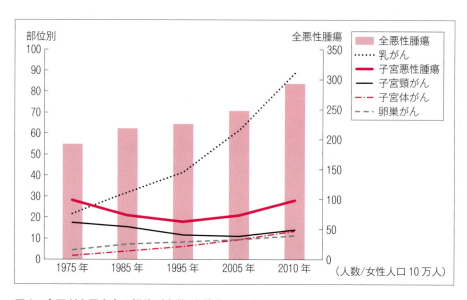

図2　全国がん罹患率の推移（人数/女性人口10万人）

ここで示す全国罹患率は，対女性人口10万人についてであり，昭和60年（1985年）の日本人モデル人口を標準人口として補正したものである．なお，統計の集積条件の制約で，乳房の統計は上皮内がんを含んでいるが，子宮・卵巣，全部位について上皮内がんは含まれていない．
［出典：国立がん研究センターがん情報サービス「がん登録・統計」］

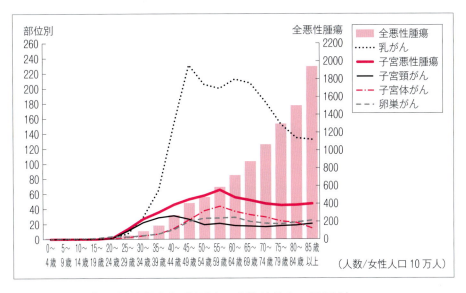

図3 部位年齢階級別がん罹患率（2010年，人数/女性人口10万人）
ここで示す全国罹患率は，2010年における，対女性人口10万人についてである．なお，統計の集積条件の制約で，乳房の統計は上皮内がんを含んでいるが，子宮・卵巣，全部位について上皮内がんは含まれていない．
［出典：国立がん研究センターがん情報サービス「がん登録・統計」］

万人）でプラトーを形成している．子宮頸・体がんの方は，ともに緩やかな曲線での上昇を示しているが，子宮頸がんは40歳前半にピーク（罹患率31.2）を，子宮体がんは60歳前後にピーク（罹患率43.6）をもち，好発年齢の差がみられている．

　さて，ここで女性のライフサイクルを考えてみる．本邦の女性は，幼〜小児期の後，平均10歳で初経を迎え，性成熟期（最盛期は20・30歳代）を経て，平均52歳で閉経となり，それ以後の老年期を過ごし，80歳代半ばの平均寿命をもつ．性成熟期の前後には，初経を挟んだ思春期と閉経を挟んだ更年期という特徴的な時期がそれぞれ存在する．本節で扱うHTには適用する年代があり，上記の女性のライフサイクルのすべてのステージにおいて均等に使用されるわけではない（図4）．まずホルモン補充療法（hormone replacement therapy：HRT）は，内因性ホルモンの不足状態を補充するために外因性ホルモンを投与する治療である．したがって，女性のライフステージにおいては，内因性ホルモンの枯渇する閉経以降でホルモン欠乏に起因する疾患の治療・予防を目的として使われる．とりわけ内因性ホルモンが急激に乱れる更年期の自律神経失調症状が，もっとも適応である．しかし卵巣機能低下症は，性成熟期の疾患であり，これもHRTの適応症である．こうしてみれば，HRTは，更年期に重点を置き，それ以後の生理的な内因性ホルモン不足と，それ以前の病的な内因性ホルモン不足状態の両方向に適応をもつ療法である．さらにHT

第2章 ■ 女性ホルモンとがん

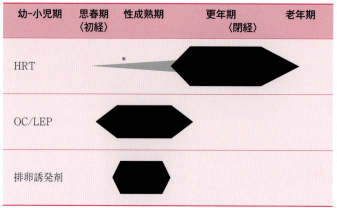

HRT：ホルモン補充療法，OC/LEP：経口避妊薬/エストロゲン・プロゲスチン配合剤
＊：卵巣機能不全の場合

図4　女性のライフサイクルとホルモン療法
女性のライフサイクルと本節で扱ったホルモン療法の適応時期の関係を図示した．詳細は本文参照のこと．

としては，低用量の卵胞ホルモンと黄体ホルモンの配合剤（LEP製剤）があるが，これは本来，経口避妊薬として開発され，一部月経困難症を適応とするので，性成熟期にもっとも使用される．さらに，本節では排卵誘発剤についても解説するが，この薬剤は性成熟期の卵巣機能低下症の中の無排卵症や不妊症が適応であり，それに対応する時期に使用される．以上本節で解説する薬剤が，女性のライフサイクルにおいて独自のスペクトラムをもつことを知ったうえで，そのスペクトラムに上述の女性特有の悪性腫瘍の年齢別罹患状況をオーバーラップさせて理解したい．

　以上，健常人における発がんリスクについて概説を試みたが，統計調査の母集団は多くのリスク因子を包含する集団であり，厳密な意味での"健常人"における"がんリスク"ではない．各リスクの分離・抽出とリスク度の評価については，大規模臨床試験での厳密な計画の基に前方視的に行われたデータがもっとも信頼性が高く，その際の対照群でのがん発生率が"健常人"における"がんリスク"となる．これ以後の各HTの解説にあたっては，エビデンスに基づくリスクについて解説をしたい．

1. HRT（ホルモン補充療法）

　HRTとは，前述のごとく「内因性ホルモンの不足状態を補充するために外因性ホルモンを投与する治療」である．したがって，その基本はエストロゲン（estrogen:

E）の投与にある．しかし，子宮のある女性では，子宮内膜がんの発生を予防するためEに加えて黄体ホルモン（progesterone：P）製剤を併用する．このEとP製剤の併用療法はEPT（estrogen/progestogen therapy）と略される．一方，子宮のない女性では，子宮内膜がんのリスクはないので，これと区別して，エストロゲン製剤単独療法（estrogen replacement therapy：ERT）が原則である．さらに詳しいHRTの実際については，第2章「7．がん患者におけるホルモン補充療法の実際」を参照されたい．

この HRT におけるがんリスクについて，前述した罹患頻度の高い順で解説していく．

1）乳がん

はじめにEBMとして要約すれば，長期のEPTの施行は浸潤性乳がんリスクを増加させるが，死亡率には影響せず，ERTは，おそらく乳がんリスクを増加させない．また，HRTによる乳がんリスクはHRTの中止により消失する．

HRTでは，経口E製剤としてこれまで結合型エストロゲン（conjugated equine estrogen：CEE）の使用が多くデータも豊富である．HRTと乳がんの関連をマスコミに印象づけた米国NIHの大規模研究であるWomen's Health Initiative（WHI）の報告によれば，CEE＋P製剤併用では乳がんリスクはプラセボ群と比較して5年未満の使用では差を認めず，5年以上の使用で相対リスク（RR）が1.26と上昇した．一方，CEE単独では6年間の投与でむしろ減少傾向を示した[1]．英国の観察研究のMillion Women Study（MWS）ではCEE単剤5年未満の使用でも乳がんリスクの上昇が観察されたものの[2]，1年未満ですでに有意なリスクの増加がみられたことから対象者の選択バイアスがあったとして批判されている[3]．

EPTについては，乳がんリスクを増加しない（RR：1.27，95％ CI：0.84～1.94）という報告[4]もあるが，大規模ランダム化比較試験（RCT）[5]，メタアナリシス[6~8]や，コホート研究[1,2,9]で，乳がん発症のRRを1.2～1.4程度増加させるという報告がほとんどで一貫性が認められる．よってP併用は乳がん発症リスクを増加させることは確実と考えている．

ERTに関するRCT[10]では，乳がん発生のリスクに減少傾向を認め（RR：0.80，95％ CI：0.62～1.04，p＝0.9），メタアナリシスではリスクが増加する[8]とされ，RCTの結果からは増加させるといえないが疫学研究の結果からは増加する[7]とする報告がある．コホート研究ではリスクが増加するとする報告[1,2,9,11,12]と，増加しないとする報告[3]があった．以上，諸報告の結果が一致せず，リスクが増加するとは結論できない．

第2章■女性ホルモンとがん

HRTの期間と乳がんリスクとの関連については，施行期間が長いほど乳がんのリスクは上昇する[1,2,13]が，このリスクはHRTの中止により消失する[2,14]．また乳がんの家族歴を有する症例でのHRTによる乳がんリスクは，家族歴を有さない症例と変わらない[12]とあるが，家族歴を有する女性では元来自然発生乳がんリスクが高いことを念頭に，HRTの導入はより慎重でありたい．

2）子宮頸がん

子宮頸がんはホルモン感受性という性質よりは，ヒトパピローマウイルス（human papilloma virus：HPV）の局所感染が，がん化の引き金として重要であり，HRTにより子宮頸部扁平上皮がんのリスクは変化しないと考えられているが，子宮頸部腺がんのリスクは上昇する可能性がある[15]．

3）子宮体がん（子宮内膜がん）

まず一般論としての子宮内膜がんのリスク因子を**表1**に示した[16]．子宮をもつ婦人でのERTは子宮内膜がんのリスクを上昇（RR：2.3）させる[17]が，子宮内膜がんによる死亡率には変化はない[18]．わが国特有のエストリオール（E3）単独経口投与でも1〜2 mg/日の5年で子宮内膜がんのリスクは上昇（RR：3.0）するとの報告がある[19]．一方，EPTによりそのリスクは低下（RR：0.4）する[20]．WHI試験でリスク低下（RR：0.81）に有意差はなかったが[21]，MWSでは持続投与法で有意に低下（RR：0.71 vs. 周期的投与法のRR：1.05）を認めた[22]．さらに，前がん状態である子宮内膜増殖症に対しても，ERTはリスクを上昇させ，EPTはリスクを低下させる[23]．経口E3のERTにおいても5年の投与で異型内膜増殖症のリスクが上昇する

表1　子宮内膜がんのリスク因子

	相対リスク（RR）
エストロゲン補充療法*	2〜10
遅発閉経（55歳以上）	2
未産婦	2
多嚢胞性卵巣症候群（慢性的無排卵症）	3
肥満	2〜4
糖尿病	2
遺伝性非ポリープ性大腸直腸がん	22〜50%　生涯リスク
タモキシフェン投与	2

*：プロゲステロン併用せずの場合
加齢，早発初経，エストロゲン分泌腫瘍，内膜がん卵巣がん乳がん直腸がんの家族歴をもつ，の4項目については相対リスクを評価するデータはありません．
［文献16）のデータより作成］

44

（RR：8.3)[19] と報告されている．この子宮内膜増殖症のリスクは，持続法の方が周期法よりも低下[23] するが，周期法においても 28 日間に 10 日以上 P を投与すればリスクに変化はない[24] とされている．ただし，周期法では，5 年あるいは 6 年以上の長期の使用で子宮内膜がんのリスクが上昇するとの報告がある[25,26]．

4) 卵巣がん

まず一般論としての卵巣がんのリスク因子を表2に示した[27~30]．HRT により卵巣がんのリスクは上昇する[31,32] と報告されている．WHI では RR：1.58 でも有意差はない[21] が，MWS での RR：1.20 は有意であった．メタアナリシスでは RR：1.28 と有意な上昇とされ[32]，その期間が長いほど，卵巣がんリスクは上昇する[32,33]．とくに，組織型で漿液性腺がんのリスクが高い[32]．HRT による卵巣がんリスクは HRT の中止により消失する[32]．EPT は，ERT よりもリスクが高い[33] と変化なし[32] の両報告がある．周期法は，連続法よりリスクが大きい[21,33] とする一方で，差がない[31,34] との報告もあり，一致した結論はない．卵巣がんに対する治療の既往をもつ女性への ERT 施行により再発率が増加するかどうかについては，差がないという RCT の結果が報告されている[35]．

5) その他

HRT のがんリスクについては，悪性黒色腫のリスクを上昇させる可能性がある[36]．

表2　卵巣がんのリスク因子

	相対リスク（RR）	生涯発生推定リスク*
家族性卵巣がん症候群	不明	30～50
卵巣がんが親族に 2～3 名存在	4.6	5.5（1 親等の場合 15）
卵巣がんが親族に 1 名存在（1 親等または 2 親等）	3.1	3.7（1 親等の場合 5）
リスク因子なし	1.0	1.8
経口避妊薬の服薬歴	0.65	0.8
妊娠歴あり	0.5	0.6
不妊症	2.8	
未産婦	1.6	
授乳歴あり	0.81	
卵管結紮術	0.59	

*：50 歳での推定値
［文献 27～30）のデータより作成］

第2章 ■ 女性ホルモンとがん

2. OC/LEP（経口避妊薬/エストロゲン・プロゲスチン配合剤）

　低用量の卵胞ホルモンと黄体ホルモンの配合剤である LEP（low dose estrogen progestin）製剤は本来，経口避妊薬（oral contraceptive：OC）として開発され，一部月経困難症を適応とするので，性成熟期（最盛期は20・30歳代）にもっとも使用される．この LEP は，排卵抑制作用と子宮内膜の増殖抑制作用によってプロスタグランジンの過剰産生を抑え，子宮収縮運動に伴う月経痛を軽減する．

　わが国で OC が承認されたのは，米国に遅れること約40年，1999年6月のことである．OC は視床下部-下垂体-卵巣内分泌系に作用し，卵胞刺激ホルモン（follicle stimulating hormone：FSH）および黄体化ホルモン（luteinizing hormone：LH）の分泌を減少させ卵胞の発育および排卵を抑制する．加えて子宮頸管粘液および子宮内膜にも作用し避妊効果を発揮する．わが国で実施された臨床試験[37]によれば，OC のパール指数（使用開始1年間の妊娠率）は 0〜0.59％であり，可逆的な避妊法の中ではもっとも優れた方法であることが明らかとなっている．また，OC の服用は避妊効果以外にも月経困難症・過多月経の改善といった副効用が期待できる．

　このように，優れた避妊効果に加えさまざまな副効用への期待からわが国でも OC の服用が徐々に増加している．現在わが国で発売されている OC を表3に示す．含有ホルモン量が低用量化され，なおかつ避妊効果が十分であるように調整されており，以前と比較して種々の副作用が軽減されている．ただし，静脈血栓塞栓症（venous thromboembolism：VTE）のように OC 服用によりリスクが3〜5倍増加するとされる重篤な合併症もあり[38]，使用にあたっては禁忌，慎重投与などに十分留意して処方されるべきである．ここでは悪性腫瘍リスクの関係について説明したい．

1）乳がん

　OC 服用による乳がん発生のリスクについては，かつて増加（RR：1.24，95％ CI：1.15〜1.33）が示唆された[39]が，その後の人口集団を基礎とした症例対照研究で，未服用者と比べて OC 服用者でのリスク増加はない（RR：1.0，95％ CI：0.8〜1.33）と報告された．また，OC 服用期間，服用開始年齢，ホルモンの用量や種類によるリスク増加は認めなかった[40]．乳がんの家族歴のある OC 服用者の乳がん発生リスクに関しては，増加を認めないとするものもあれば，1親等以内に乳がんの家族歴があるものはリスクが上昇する（RR：3.3，95％ CI：1.6〜6.7）という報告[41]もあり議論を要する．

2 女性ホルモン剤投与によるがんリスク

表3 低用量ピルの種類

相性	目的	プロゲスチン世代	服薬パターン：薬剤量の日数	錠数	製品名	販売会社
一相性	治療	1	NET 1,000（21日） EE 35（21日）	21	ルナベル配合錠	富士製薬
		3	NET 3,000（24日） DSPR 20（24日）	28*	ヤーズ配合錠	バイエル薬品
	避妊	1	NET 1,000（21日） EE 35（21日）	21	オーソ M-21錠	持田製薬
		3	DSG 150（21日） EE 30（21日）	21,28	マーベロン 21/28	MSD
三相性	避妊	1	NET 500（7日）→ 1,000（9日）→500（5日） EE 35（21日）	28	ノリニール T28錠 シンフェーズ T28錠	科研製薬
		1	NET 500（7日）→ 750（7日）→1,000（7日） EE 35（21日）	21	オーソ 777-21錠	持田製薬
		2	LNG 50（6日）→ 75（5日）→125（10日） EE 30（6日）→ 40（10日）→30（10日）	21,28	トリキュラー錠 21/28 トライディオール 21/28 アンジュ 21/28	バイエル薬品 あすか製薬

NET：ノルエチステロン，EE：エチニルエストラジオール，DSPR：ドロスピレン，DSG：デソゲストレル，LNG：レボノルゲストレル

*：通常の 28 錠では 7 錠（7 日分）が偽薬であるが，この 28 錠のみ 4 錠（4 日分）が偽薬．

2）子宮頸がん

浸潤性子宮頸がんおよび頸部上皮内腫瘍のある女性を対象とする症例対照研究によれば，OC の服用期間の長期化とともに浸潤性および非浸潤性の子宮頸部疾患リスクが上昇（RR：5 年またはそれ以上の使用 1.90，95％ CI：1.69〜2.13）したとの報告がある．性交パートナーの数，子宮頸部スクリーニング，喫煙，HPV 感染などのバイアスを考慮しても結果は変わらなかった[42]．リスクは使用中止とともに減少し 10 年後には未服用者と同程度となるとされている[43]．OC 服用希望者には，5 年未満の OC 服用では子宮頸がんのリスクはほとんど増加しないが，服用が 5 年以上の長期になればリスクが増加する可能性があると説明するとともに，OC 服用の際には子宮頸がん検診を受けるように指導する必要がある．

3）子宮体がん

OC の服用は子宮体がんのリスクが 50％減少するとの報告があり[44]，この結果は 3 件のコホート研究と 16 件の症例対照研究による系統的レビューによって裏付けられた[45]．12 カ月以上 OC を服用していた女性のリスクが減少する（RR：0.6，95％ CI：0.3〜0.9）という報告もある[45]．またこの子宮体がん予防効果は OC 中のプロゲスチン作用に関係すると考えられ内服中止後も 15 年以上続くと考えられている．

第2章 ■ 女性ホルモンとがん

OC 服用により子宮体がんの予防効果は期待できると説明可能であろう.

4) 卵巣がん

卵巣がんについての, 21 カ国 45 件の症例対照研究によると, OC 服用歴のある女性の上皮性卵巣がん発症リスクは減少することが報告された (RR: 0.73, 95% CI: 0.70〜0.76)[46]. 低用量 OC の方が高用量よりも効果があることも報告されている.

卵巣がんの死亡率は OC の使用期間が長期化するのに伴って低下しており, 卵巣がんのリスク低下は OC 内服中止後 30 年まで持続したとの報告がある.

5) その他

(1) 悪性黒色腫

閉経前の白人女性についてのコホート研究によれば, 現在 OC 内服中の女性は悪性黒色腫の発症リスクが 2 倍であると示された. とくに 10 年以上の長期服用者にリスク増加を認めたと報告されている[47]. その一方, 18 件の症例対照研究による系統的メタ解析によると, OC 服用による悪性黒色腫発症リスク増加は認めなかった[48]. OC 服用による悪性黒色腫の発症リスクに関してはいまだ明らかでない.

(2) 大腸がん

OC 内服により大腸がんリスクが抑制される (RR: 0.82, 95% CI: 0.74〜0.92) ことがメタ解析で報告されている[49] が, OC 服用することで予防効果があるかどうかはいまだ明確ではない[50].

3. 排卵誘発剤

先進国においては, 体外受精-胚移植 (*In vitro* fertilization-embryo transfer: IVF) に代表される生殖補助医療による出生児は全生産の 2〜3% に及んでいる. このように, 現代社会での女性の晩婚化と少産少子化の進行を背景として, 挙児希望による治療件数が加速して, 今後も不妊治療はさらに増加していくものと思われる. この不妊治療においては排卵を促す誘発剤や着床を促す黄体ホルモン製剤など種々の薬剤投与が行われる. とくに, 排卵誘発の HMG/FSH 製剤は注射製剤で, IVF 時における調節卵巣刺激に使用され, 過排卵を導き, 複数個の採卵を行うため, 血中 E レベルは短期間ではあるものの, 通常の月経周期の 10 倍以上になる場合もある. 一方, 経口の排卵誘発剤のクロミフェンは, 手軽な内服薬でありながら, 高い効果が得られる薬剤として, 現在卵巣機能不全 (I 度無月経), および排卵障害を有する不妊症の治療などに広く用いられている. 投与方法も内服であり, 注射薬と比して, 卵巣過剰刺激症候群 (ovarian hyperstimulation syndrome: OHSS) など重大な副

作用の出現頻度も低く，産婦人科医にとっては手軽に処方できる薬の1つである．しかし対象となる疾患が慢性的な病態に陥りやすいという性質上，いったん投与を開始すると，1年以上の長期にわたって継続されることも少なくない．したがって長期使用に伴う副作用，とくに悪性腫瘍の発生危険率は懸念されている．一方，がんリスクについて解析する場合，とくに卵巣がん，子宮内膜がん，および乳がんについては，未経産，不妊症，排卵誘発剤使用，早期の初経や遅い閉経など，いくつかのリスク因子（表1，表2）が存在するため，排卵誘発でのエストロゲンレベルの上昇だけでなく，その他併用するホルモン剤投与との相乗作用などをいかに評価するかは難しい問題である．

1）乳がん

卵巣刺激と乳がんリスクについては，5件の症例対照研究[51~55]と11件のコホート研究[56~66]がある．前者では，3件で関連を認めていない一方で，ヒト閉経期尿由来ゴナドトロピン（human menopausal gonadotropin：hMG）を用いた6カ月以上の卵巣刺激ではリスクが有意に増加すると報告されている[54]．姉妹研究においては，不妊治療薬を使用しても妊娠に至らなかった女性は，50歳までに乳がんを発症するリスクがわずかに減少するが，10週間以上妊娠が継続した女性は，一度も不妊治療薬を使用したことのない女性に比べ，わずかながら乳がんのリスクが増加するという[55]．後者のコホート研究のほとんどの報告においても関連性はないと結論づけているが，クロミフェンの投与[58]，とくに長期投与[61,66]や大量投与[66]ではリスクが上昇する可能性が示唆されている．しかし現時点での結論は，これらの誘発剤により明確な乳がんリスクは示されていない．今後サブグループ解析を含めた検討が必要である．

2）子宮頸がん

排卵誘発剤の子宮頸がんのリスクについての後方視的コホート研究においては，上昇しない（RR：1.61，95% CI：0.5～4.7）という報告[67]があるように，現時点でのリスクは示されていない．

3）子宮体がん

排卵誘発剤，とくにクロミフェンの使用は子宮内膜がんの発症を有意に高めるという報告がある[65]．クロミフェンは乳がん治療薬であるタモキシフェンと同じ選択的エストロゲン受容体調節薬（selective estrogen receptor modulator：SERM）である．クロミフェン使用例では他の排卵誘発剤と比して有意にその発症率が高まるという点は，クロミフェンにおいてタモキシフェンと同様のリスクが認められたということで，不思議ではない．しかし，この推測が，各種SERMを臓器特異性の差

第2章 ■ 女性ホルモンとがん

というスペクトラムで理解していた説明を逸脱する可能性もあり，今後の検討が待たれる．

4）卵巣がん

これまでの報告の中で，「12周期以上の，クロミフェン使用で卵巣がんの発生危険率に増大が認められた」[68]という結果をわれわれは重視してきた．しかし，利用頻度の多いクロミフェンの場合，適応となる不妊症患者には，すでにリスク因子が併存していることが多い．確かに，クロミフェン療法の長期投与における副作用としては，医薬品情報にも記されているようにとくに卵巣がんとの関連がこれまでも報告されている．しかし，クロミフェン療法が必要となった患者の背景に存在する上述の他のリスク因子をきちんと分離したうえで，排卵誘発そのものが卵巣悪性腫瘍の原因であると断定できる有意な報告は少ない．最近の大規模コホート研究ではクロミフェンを含む排卵誘発剤の使用と卵巣がんの有意な関連については否定的である[69]．一方で，有意差ではないが増加傾向を認める報告も多く，とくにクロミフェン使用で境界悪性の卵巣腫瘍が増加する傾向が報告されている[70]．これまでの報告の中でいくつか主だったもの[57,68,71]を一覧にした（図5）．ひとまず，今後さらに大規模RCTで確定的な結論が得られるまで，クロミフェンと卵巣がんとの関連に注意して，とくに長期投与を避けるべきである．

以上，クロミフェンを含む排卵誘発剤と悪性腫瘍の関連で確定的な結論はいまだ

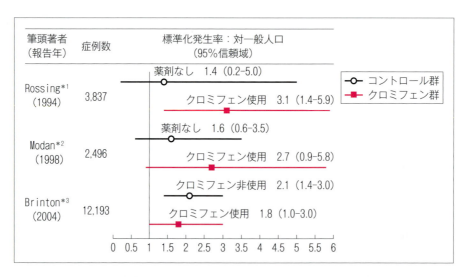

図5 クロミフェンと卵巣がん発生について
クロミフェン使用と卵巣がんの発生についてのおもな文献57）68）71）から発生率を抜き出して図にした．
[1]は文献68），[2]は57），[3]は71）を参照．

得られていない．しかし経口避妊薬が排卵抑制により有意に卵巣がんを抑制することはエビデンスの明らかなことであり，その逆であるクロミフェンが卵巣がんと関連する可能性は納得できる．その一方で，つねに排卵周期をもつ健常女性をコントロール群としてどこまで有意差が出るかは疑わしいとの意見にも理がある．今後，各種リスク因子との関連性の有無や，投与期間などを詳細に検討した大規模な臨床解析が待たれる．

まとめ

　現代社会での女性の晩婚化と少産少子化の進行を背景として，増加していく不妊治療での排卵誘発剤の必要性と，長寿者社会における HRT の有用性と，内膜症などの女性ホルモン依存性の疾患を LEP 製剤でコントロールするベネフィットを考慮する場合に，その対極に存在するのがここで解説したがんのリスクである．たとえば，HRT は更年期症状の寛解に非常に効果的な治療法であるが，選択する際には個々の女性について利点と危険性を考慮すること，また患者自身に正しい情報を伝える必要がある．さらに乳がんでは，欧米女性と日本女性での疾病構造，遺伝的背景，生活習慣が異なるため，本邦における追跡調査の結果と，乳腺に対する P 製剤の影響のさらなる解明が待たれるなど，HT のがんリスクについては，現代の社会環境に踏み込んだ対策も重要であることを終わりに触れたい．

（和泉俊一郎，高橋千果，布田孝代）

文献

1) Writing Group for the Women's Health Initiative Investigators: Risks and benefits of estrogen plus progestin in healthy postmenopausal women: Principal results from the Women's Health Initiative Randomized Controlled Trial. JAMA 288: 321-333, 2002

2) Million Women Study Collaborators. Breast cancer and hormone-replacement therapy in the Million Women Study. Lancet 362: 419-427, 2003

3) Shapiro S: The Million Women Study: potential biases do not allow uncritical acceptance of the data. Climacteric 7: 3-7, 2004

4) Nanda K, Bastian LA, Schulz K: Hormone replacement therapy and the risk of death from breast cancer: a systematic review. Am J Obstet Gynecol 186: 325-334, 2002

5) Nelson HD, Humphrey LL, Nygren P, et al: Postmenopausal hormone replacement therapy: Scientific review. JAMA 288: 872-881, 2002

6) Saeki T, Sano M, Komoike Y, et al: No increase of breast cancer incidence in Japanese women who received hormone replacement therapy: overview of a case-control study of breast cancer risk in Japan. Int J Clin Oncol 13: 8-11, 2008

7) The Women's Health Initiative Steering Committee. Effects of conjugated equine estrogen in post-menopausal women with hysterectomy. JAMA 291: 1701-1712, 2004

8) Fournier A, Berrino F, Riboli E, et al: Breast cancer risk in relation to different types of hormone

第2章 ■ 女性ホルモンとがん

replacement therapy in the E3N-EPIC cohort. Int J Cancer 114: 448-454, 2005

9) Lyytinen H, Pukkala E, Ylikorkala O: Breast cancer risk in postmenopausal women using estrogen-only therapy. Obstet Gynecol 108: 1354-1360, 2006

10) Rohan TE, Miller AB: Hormone replacement therapy and risk of benign proliferative epithelial disorders of the breast. Eur J Cancer Prev 8: 123-130, 1999

11) Col NF, Kim JA, Chlebowski RT: Menopausal hormone therapy after breast cancer: a meta-analysis and critical appraisal of the evidence. Breast Cancer Res 7: 535-540, 2005

12) Halapy EE, Chiarelli AM, Klar N, et al: Breast screening outcomes in women with and without a family history of breast cancer and/or ovarian cancer. J Med Screen 11: 32-38, 2004

13) Schairer C, Lubin J, Troisi R, et al: Menopausal estrogen and estrogen-progestin replacement therapy and breast cancer risk. JAMA 283: 485-491, 2000

14) Collaborative Group on Hormonal Factors in Breast Cancer: Breast cancer and hormone replacement therapy; collaborative reanalysis of data from 51 epidemiological studies of 52705 women with breast cancer and 108411 women without breast cancer. Lancet 350: 1047-1059, 1997

15) Lacey JV Jr., Brinton LA, Barnes WA, et al: Use of hormone replacement therapy and adenocarcinomas and squamous cell carcinomas of the uterine cervix. Gynecol Oncol 77: 149-154, 2000

16) Smith RA, von Eschenbach AC, Wender R, et al: American Cancer Society Guidelines for Early Endometrial Cancer Detection: Update 2001

17) Grady D, Rubin SM, Petitti DB, Et al: Hormone therapy to prevent disease and prolong life in postmenopausal women. Ann Intern Med 117: 1016-1037, 1992

18) Kennedy DL, Baum C, Forbes MB: Non-contraceptive estrogens and progestins: use pattern over-time. Obstet Gynecol 65: 441-446, 1985

19) Weiderpass E, Baron JA, Adami HO, et al: Low-potency oestrogen and risk of endometrial cancer: a case-controll study. Lancet 353: 1824-1828, 1999

20) Grady D, Gebretsadik T, Kerlikowske K, et al: Hormone replacement therapy and endometrial cancer risk: a meta-analysis. Obstet Gynecol 85: 304-313, 1995

21) Anderson GL, Judd HL, Kaunitz AM, et al: Women's Health Initiative Investigators: Effects of estrogen plus progestin on gynecologic cancers and associated diagnostic procedures: the Women's Health Initiative randomized trial. JAMA 290: 1739-1748, 2003

22) Beral V, Bull D, Reeves G: Endometrial cancer and hormone replacement therapy in the Million Women Study. Lancet 365: 1543-1551, 2005

23) Lethaby A, Suckling J, Barlow D, et al: Hormone replacement therapy in postmenopausal women endometrial hyperplasia and irregular bleeding. Cochrane Database Syst Rev 2004; CD 000402, 2004

24) Voigt LF, Weiss NS, Chu J, et al: Progestagen supplementation of exogenous oestrogens and risk of endometrial cancer. Lancet 338: 274-277, 1991

25) Beresford SA, Weiss NS, Voigt FL, et al: Risk of endometrial cancer in relation to use of oestrogen combined with cyclic progestagen therapy in postmenopausal women. Lancet 349: 458-461, 1997

26) Doherty JA, Cushing-Haugen KL, Saltzman BS, et al: Long-term use of postmenopausal estrogen and progestin hormone therapies and the risk of endometrial cancer. Am J Obstet Gynecol 197: 139.el-7, 2007

27) Carlson KJ, Skates SJ, Singer DE: Screening for ovarian cancer. Ann Intern Med 121: 124-132, 1994

28) Whittemore AS, R Harris, J Intyre, and the Collaborative Ovarian Cancer Group: Characteristics Relating to Ovarian Cancer Risk: Collaborative Analysis of 12 US Case-Control Studies II. Invasive Epithelial Ovarian Cancers in White Women. Am J Epidemiol 136: 1184-1203, 1992

29) Gotieb, WH, Baruch, GB, Friedman, E: Prophylactic oophorectomy: Clinical considerations. Semin Surg Oncol 19: 20-27, 2000

30) Ness RB, Cramer DW, Goodman MT, et al: Ingertility, fertility drugs, and ovarian cancer: a pooled analysis of case-control studies. Am J Epidemiol 155: 217-224, 2002

31) Riman T, Nilsson S, Persson IR: Review of epidemiological evidence for reproductive and hormonal factors in relation to the risk of epithelial ovarian malignancies. Acta Obstet Gynecol Scand 83: 783-795, 2004

32) Beral V; Million Women Study Collaborators, Bull D, Green J, Reeves G: Ovarian cancer and hormone replacement therapy in the Million Women Study. Lancet 369: 1703-1710, 2007

33) Lacey JV Jr., Brinton LA, Leitzmann MF, et al: Menopausal hormone therapy and ovarian cancer risk in the National Institutes of Health-AARP Diet and Health Study Cohort. J Natl Cancer Inst 98: 1397-1405, 2006

34) La Vecchia C: Estrogen-progestogen replacement therapy and ovarian cancer: an update. Eur J Cancer Prev 15: 490-492, 2006

35) Guidozzi F, Daponte A: Estrogen replacement therapy for ovarian carcinoma survivors: A randomized controlled trial. Cancer 86: 1013-1018, 1999

36) Beral V, Banks E, Reeves G, et al: Use of HRT and the subsequent risk of cancer. J Epidemiol Biostat 4: 191-215, 1999

37) 松本清一，松山榮吉：ピル（経口避妊薬）開発の変遷とわが国の状況．メデイカルファイル 6(4)：2-12, 1991

38) Committee on safety of Medicines (CSM): Combined oral contraceptives containing desogestrel or gestodene and the risk of venous thromboembolism. Current Problems in Pharmacovigilance 25: 1-2, 1999

39) Collaborative Group on Hormonal Factors in Breast Cancer: Brest Cancer and hormonal contraceptives: collaborative reanalysis of individual data on 53,297 women with breast cancer and 100,239 women without breast cancer from 54 epidemiological studies. Lancet 347: 1713-1727, 1996

40) Marchbanks PA, McDonald JA, Wilson HG, et al: Oral contraceptives and the risk of breast cancer. N Engl J Med 346: 2025-2032, 2002

41) Grabrick DM, Hartmann LC, Cerhan JR, et al: Risk of breast cancer with oral contraceptive use in women with a family history of breast cancer. JAMA 284: 1791, 2000

42) Smith JS, Green J, Berrington de Gonzalez A, et al: Cervical cancer and use of hormonal contraceptives: a systematic review. Lancet 361: 1159, 2003

43) International Collaboration of Epidemiological Studies of Cervical Cancer, Appleby P, Beral V, et al: Cervical cancer and hormonal contraceptives: collaborative reanalysis of individual data for 16,573 women with cervical cancer and 35,509 women without cervical cancer from 24 epidemiological studies. Lancet 370: 1609, 2007

44) Jick SS, Walker AM, Jick H: Oral contraceptives and endometrial cancer. Obstet Gynecol 82: 931-935, 1993

45) Cancer and Steroid Hormones (CASH): Combination oral contraceptive use and the risk of endometrial cancer. JAMA 257: 796-800, 1987

46) Collaborative Group on Epidemiological Studies of Ovarian Cancer, Beral V, Doll R, et al: Ovarian cancer and oral contraceptives: collaborative reanalysis of data from 45 epidemiological studies including 23,257 women with ovarian cancer and 87,303 controls. Lancet 371: 303, 2008

47) Feskanich D, Hunter DJ, Willett WC, et al: Oral contraceptive use and risk of melanoma in premenopausal women. Br J Cancer 81: 918, 1999

48) Pfahlberg A, Hassan K, Wille L, et al: Systematic review of case-control studies: oral contraceptives show no effect on melanoma risk. Public Health Rev 25: 309, 1997

49) Fernandez E, Vecchia CL, Balducci A, et al: Oral contraceptives and colorectal cancer risk: a meta-analysis. Br J Cancer 84: 722-727, 2001

50) Martinez ME, Grodstein F, Giovannucci E, et al: A prospective study of reproductive factors, oral contraceptive use and risk of colorectal cancer. Cancer Epidemiol 6: 1-5, 1997

51) Gammon MD, Thompson WD: Infertility and breast cancer: a population-based case-control study. Am J Epidemiol 132(4): 708-716, 1990

52) Braga C, Negri E, La Vecchia C, et al: Fertility treatment and risk of breast cancer. Hum Reprod 11 (2): 300-303, 1996

53) Ricci E, Parazzini F, Negri E, et al: Fertility drugs and the risk of breast cancer. Hum Reprod 14(6): 1653-1655, 1999

54) Burkman RT, Tang MC, Malone K, et al: Infertility drugs and the risk of breast cancer: findings from the National Institute of Child Health and Human Development Women's Contraceptive and Reproductive Experiences Study. Fertil Steril 79(4): 844-854, 2003

55) Fei C, Deroo LA, Sandler DP, et al: Fertility drugs and young-onset breast cancer: results from the Two Sister Study. J Natl Cancer Inst 104(13): 1021-1027, 2012

56) Rossing MA, Daling JR, Weiss NS, et al: Risk of breast cancer in a cohort of infertile women. Gynecol Oncol 60(1): 3-7, 1996

57) Modan B, Ron E, Lerner-Geva L, et al: Cancer incidence in a cohort of infertile women. Am J Epidemiol 147(11): 1038-1042, 1998

58) Potashnik G, Lerner-Geva L, Genkin L, et al: Fertility drugs and the risk of breast and ovarian cancers: results of a long-term follow-up study. Fertil Steril 1(5): 853-859, 1999

第2章 ■ 女性ホルモンとがん

59) Doyle P, Maconochie N, Beral V, et al: Cancer incidence following treatment for infertility at a clinic in the UK. Human Reprod 17(8): 2209-2213, 2002

60) Gauthier E, Paoletti X, Clavel-Chapelon F; E3N Group: Breast cancer risk associated with being treated for infertility: results from the French E3N cohort study. Hum Reprod 19(10): 2216-2221, 2004

61) Brinton LA, Scoccia B, Moghissi KS, et al: Breast cancer risk associated with ovulationstimulating drugs. Hum Reprod 19(9): 2005-2013, 2004

62) Terry KL, Willett WC, Rich-Edwards JW, et al: A prospective study of infertility due to ovulatory disorders, ovulation induction, and incidence of breast cancer. Arch Intern Med 166(22): 2484-2489, 2006

63) Lerner-Geva L, Keinan-Boker L, Blumstein T Boyko V, et al: Infertility, ovulation induction treatments and the incidence of breast cancer – a historical prospective cohort of Israeli women. Breast Cancer Res Treat 100(2): 201-212, 2006

64) Jensen A, Sharif H, Svare EI, et al: Risk of breast cancer after exposure to fertility drugs: results from a large Danish cohort study. Cancer Epidemiol Biomarkers Prev 16(7): 1400-1407, 2007

65) Calderon-Margalit R, Friedlander Y, Yanetz R, et al: Cancer risk after exposure to treatments for ovulation induction. Am J Epidemiol 169(3): 365-375, 2009

66) Orgeas CC, Sanner K, Hall P, et al: Breast cancer incidence after hormonal infertility treatment in Sweden: a cohort study. Am. J Obstet Gynecol 200(1): 72.e1-7, 2009

67) Althuis MD, Scoccia B, Lamb EJ, et al: Melanoma, thyroid, cervical, and colon cancer risk after use of fertility drugs. Am J Obstet Gynecol 193: 668, 2005

68) Rossing MA, Daling JR, Weiss NS, et al: Ovarian tumors in a cohort of infertile women. N Engl J Med 331(12): 771-776, 1994

69) Cetin I, Cozzi V, Antonazzo P: A Infertility as a cancer risk factor – review. Placenta 29(Suppl B): 169-177, 2008

70) Sanner K, Conner P, Bergfeldt K et al: Ovarian epithelial neoplasia after hormonal infertility treatment: long-term follow-up of a historical cohort in Sweden. Fertil Steril 91: 1152-1158, 2009

71) Brinton LA, Lamb EJ, Moghissi KS, et al: Ovarian cancer risk after the use of ovulation-stimulating drugs. Obstet Gynecol 103(6): 1194-1203, 2004

3 乳がん

はじめに

　乳腺は汗腺組織の1つであり，新生児に乳汁を通じて栄養や免疫力を与えるための機能臓器である．この乳腺組織に発生した悪性腫瘍を乳がん（breast cancer）という．その機能の成り立ちからも想像されるように，乳がんはホルモン依存性増殖を示す代表的な腫瘍であり，その約70〜80％が女性ホルモン（エストロゲンなど）に応答して増殖するとされている．

1. 乳がんの臨床病理学的特徴

　乳房のしこりを主訴に受診することがもっとも多く，その他に乳房の痛み，乳頭からの異常分泌やびらんなどの症状が受診の契機となる．腋窩のリンパ節腫脹のみや，乳房に腫瘤は触知しないが画像検査でのみ病変が指摘できる場合もある．

　視触診，マンモグラフィ検査，乳房超音波検査，乳房 MRI 検査などで病変の存在診断を行う．確定診断には穿刺吸引細胞診，分泌物細胞診，針生検，吸引式乳房組織生検などの病理学的検査が必要である．遠隔転移検索として，CT 検査や骨シンチグラフィ検査，FDG-PET などが実施される[1]．

　乳がんは病理組織学的分類として非浸潤がん，浸潤がんと Paget 病に大別される[2]（表1）．非浸潤がんは非浸潤性乳管がんと非浸潤性小葉がんに分けられる．浸潤がんは通常型の浸潤性乳管がんと特殊型に分類される．通常型浸潤性乳管がんは浸潤がんの約90％を占め，本邦では浸潤様式，分化度によってさらに乳頭腺管がん，充実腺管がん，硬がんに細分類される．浸潤がんの約10％が特殊型の小葉がんである．乳房パジェット病（Paget's disease）は乳頭・乳輪部の表皮内進展を特徴とする乳がんの1亜型である．

　病理組織型による分類とは別に，組織学的異型度（histological grade）や核異型度（nuclear grade）といった，細胞悪性度の評価を行う．また，ホルモン療法の実施決定のためには estrogen receptor（ER）と progesterone receptor（PgR）の2つのホルモン受容体の判定を行う．一般的には免疫組織学的染色により，1％以上の

表1　乳がんの組織学的分類

I	**非浸潤がん**		**noninvasive carcinoma**
	a	非浸潤性乳管がん	noninvasive ductal carcinoma
	b	非浸潤性小葉がん	noninvasive lobular carcinoma
II	**浸潤がん**		**invasie carcinoma**
	A	浸潤性乳管がん	invasive ductal carcinoma
	1	乳頭腺管がん	papillotubular carcinoma
	2	充実腺管がん	solidtubular carcinoma
	3	硬がん	scirrhous carcinoma
	B	特殊型	special type
	1	粘液がん	mucinous carcinoma
	2	髄様がん	medullary carcinoma
	3	浸潤性小葉がん	invasive lobular carcinoma
	4	腺様嚢胞がん	adenoid cystic carcinoma
	5	扁平上皮がん	squamous cell carcinoma
	6	紡錘細胞がん	spindle cell carcinoma
	7	アポクリンがん	apocrine carcinoma
	8	骨, 軟骨化生を伴うがん	carcinoma with cartilaginous or osseous metaplasia
	9	管状がん	tubular carcinoma
	10	分泌がん（若年性がん）	secretory carcinoma （juvenile carcinoma）
	11	その他	others
III	**Paget 病**		**Paget's desease**

浸潤がん細胞で陽性染色がある場合にホルモン療法（内分泌療法）の適応となる（この基準は国や施設によって異なることがある）. この基準は術後補助療法の場合と進行再発例の場合で基準は変化しうる. Human epidermal growth factor receptor-2（HER2）は抗 HER2 療法の適応決定のために必要であり, 免疫組織学的染色および, 遺伝子過剰発現評価（FISH など）により決定される.

2. 治療総論

　浸潤性乳がんは多くの場合, 腫瘍細胞が血流等を通じて全身に広がる全身病と考えられており, 局所治療としての手術療法と放射線療法, 全身治療としての薬物療法を組み合わせて治療を行う. 手術療法は乳房と腋窩の手術からなり, 原発巣の大きさや拡がりから乳房部分切除術, もしくは乳房切除術を行う. 腋窩に対しては, リンパ節への転移状況からセンチネルリンパ節生検, 腋窩リンパ節郭清術等を実施する. 乳房部分切除術では残存乳房に対し, 高度リンパ節転移例では胸壁, 領域リ

ンパ節に対する放射線治療を行う.

全身薬物療法としては, 化学療法（アンスラサイクリン, タキサン系製剤など）, ホルモン療法, 分子標的療法が行われる. ホルモン受容体陽性乳がんにはタモキシフェンやアロマターゼ阻害剤などのホルモン療法の効果が期待できる. これらのホルモン療法薬は治療効果のみではなく, 新規の乳がん発生を予防する効果ももつ. HER2陽性乳がんにはトラスツズマブなどの抗HER2療法薬が分子標的療法として選択される.

遠隔転移巣（骨, 軟部組織, 肺, 肝, 脳など）に対しては薬物療法が中心だが, 病状により放射線治療も行う.

1）局所治療

（1）非浸潤がんに対する局所治療

非浸潤がん（Ductal carcinoma *in situ*：DCIS）は局所に限定した腫瘍であり, 遠隔転移の可能性はきわめて低いため治療は手術療法が基本となる. 原則として腋窩リンパ節郭清は不要であるが, 原発巣切除のタイミングや乳房同時再建手術との関連で, 腋窩リンパ節の評価を目的としたセンチネルリンパ節生検（sentinel lymph node biopsy：SNB）を実施することがある. DCISに対して単純乳房切除（simple mastectomy）を実施した場合, 長期の局所再発率は0～2.1%である. 部分切除後, 温存乳房に放射線療法を実施することにより局所再発の相対リスクを約70%抑えられる[3]. DCIS手術後に局所再発予防もしくは新規乳がん発生予防の目的でタモキシフェンを使用する場合がある.

（2）浸潤がんの原発巣に対する手術

乳房切除術と乳房部分切除術がある. 乳房切除術については胸筋温存乳房切除術が標準的であり, 大胸筋・小胸筋は温存される. 腫瘍の局在や拡がり状況によっては整容性を重視した乳輪乳頭温存乳房切除術（skin-sparing mastectomy）も選択できる. 乳房再建法としては, インプラント法, tissue-expander法, 遊離皮弁, 広背筋や腹直筋を用いた筋皮弁法などがある.

乳房切除術と乳房部分切除術の予後成績に差はないが, 乳房部分切除を行った場合には乳房内再発を予防する目的の術後放射線療法を原則として実施する.

（3）腋窩に対する手術

触診, 画像検査, 細胞診などで腋窩リンパ節の評価を行い, リンパ節転移があると判断することを臨床的リンパ節転移陽性という. 臨床的リンパ節転移陽性例に対する腋窩の標準的術式は腋窩リンパ節郭清である. 一方, 臨床的リンパ節転移陰性例に対してはSNBを行うのが標準治療である. SNBの結果が陰性の場合はその後

第2章 ■ 女性ホルモンとがん

の腋窩リンパ節郭清を省略することができる．一方，最近の臨床試験の知見から，SNB の結果が転移陽性であっても，その転移が微少転移である場合[4]，または1～2個のセンチネルリンパ節に転移があるが，乳房部分切除後で術後放射線治療と術後全身薬物療法が行われる場合[5]には，追加腋窩郭清を行わないことも選択肢の1つにあがる．

（4）放射線療法

乳房部分切除後の温存乳房に対して放射線療法を加えることで乳房内再発のリスクを約1/3に抑えられるだけでなく，死亡の絶対リスクも減少することが知られている[3]．

乳房切除＋腋窩リンパ節郭清を行った症例に対する術後放射線療法は局所制御と生存率を改善する．本邦のガイドラインでは個数が4個以上の症例，原発巣の大きさが5 cm 以上で脈管侵襲や断端陽性など，局所再発のリスクが高い症例において乳房切除後に放射線療法を実施することを推奨している．また，リンパ節転移1～3個の症例も術後照射を実施する対象となってきている[3]．

2）薬物療法

早期原発乳がんに対しては，治癒を目指した薬物療法が，再発転移乳がんに対しては，病状の安定と症状緩和を目的とした薬物療法が行われる．

（1）早期原発乳がんに対する全身薬物療法

手術前もしくは手術後に，全身に残存する可能性のある乳がん細胞をゼロにすることを目的とした治療である．患者の再発リスクと薬剤の効果の可能性を考慮してその実施と薬剤の選択を決定する．ホルモン療法や抗 HER2 療法はそれぞれの標的因子が明確であり，ホルモン陽性乳がんにはホルモン療法，HER2 陽性乳がんには抗 HER2 療法といったように1：1で適応が決定される．しかし，一般的な化学療法薬については明確な標的はなく，これまではリンパ節転移の有無など再発リスクの高低によってのみその適応が判断されてきた．昨今はとくにホルモン陽性 HER2陰性乳がんに対して，これをさらに細分類し化学療法が必要な群と不必要（効果が乏しい）な群にわけて適応を判断することが一般的になってきた．

このような細分類をサブタイプとよび，遺伝子発現プロファイルを元に提唱されたサブタイプに分けられる．2013 年，2015 年に提唱された St. Gallen によるサブタイプ分類別の治療を参考にする[6]（表2）．Luminal A ではホルモン療法，Luminal B（HER2 陰性）ではホルモン療法±化学療法，Luminal B（HER2 陽性）では化学療法＋トラスツズマブ＋ホルモン療法，HER2 陽性（ホルモン陰性）では化学療法＋トラスツズマブ，トリプルネガティブでは化学療法を行う．しかし，実地臨床で使

3 乳がん

表2 ザンクトガレンコンセンサス会議2013, 2015によるサブタイプ分類

Intrinsic subtype 内因性サブタイプ	臨床病理学的定義
Luminal A	'Luminal A-like' 以下のすべて ER陽性, PgR陽性 HER2陰性 Ki67低値 多遺伝子アッセイによる再発低リスク（可能な場合）
Luminal B	'Luminal B-like（HER2陰性）' ER陽性 HER2陰性 以下のいずれかひとつ Ki67高値 PgR陰性または低値 多遺伝子アッセイによる再発高リスク（可能な場合） 'Luminal B-like（HER2陽性）' ER陽性 HER2高発現または増幅 Ki67不問 PgR不問
Erb-B2過剰発現	'HER2陽性（non luminal）' HER2高発現または増幅 ER陰性かつPgR陰性
Basal-like	'トリプルネガティブ' ER陰性かつPgR陰性かつHER2陰性

［新臨床腫瘍学―がん薬物療法専門医のために　改訂第4判, 日本臨床腫瘍学会（編）, 南江堂, 東京, 2015より引用・改変］

用できる評価ツールで, 個々の症例を確実に分類できるかは依然として問題であり, とくにLuminal AとLuminal Bは化学療法の実施の有無を判断する根拠となることから注意が必要である.

① ホルモン療法

ホルモン療法はERまたはPgR陽性の乳がんに対して適応となり, 患者の卵巣機能（閉経前・閉経後）によって薬剤を選択する. 術後ホルモン療法に関しては, タモキシフェンのデータがもっとも蓄積している. ER陽性乳がんに対しタモキシフェンの術後5年間の内服療法は, 再発・死亡の相対リスクをそれぞれ41%, 34%下げることができ, その効果は年齢, 閉経状況, 腫瘍径, 腋窩リンパ節転移によらない[3]. 投与期間について, タモキシフェンの1, 2, 5年投与での再発減少率は21, 29, 47%, 死亡減少率は12, 17, 26%であり, 投与期間が長いほど効果が高いが, 子宮内膜がんの発生リスクが高まる. 5年に比較して5年以上の使用に関する臨床試験データも報告されており, 内服5年時点で再発リスクをまだ有すると判断される患者では計10年間の投与も選択できる.

第2章 ■ 女性ホルモンとがん

　閉経後乳がんの術後ホルモン療法として，アロマターゼ阻害薬も多く使用される．術後から5年間用いるupfront use，術後2〜3年間タモキシフェンを内服後，アロマターゼ阻害薬内服に切り替えるswitching use，タモキシフェン5年間内服後にアロマターゼ阻害薬をさらに内服するextended useがある．アロマターゼ阻害薬を含む治療は閉経後ホルモン療法の標準的治療として位置づけられている．

　閉経前乳がんにおける標準的な術後ホルモン療法はタモキシフェン5年間の内服である．2年間のLH-RHアナログの投与はCMF療法と同等の効果とされる．タモキシフェン5年間とタモキシフェン5年間＋卵巣機能抑制（主としてLH-RHアナログ）5年間投与を比較したSOFT試験の結果では，これらの予後改善効果に差がないとされているが，化学療法が必要な再発リスクの患者で，化学療法実施後に血液中エストラジオール値が閉経前レベルであったサブセットでは，タモキシフェン＋卵巣機能抑制の再発抑制効果が有意に示された[7]．

　② 化学療法

　術後化学療法は，基本的には腋窩リンパ節転移陽性症例，腋窩リンパ節転移陰性症例の中での高リスク症例に推奨されている．多剤併用化学療法による再発，死亡の相対リスク減少率はそれぞれ24％，15％であり，年齢別では50歳未満で35％，27％，50〜69歳で20％，11％と，若年者で利益の高い傾向がある[8]．

　術後化学療法のレジメンにおいては，一般的にCMF療法よりもアントラサイクリンを含む併用化学療法が治療成績では優れている．これにタキサンを追加するレジメンはおもに腋窩リンパ節転移陽性症例で検討されている．Luminalサブタイプに対してはTC療法も頻用されている．表3におもな化学療法レジメンを示す．世代が進むにつれ，予後改善効果は増加するが，それに伴い有害事象も強くなるため，治療による利益と有害事象とのバランスも考慮してレジメを選択する必要がある．

　また，術後化学療法のベネフィットを享受できる絶対的な患者割合はどのタイプのがんでも一律ではなく，サブタイプごとの化学療法感受性予測への関心が高まっている．ホルモン受容体陽性例は，陰性例に比べて化学療法感受性が低く，さらに前述したLuminal Bサブタイプでは化学療法による予後改善効果が一定以上期待できるのに対して，Luminal Aではその利益が乏しいと考えられている．保険適用検査ではないが，21遺伝子の発現プロファイル（OncotypeDX®）に基づく再発スコア（recurrence score）がER陽性HER2陰性乳がんの化学療法感受性予測に有用と考えられている．

　③ 分子標的治療（抗HER2療法）

　術後補助療法として，HER2陽性乳がんに対するトラスツズマブの有用性が示さ

れている(**表4**).至適投与期間を決めるためのいくつかの臨床試験が実施されたが,最終的には標準的治療期間は1年間である.化学療法と同時投与の方が逐次投与よりも優れる可能性が示唆されている.

④　術前薬物療法

　アントラサイクリンを含む併用化学療法については,術前療法,術後療法とで患者予後には差がないとされているが,術前療法により乳房温存療法実施率は高くなる.実地臨床ではアントラサイクリンにタキサンを加えた術前化学療法レジメンが

表3　主要な術後化学療法レジメン

・**第1世代薬物療法**
CMF	C：$100\,mg/m^2$,2週内服・2週休薬；　M：$40\,mg/m^2$,F：$600\,mg/m^2$,1週間隔2週連続投与,2週休薬,6サイクル
AC	A：$60\,mg/m^2$,C：$600\,mg/m^2$,3週1回,点滴静注,4サイクル
CAF	C：$500\,mg/m^2$,A：$50\,mg/m^2$,F：$500\,mg/m^2$,3週1回,点滴静注,6サイクル

・**第2世代薬物療法**
FEC	C：$500\,mg/m^2$,E：$100\,mg/m^2$,F：$500\,mg/m^2$,3週1回,点滴静注,6サイクル
AC followed by paclitaxel	A：$60\,mg/m^2$,C：$600\,mg/m^2$,3週1回,点滴静注,4サイクルに引き続き,paclitaxel $175\,mg/m^2$,3週1回,4サイクル
TC	docetaxel：$75\,mg/m^2$,C：$600\,mg/m^2$,3週1回,点滴静注,4サイクル

・**第3世代薬物療法**
TAC	C：$500\,mg/m^2$,A：$50\,mg/m^2$,docetaxel：$75\,mg/m^2$,3週1回,点滴静注,6サイクル
FEC followed by docetaxel*	C：$500\,mg/m^2$,E：$100\,mg/m^2$,F：$500\,mg/m^2$,3週1回,点滴静注,3サイクルに引き続き,docetaxel* $100\,mg/m^2$,3週1回,3サイクル
AC followed by paclitaxel または docetaxel*	A：$60\,mg/m^2$,C：$600\,mg/m^2$,3週1回,点滴静注,4サイクルに引き続き,paclitaxel $80\,mg/m^2$,週1回,12サイクル,または Docetaxel* $100\,mg/m^2$,3週1回,4サイクル

*国内での承認用量は$75\,mg/m^2$

[新臨床腫瘍学—がん薬物療法専門医のために.改訂第4版,日本臨床腫瘍学会（編）,南江堂,東京,2015より引用・改変]

表4　術後トラスツズマブに関するおもな臨床試験

試　験	n	薬物療法	trastuzumab	HR-DFS	HR-OS
NSABP B31/ NCCTG N9831	3,351	AC → paclitaxel	開始時 paclitaxel と併用,1年間	0.48	0.67
HERA	5,102	各種	化学療法終了後,1年間	0.76	0.76
			化学療法終了後,2年間	NS(1年投与群との比較)	NS(1年投与群との比較)
Fin HER	232	vinorelbine または docetaxel → FEC	vinorelbine・docetaxel と併用,9週間	NS	NS
BCIRG006	3,222	AC → docetaxel	開始時 docetaxel と併用,1年間	0.64	0.63
			CBDCA/docetaxel	開始時 CBDCA/docetaxel と併用,1年間	0.75	0.77

[新臨床腫瘍学—がん薬物療法専門医のために.改訂第4版,日本臨床腫瘍学会（編）,南江堂,東京,2015より引用・改変]

第2章 ■ 女性ホルモンとがん

一般的に使用されるが，たとえばタキサンの上乗せにより病理学的完全奏効（patho-logical complete response：pCR）率が高まるものの，無病生存率，全生存率における予後の改善効果はpCR率の増加と同等とはいえない．これは，化学療法の効果にかかわらず予後の良い/悪い患者群が含まれているためと考えられるが，pCRと長期予後の相関がサブタイプによって異なる可能性も含め，依然として議論の多い問題である．

　主として閉経後ホルモン陽性乳がんに対し，術前3～6カ月間，もしくは最大効果発現までの期間におけるアロマターゼ阻害薬の術前ホルモン療法が選択できる．奏功率は50％程度ではあるが，乳房温存率の向上は患者の利益として得られる．術前ホルモン療法によるpCR率は0～数％とごくわずかであり，病理学的効果と予後改善の関連は明確でない．

(2) 再発転移乳がん

　再発転移乳がんの治療は全身的な薬物療法を中心とした集学的治療を行う．再発転移乳がんは薬物療法で治癒する可能性は低く，QOLの改善や症状の緩和を目的として治療を行い，日常生活をできるだけ長く保つことを目標とする．ホルモン受容体陽性乳がんの場合，化学療法に比較し副作用が軽度で長期に継続が可能なホルモン療法を先行し，臨床的にホルモン抵抗性と判断されるまで逐次ホルモン療法を継続していく．広汎な肝転移や肺転移，がん性リンパ管症など，自覚症状を伴う病態や生命に危険が及ぶ状態にある場合（visceral crisis），ホルモン療法抵抗性になった場合には化学療法を使用する．ホルモン受容体陰性乳がんでは化学療法から開始するが，HER2陽性の場合，化学療法と抗HER2療法（トラスツズマブ＋ペルツズマブ）の併用療法を第1選択とする．抗HER2療法はトラスツズマブ，タイケルブ，ペルツズマブ，T-DM1など新規の薬剤が増えてきた．また，ホルモン受容体陽性HER2陽性の場合は，ホルモン療法と抗HER2療法の併用療法も選択可能とされている．

　初回再発時は，その診断を確かにするために，また原発巣と転移巣でのホルモン受容体やHER2の発現状況が異なる場合もあることから，可能な限り転移巣でのホルモン受容体・HER2の発現状況を組織学的に再検査することが望ましい．

① ホルモン療法

　閉経後転移再発乳がんに対する一次ホルモン療法として，第3世代のアロマターゼ阻害薬をタモキシフェンと比較した試験では，レトロゾール，エキセメスタンは優越性，アナストロゾールは非劣性が示されている．これらから一次ホルモン療法としてはアロマターゼ阻害薬が使用されることが多い．

アロマターゼ阻害薬による術後ホルモン療法中または終了後短期間で，もしくは一次ホルモン療法中に増悪した場合の確定的な二次療法薬は決まっていないが，たとえば非ステロイド型アロマターゼ阻害薬（レトロゾール，アナストロゾール）使用後，ステロイド型アロマターゼ阻害薬（エキセメスタン）で20～40％のクリニカルベネフィット率（CR＋PR＋SD ≧ 24 週）が報告されている[3]．フルベストラントはERの分解作用をもつタモキシフェンとは異なる抗エストロゲン剤であり，一次療法や二次療法薬として同様に使用することができる．三次治療としてタモキシフェン，トレミフェン，酢酸メゲステロールなども選択可能である．

閉経前ホルモン受容体陽性転移性乳がんに対しては，LH-RHアゴニスト＋タモキシフェン併用療法が標準とされている．二次ホルモン療法として酢酸メゲステロールあるいはLH-RHアゴニストとアロマターゼ阻害薬の併用療法（保険適応外）が選択にあがる．

② 化学療法

転移性乳がんに対する一次，二次化学療法として，現時点での標準療法はアンスラサイクリン系，タキサン系の薬剤である．S-1 もタキサン系薬剤に生存期間において非劣勢を証明した試験結果により一次療法の選択に入れることができる[3]．アンスラサイクリン，タキサン既治療例において，経口フッ化ピリミジン系（カペシタビン，S-1），エリブリンなどが使用される．この他，三次以降の化学療法としてはゲムシタビン，ビノレルビン，イリノテカンなどが選択される．これらは通常，単剤の逐次療法として実施される．

③ 分子標的治療

HER2陽性再発転移乳がんに対する標準的一次治療はトラスツズマブ，ペルツズマブとタキサンの併用療法である．トラスツズマブに殺細胞抗がん薬であるメイタンシンを結合したT-DM1は，トラスツズマブを含む化学療法実施後の二次治療として推奨される．その他に，トラスツズマブと各種化学療法薬（ビノレルビン，カペシタビン，白金製剤等）の併用，ラパチニブ＋カペシタビンなどが選択される．

腫瘍血管新生阻害薬であるベバシズマブは，これまで大腸がん，非小細胞性肺がんで多く使用されてきたが，乳がんにおいても本邦では2011年よりパクリタキセル＋ベバシズマブ併用化学療法として使用可能になった．蛋白尿や高血圧，鼻出血など，特有の有害事象を有する．

第2章 ■ 女性ホルモンとがん

まとめ

　乳がんは固形がんのなかではとくに集学的治療を必要とするがん腫であり，局所療法（手術，放射線）と薬物療法（化学療法，ホルモン療法，分子標的治療）を適切に組み合わせて治療を進めていく必要がある．それぞれ特有の有害事象や問題があり，それらに対処しつつ，もっとも患者さんにとって適切な治療選択・継続をしていく．

（佐治重衡）

文献

1) 科学的根拠に基づく乳癌診療ガイドライン　2. 疫学・診断編　2015年版，日本乳癌学会(編)，金原出版，東京，2015

2) 臨床・病理　乳癌取扱い規約(第17版)，日本乳癌学会(編)，金原出版，東京，2012

3) 科学的根拠に基づく乳癌診療ガイドライン　1. 治療編　2015年版，日本乳癌学会(編)，金原出版，東京，2015

4) Galimberti V, Cole BF, Zurrida S, et al: Axillary dissection versus no axillary dissection in patients with sentinel-node micrometastases (IBCSG 23-01): a phase 3 randomised controlled trial. Lancet Oncol 14 (4): 297-305, 2013

5) Giuliano AE, Hunt KK, Ballman KV, et al: Axillary dissection vs no axillary dissection in women with invasive breast cancer and sentinel node metastasis: a randomized clinical trial. JAMA 305 (6): 569-575, 2011

6) 乳腺腫瘍学　第2版，日本乳癌学会(編)，金原出版，東京，2016

7) Francis PA, Regan MM, Fleming GF, et al: the SOFT Investigators and the International Breast Cancer Study Group.: Adjuvant Ovarian Suppression in Premenopausal Breast Cancer. N Engl J Med 372 (5): 436-446, 2015

8) Early Breast Cancer Trialists' Collaborative Group (EBCTCG): Comparisons between different poly-chemotherapy regimens for early breast cancer: meta-analyses of long-term outcome among 100000 women in 123 randomised trials. Lancet 379: 432-444, 2012

9) 新臨床腫瘍学—がん薬物療法専門医のために　改訂第4版. 日本臨床腫瘍学会 (編)，南江堂，東京，2015

4 子宮体がん

はじめに

　子宮体がんは，子宮の上部2/3，腹腔側に向かう体部の内腔を覆う子宮内膜から発生するがんである（図1）．子宮体がんは，欧米の女性のがんの中では，4番目に発生頻度が高く[1]，本邦でも，過去には少なかったものの近年増加の一途を辿っている[2]．この背景には，日本人女性のさまざまな生活スタイルの変化があるとされている[3]．

　子宮体がんは，エストロゲン産生腫瘍である卵巣顆粒膜細胞腫や莢膜細胞腫の1割に合併してみられること[4]や更年期障害に対するエストロゲン単独のホルモン補充療法によりかつて多く発生したことから[5,6]，エストロゲン依存性がんとして知ら

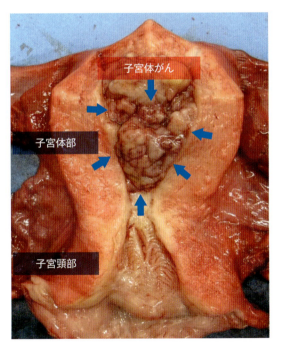

図1　子宮体がんの手術摘出標本
子宮体がんは，子宮上部2/3の体部の内腔を覆う子宮内膜より発生する．
矢印で囲まれている部分ががん腫の病巣．

れるようになった．子宮体がんの中でも，組織学的に「類内膜腺がん」に分類されるものがエストロゲンとの関連性が高いとされ，この組織型は全体の8割以上を占める[7]．しかし，エストロゲンだけに依存して発生するのではなく，拮抗するプロゲステロン（黄体ホルモン）の欠如した内分泌環境が重要であり，最近ではインスリン[8]やプロラクチン[9,10]の関与も示唆されている．

本節では，ホルモンとの関わり合いを中心に，子宮体がんの基礎と臨床の両面からみた内分泌学，病理学ならびに分子生物学的特徴を論じ，その後，治療総論と各論について概略を述べる．

1. 子宮体がんの内分泌学・病理学・分子生物学的特徴

1）内分泌学的特徴

子宮体がんの発生母地である子宮内膜は，卵巣が作り出す性ステロイドホルモンによって周期的調節を受ける．すなわち，卵巣内にある卵胞の発育とともにエストロゲンが産生され，その増殖シグナルを受けて子宮内膜は増殖期へと入る．増殖シグナルは，細胞の核内にあるエストロゲン受容体を介した古典的な genomic pathway の他，その後に見出された細胞膜に存在する G 蛋白質共役受容体である GPR30（GPER-1）を介した non-genomic pathway により調節されている[11〜14]．また，エストロゲン刺激を受けた子宮内膜の間質と腺管上皮がさまざまなサイトカインを発しながら互いに協調して増殖することも明らかにされている[15]（図2）．増殖期を経

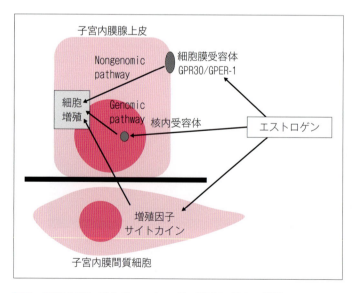

図2　子宮内膜に対するエストロゲン増殖シグナル機構

て，卵巣で排卵が起きると黄体が形成され，同部よりプロゲステロンが産生され，その影響を受け子宮内膜の増殖は止まり分泌期へと向かう．プロゲステロンは，エストロゲン産生に関わる酵素である 17-hydroxysteroid dehydrogenase[16] や estrogen sulfotransferase[17] の酵素活性を抑制し，また，エストロゲン受容体の数を減少させることで[18]，エストロゲンに拮抗する．さらに，プロゲステロンが細胞増殖を直接抑制し細胞死を誘導する働きも有している[19]．したがって，エストロゲンが産生され，プロゲステロンのない状態が維持されると，子宮内膜は増殖を続け前がん病変である子宮内膜増殖症を経てがん化していくものと想定され，これが「unopposed estrogen stimulation；プロゲステロンの拮抗のないエストロゲン刺激」による発がん仮説となっている[20]．

　日本産科婦人科学会が報告している 2011 年度の子宮体がんの年代別の発生頻度では，40 歳代と 50 歳代が全体の 45% を占める[7]．通常，45 歳から 55 歳の間に閉経を迎えて卵巣機能を失うが，その前に無排卵となりプロゲステロンの産生がなくなり，相対的にエストロゲンの比率の高い状態が作り出される．この時期に発症する更年期障害に対するエストロゲン単独のホルモン補充療法は，さらなるエストロゲン過多の内分泌環境が作りだされ，多くの疫学的研究から子宮体がんの発症リスクを高めることが示されている[5,6]．一方で，プロゲステロンの併用によるホルモン補充療法は，この発症リスクを減少させることが明らかにされ[20,21]，前述した unopposed estrogen stimulation による子宮体がんの発がん仮説の論拠となっている．同様に，多嚢胞卵巣症候群[22,23]，あるいは，薬剤性や下垂体腺腫による高プロラクチン血症[9,10] においても，排卵障害を基軸とした unopposed estrogen stimulation の内分泌環境となることで発がんリスクが高まる．乳がんの治療に用いられる選択的エストロゲン受容体調節薬であるタモキシフェンの長期服用によっても同様の内分泌環境が惹起されることがあり，また子宮内膜へのエストロゲン作用も加わることで，発がんリスクが高まる[24]．卵巣の顆粒膜細胞腫や莢膜細胞腫などのエストロゲン産生腫瘍では，高濃度のエストロゲン環境下での子宮体がんの発生がみられるが[4]，閉経前症例では排卵障害を伴いプロゲステロン産生のない状態を作り出していることも発がんに関与している．プロゲステロンによる発がん抑制効果は，未経妊未経産女性[25~27]，すなわち，妊娠によるプロゲステロンの長期曝露を受けない女性に子宮体がんが多く発症することからも理解される．日本における昨今の子宮体がん増加の要因の 1 つとして，少子化つまり妊娠によるプロゲステロン曝露期間の減少が関与しているのかもしれない[3]．

　経妊経産回数の減少とともに，食生活の変化による肥満女性の増加が，近年の子

宮体がんの増加の一因ともなっている[3,28]．肥満女性においては，皮下脂肪組織のアロマターゼ活性によってアンドロゲンからエストロゲンへの変換が生じ，その過多が子宮体がんの発症要因になると考えられている[29]．また，肥満を含む多嚢胞卵巣症候群でみられるようなアンドロゲン自体の過多やインスリン抵抗性との関連も指摘されている[23,29]．最近の研究では，血中インスリン値あるいはインスリン抵抗性（HOMA-IR）の高値がより直接的な子宮体がんの発症リスクとなることも報告されている[30]．また，脂肪細胞から分泌され，脂肪酸の消費やインスリン感受性を高める作用を有するアディポネクチンは，肥満では低値を示し，子宮体がん発症リスクを低下させることが指摘されている[30]．さらに，高プロラクチン血症ではこのアディポネクチンの低下とインスリン抵抗性を高めることが近年報告されているが[31,32]，プロラクチンは前述した排卵障害を介する作用とともに，増殖因子として子宮体がんを含めた種々のがんの発症の直接的要因ともなる可能性が示唆されている[33〜35]．子宮体がんの45%が先に示したように，内分泌学的変動のある40歳代から50歳代に発症する一方で，卵巣機能を消失し年数の経過した60歳代と70歳代の女性に発症する子宮体がんが同等の45%を占めることから[7]，unopposed estrogen stimulationによる仮説だけでは，この発症を説明することができない．今日，閉経後に肥満女性が急増する社会においては，肥満に関連するインスリン，アディポネクチン，さらには，プロラクチンなど，エストロゲン以外のさまざまなホルモン作用がその発症に関連している可能性が考慮される（図3）．さらには，これらのホルモンは独立して作用するのではなく，相互に関連性を有することから，その解析を

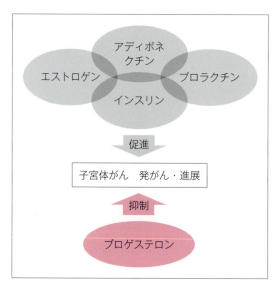

図3　子宮体がんを取り巻く内分泌環境

複雑多岐としている.

2) 病理学的特徴

臨床病理学的にホルモンに依存する子宮体がんを type I, 依存しないものを type II と呼ぶ[36]（表1）.

Type I を代表する類内膜腺がんは子宮体がん全体の8割以上, がん肉腫や肉腫などの特殊な組織型を除くと9割以上を占める[7]. この類内膜腺がんは, 分化度の高いものから順に, Grade 1（G1）, Grade 2（G2）, Grade 3（G3）の3つに分けられ, 高分化型である G1 の頻度がもっとも高い. Type I では, 子宮体部筋層浸潤は浅く, リンパ節転移の頻度が低い傾向にあり, 予後は比較的良好である. 組織学的に, 前がん病変である子宮内膜増殖症を合併することが多く, 複雑型子宮内膜異型増殖症の3割が類内膜腺がんへ移行することが示されている. また, 免疫組織学的に, 類内膜腺がん G1 ではエストロゲン受容体やプロゲステロン受容体の発現が強くみられ, 分化度が低い類内膜腺がん G3 ではこれらの発現が弱い[36].

一方, type II では漿液性腺がんや明細胞腺がんをその組織型とし, 両者を併せて1割以下の低い占有率である[7]. Type II は, type I と比較して閉経後長期を経た高齢者に多く, 組織学的に低分化型で, 子宮体部筋層浸潤が深く, リンパ節転移も高率である. また, 腹腔内へ広範囲に播種をきたす場合もある. これらのことより, その予後はきわめて不良である. Type II を代表とする漿液性腺がんは閉経後の萎縮子宮内膜から *de novo* に発生し, 組織学的に子宮内膜上皮内がん（endometrial intraepithelial carcinoma：EIC）との共存がみられることがあり, EIC を発がんのもっとも初期段階とする考えが示されている[36,37]. また, 明細胞腺がんは, まれな

表1　子宮体がんの2つの type からみた臨床病理学的特徴

	Type I	Type II
エストロゲン依存性の有無	+	−
閉経との関連性	閉経前後	閉経後長期を経て
子宮内膜増殖症の合併	+	−
子宮内膜上皮内がん EIC の有無	−	+
組織分化度	高分化型	低分化型
筋層浸潤の程度	浅い	深い
組織型	類内膜腺がん	漿液性腺がん, 明細胞腺がん
予後	良好	不良

EIC：endometrial intraepithelial carcinoma
[Ellenson LH, et al: Endometrial carcinoma. Blaustein's pathology of the female genital tract, Sixth ed. Kurman RJ. Ellenson LH, Ronnett BM(eds.). Springer-Verlag, New York, 394-452, 2011 より引用, 一部改変]

第2章■女性ホルモンとがん

組織型であり，その初期段階は捉えられていないのが現状である．免疫組織学的には，漿液性腺がんと明細胞腺がんにおけるエストロゲン受容体やプロゲステロン受容体の発現は減弱ないし消失している．こうしたことからホルモン非依存性がんと呼ばれる所以となっている[36]．

3) 分子生物学的特徴

　Type I ならびに type II では，分子レベルでの特徴の違いが明らかにされている[38]．Type I にみられる分子生物学的異常の1つに，ミスマッチ修復機構の破綻がある．ヒトの遺伝子には，単純な塩基配列の反復によって多型性に富むマイクロサテライト領域が約10万カ所みられる．1993年，散発性の大腸がん，続いて遺伝性非ポリポーシス大腸がん（hereditary nonpolyposis colorectal cancer：HNPCC）の家系に発生した腫瘍において，この繰り返し回数が著しく変化していることが指摘され，以来これは microsatellite instability（MI）陽性と呼ばれている[39]．通常，ミスマッチ修復蛋白がこの DNA の複製エラーを感知し，正しい配列に修復する[40]．hMLH1，hMSH2，hPMS2，hMSH2，hMSH6 などがミスマッチ修復蛋白として知られ，これらをコードする遺伝子がミスマッチ修復遺伝子である．これらの遺伝子に異常が生じればミスマッチ修復機構が正しく機能せず，MI 陽性になるとともに種々の遺伝子に欠失や挿入による変異が蓄積されることになる．HNPCC ではミスマッチ修復遺伝子の先天的な変異があり，その修復機構の低下によってさまざまな遺伝子に変異が蓄積する結果，大腸がんが発生する[39]．HNPCC はリンチ症候群ともいわれ，がんが多発する家系において子宮体がんが大腸がん以外でもっとも高頻度に発生する．散発性の子宮体がんにおいても，ミスマッチ修復機構の破綻によるMI 陽性例が20％に認められる[41]．これらの遺伝子の不活化には，変異の他，プロモータのメチル化というエピジェネティックな機序が深く関わることが明らかとなっている[42,43]．

　このミスマッチ修復機構を担う hMSH2 蛋白が核内エストロゲン受容体と結合し，この修復機構の活性を高めることが近年示されている[44]．すなわち，エストロゲンは細胞増殖を高める一方で，その際の複製エラーによる変異発生のリスクを軽減させる．ところが，ミスマッチ修復機構に関わる遺伝子が先天的な異常を有している場合には，エストロゲン刺激によって分裂を繰り返す細胞に種々の遺伝子変異が修復されずに蓄積されることになる．

　また，エストロゲンの代謝産物であるカテコールエストロゲン，とくにそのキノン体が DNA に作用し遺伝子変異を生じさせることが知られている[45]．かつて頻用されたエストロゲン単独補充療法では，妊馬尿より精製された結合型エストロゲン

が用いられている．これはエストロゲンの代謝産物を多く含有し，より多くキノン体へと変換される[46]．このキノン体は活性酸素作用により，直接的に遺伝子変異を形成するだけではなく，先のミスマッチ修復機構の機能障害をも惹起することが最近示されている[47]．カテコールエストロゲンは，カテコール-O-メチル基転移酵素（COMT）によってメチル化されることで，キノン体とはならずに発がん性のないメトキシ体へと変換される．そして，このCOMTの発現を高めるのがプロゲステロンである[48]．すなわち，プロゲステロンは，エストロゲン代謝産物による直接的な遺伝子変異形成と修復機構の機能低下を介する変異発生の両者を防御する作用も有しているといえる（図4）．

卵巣機能の低下によってもたらされる低エストロゲン環境では，hMSH2蛋白に結合するエストロゲン受容体の減少にともなって，ミスマッチ修復機構の機能低下が惹起される[44]．現代の女性においては，生活習慣の変化も加わりメタボリック症候群が閉経後に急増している．子宮内膜腺細胞が，インスリン刺激などエストロゲン受容体を介さない細胞増殖刺激を受けた際には，修復機構の機能低下の中で細胞分裂が繰り返されることになり，DNAの複製エラーによる遺伝子変異が蓄積する危険性が考慮される．

繰り返し配列を多く有するがん抑制遺伝子 *PTEN* は，MI陽性例の子宮体がんの80％以上に変異が認められる．MI陰性例にもこの変異がみられることから，子宮体がんに関連する遺伝子異常としてもっとも頻度が高く，全体の50％に確認されている[49]．この変異は前がん病変である子宮内膜増殖症においても20〜30％に認められ[50,51]，発がん過程の早期から関与している．この遺伝子は，家族性に子宮内膜，甲状腺，乳腺などに良性や悪性の腫瘍を引き起こすCowden病の原因遺伝子であることも示されている[52]．*PTEN* の遺伝子産物のPten蛋白は，Phosphoinositide 3-kinase（PI3K）に拮抗して作用することから，*PTEN* に変異が生じ，その機能が喪失すると，下流にあるがん原遺伝子として知られるAktを活性化する．それにより，アポトーシスが回避され，細胞は増殖を続けると考えられている[53]．このPI3K/Akt経路は，細胞膜にあるインスリン受容体やエストロゲンと結合するGPR30など，さまざまなホルモン受容体であるG蛋白関連受容体の下流に位置するシグナル伝達経路である．

PTEN 遺伝子改変マウスを用いた基礎的研究において，ヒトと同様な子宮内膜増殖症や子宮体がんの発症が確認されている[54]．子宮内膜腺上皮に特異的に *PTEN* 遺伝子に変異をもつマウスにエストロゲンを投与したところがん腫はみられず，逆に，卵巣の摘出によりがん腫の形成が観察されている[55]．これは，もはや遺伝子変異が

第2章 ■ 女性ホルモンとがん

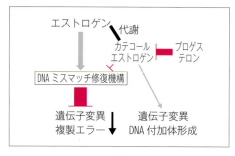

a

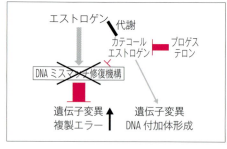

b

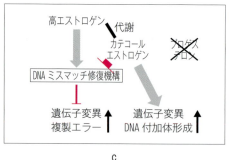

c

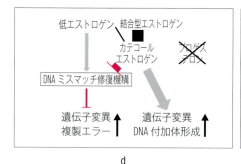

d

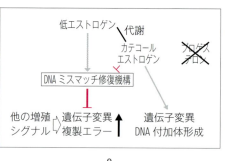

e

図4 エストロゲンによる変異発生機序

a：正常の内分泌環境にある子宮内膜では，エストロゲンはミスマッチ修復機構とともに，遺伝子変異の発生を抑制するように作用し，また，プロゲステロンはエストロゲン代謝産物で変異原性を有するカテコールエストロゲンへの変換を抑えている．

b：DNAミスマッチ修復機構の機能障害をきたした場合には，エストロゲンによる増殖刺激により分裂を繰り返す細胞に複製エラーによる遺伝子変異を生じさせる．

c：プロゲステロンの産生がない場合には，エストロゲンの代謝産物であるカテコールエストロゲンが増加し，DNAミスマッチ修復機構を抑制するとともに，カテコールエストロゲン自体が有する変異原性により，エストロゲンによって増殖していく細胞に遺伝子変異を発生させる．

d：卵巣機能の低下により，エストロゲンとプロゲステロンの産生が低下すると，まず，低エストロゲンはDNAミスマッチ修復機構の活性化を下げ，プロゲステロンのない状態では，カテコールエストロゲンの増加が見込まれることから，遺伝子変異を発生させる．

e：dの状態に加えて，他の細胞分裂を促進する因子が加わると，低エストロゲン環境でDNAミスマッチ修復機構の機能低下の中に細胞分裂が繰り返され，より高率に遺伝子変異の発生をきたす．

生じている子宮内膜においては，エストロゲンはがん腫の形成と進展に影響をしないことを意味する．エストロゲンは主たる genomic pathway 以外に，種々のシグナル伝達系を介する non-genomic pathway が存在し[12]，Pten の関与する PI3K/Akt 経路は後者の一部を担うに過ぎない（図 5a）．エストロゲンの genomic pathway による刺激は，*PTEN* 遺伝子に変異が生じても，変異を有さない周囲の正常細胞の増殖速度を凌駕しないのかもしれない．逆に，卵巣摘出により，エストロゲン刺激がなくなると周囲の正常細胞の増殖が止まっていくなか，*PTEN* 遺伝子に変異を有し，Pten が機能しない細胞のみが PI3K/Akt 経路の活性化による増殖が優位となって自律増殖する結果，がん腫が生じると考えられる（図 5b）．この動物実験の結果は，ヒトにおける子宮体がんの多くが卵巣機能の低下していくなかで発生することを支持する[55]．とくに，肥満などのインスリン高環境をともなう場合においては，Pten 失活による抑制制御を失った PI3K/Akt 経路を介し，増殖が加速される可能性が考えられる．

　これまで述べてきた type I 子宮体がんの発がんメカニズムに加え，*K-ras*, *CTNNB1*（β-catenin をコード），*ARID1A*，さらには noncoding RNA である microRNA の関与が分子レベルで報告されている[56]（図 6）．*K-ras* 遺伝子は G 蛋白をコードする *ras* 遺伝子群に属している．子宮体がんの *K-ras* 遺伝子の変異は 1990 年に Enomoto らによって最初に報告され，その後の研究によって 10〜30% の頻度であることが確認されている[57,58]．また，複雑型子宮内膜異型増殖症では 5〜20% の頻度で変異が報告されている[59]．*K-ras* の変異が，エストロゲン受容体の活性化を高め，エストロゲンによる細胞増殖能を高めることも報告されている[60]．*CTNNB1* 遺伝子の変異は，子宮体がんの 13〜45% に認められている[61]．その蛋白である β-catenin は E-cadherin 接着装置に関与すると同時に，細胞の増殖と分化を制御する細胞内シグナル経路である Wnt シグナル経路の一役を担う．エストロゲンはこの Wnt/β-catenin の増殖シグナルを高め，プロゲステロンがこれを抑制することも報告されている[62]．染色体のリモデリングにより種々の遺伝子の発現を調節する *ARID1A* 遺伝子は，最近になって卵巣の類内膜腺がんや明細胞腺がんで高い頻度の変異が報告され，子宮体がんの類内膜腺がんにおいてもこの変異ならびに発現の欠失がみられている[63]．この変異が解析された胃がんや大腸がんで MI 陽性に多くみられることから[64]，*PTEN* と同様な機序で変異が生じている可能性が推察されるが，子宮体がんではまだ詳細な検討はされていない．また，蛋白の発現を抑制的に制御する microRNA（miRNA）がさまざまながんにおける発がん機構に関与していることが明らかにされつつある．子宮体がんにおいても，miR-200 family の miRNA の発現が

認められており[65]，ホルモンとの関連も示されており[66]，現在，その詳細な解析が進められている．

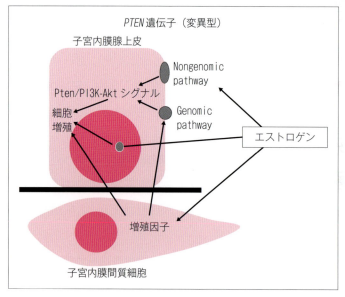

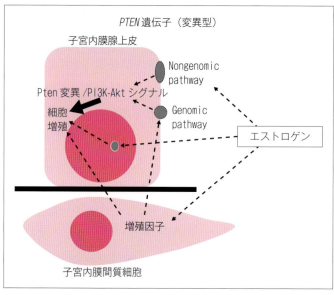

図5　変異型 PTEN 遺伝子を有する子宮内膜

a：エストロゲン刺激下
　PI3K/Akt 経路以外の他のさまざまな増殖シグナルによって増殖する．
b：エストロゲン非刺激下
　Pten 失活の PI3K/Akt 経路のみが活性化した自律的なシグナル作用により，細胞は増殖へと向かう．

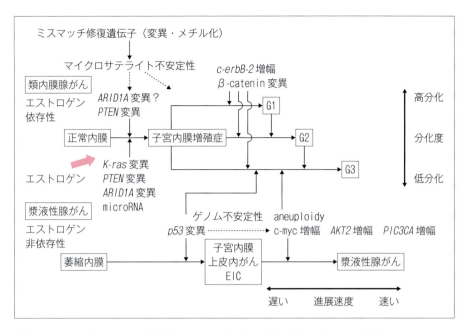

図6 子宮体がんにおける代表的な類内膜腺がんと漿液性腺がんの比較検討

ホルモンとの関連のないtype IIのがん化に至る過程は，分子生物学的に$p53$遺伝子変異とそれによってもたらされるゲノム不安定性が種々の遺伝子異常の蓄積を惹起しがん化が進展していくと考えられている．漿液性腺がんの初期病変[67]から生じる$p53$遺伝子の変異ならびにLOHによりp53蛋白の機能が失われることで，染色体不安定性をきたし，染色体のaneuploidyや遺伝子増幅が惹起される[68]．その結果として，ゲノムの異常を蓄積していくことで浸潤・転移能を獲得し，さらに進展していくものと考えられる．漿液性腺がんでは，類内膜腺がんでみられるMIは認められず[69]，$PTEN$遺伝子の変異も同定されていない[49]．また，K-ras遺伝子の変異の頻度も少なく，ホルモン依存性を示す類内膜腺がんと明らかな差異が存在する[68]（図6）．

2. 子宮体がんの治療

1）治療総論

子宮体がんは，不正性器出血を契機に発見されることが多い．子宮内腔からの出血がみられる場合や経腟超音波断層法で子宮内膜の肥厚がみられる場合には，子宮内膜細胞診さらには組織診が施行される[70]．病理組織学的に子宮体がんと診断された場合には，骨盤MRIならびに全身CTスキャンで病巣の広がりが検索される．子

第2章 ■ 女性ホルモンとがん

表2　子宮体がん手術進行期分類（日産婦 2011，FIGO 2008）

Ⅰ期　がんが子宮体部に限局するもの
ⅠA期：がんが子宮筋層 1/2 未満のもの
ⅠB期：がんが子宮筋層 1/2 以上のもの
Ⅱ期　がんが頸部間質に浸潤するが，子宮をこえていないもの*
Ⅲ期　がんが子宮外に広がるが，小骨盤腔をこえていないもの，または所属リンパ節へ広がるもの
ⅢA期：子宮漿膜ならびに/あるいは付属器を侵すもの
ⅢB期：腟ならびに/あるいは子宮傍組織へ広がるもの
ⅢC期：骨盤リンパ節ならびに/あるいは傍大動脈リンパ節転移のあるもの
ⅢC1期：骨盤リンパ節転移陽性のもの
ⅢC2期：骨盤リンパ節への転移の有無にかかわらず，傍大動脈リンパ節転移陽性のもの
Ⅳ期　がんが小骨盤腔をこえているか，明らかに膀胱ならびに/あるいは腸粘膜を侵すもの，ならびに/あるいは遠隔転移のあるもの
ⅣA期：膀胱ならびに/あるいは腸粘膜浸潤のあるもの
ⅣB期：腹腔内ならびに/あるいは鼠径リンパ節転移を含む遠隔転移のあるもの

*頸管腺浸潤のみはⅡ期ではなくⅠ期とする.
［子宮体癌取扱い規約　第3版, 日本産科婦人科学会・日本病理学会・日本医学放射線学会・日本放射線腫瘍学会（編）, 東京, 金原出版, 2014, p4, a. 手術進行期分類（日産婦 2011, FIGO 2008）より引用］

宮体がんは，病巣が子宮内に留まるⅠ期やⅡ期といった症例が比較的多く[7]，このような症例では手術療法が主たる治療となる[71]（**表2**）. 病理組織学的検索にてハイリスクの子宮体がんと判断された場合には，術後，放射線治療や抗がん化学療法が追加される. がんの病巣が子宮外に及ぶⅢ期やⅣ期症例においても，子宮摘出術と腫瘍減量術が望ましいと考えられており，これに放射線療法や化学療法などを加えた集学的な治療が行われる[72]（**表2**）. また，若年者で妊孕能温存を希望する早期がん症例をおもな対象として高用量黄体ホルモン療法が用いられることがある[71].

2）手術療法

　本邦では，子宮体がんの病巣の広がりに応じて開腹下で手術が行われるのが一般的である. 病巣が子宮体部に限局する場合には，子宮全摘出術が基本術式となる. 子宮内膜に限局し，子宮筋層への浸潤がないかもしくはごくわずかであれば，子宮支持装置と腟管を子宮付着部の近くで切断して，子宮頸部を完全に摘出するために腟壁を一部含めて切除する単純子宮全摘出術が行われる. 子宮筋層に明らかに浸潤がある場合には，より腟壁を長く切除する拡大単純子宮全摘出術もしくは膀胱子宮靱帯前層を分離・切断して尿管を側方に避け，前子宮支帯と腟壁を子宮頸部からできるだけ離して子宮を摘出する準広汎子宮全摘出術が施行される. 後者は基靱帯も一部含めて切除することができる術式である. 子宮頸部に浸潤が及ぶ場合には，その程度に応じて，準広汎もしくは広汎子宮全摘出術が行われる. 広汎子宮全摘出術では，基靱帯を骨盤壁近くで切断，膀胱子宮靱帯前層を分離切断，尿管を剝離し側

方に圧排して後層を分離切断，仙骨子宮靱帯および直腸腟靱帯を切断した後に，腟傍結合織および腟壁の一部を十分に摘出する術式である．子宮体がんは，卵巣への転移もしくは異時性重複がんとして卵巣がんの発生をきたす頻度が高いために，原則として，両側卵巣の摘出術が行われることが多い．骨盤ならびに傍大動脈リンパ節郭清術は正確な臨床進行期決定を可能とするものであるが，治療的意義は意見の分かれるところである[71]．しかし，近年，傍大動脈リンパ節郭清術により予後の改善がみられたという報告もみられている[72]．

　子宮体がん手術は開腹で行われるのが一般的であったが，近年では早期において腹腔鏡を用いた手術件数が増加し，開腹手術と比較して入院期間の短縮が図られるうえ，治療成績に有意な差がないことが報告されている[73]．さらには，ダビンチを用いたロボット手術による良好な手術成績も報告されており[74]，本邦でも多くの施設で導入が進められ，今後，早期の子宮体がんの手術は，開腹手術から腹腔鏡やロボット手術へと移行していくものと推察される．

3）放射線治療・化学療法

　子宮体がんは手術療法が基本であり，術後に再発リスクの程度に応じて放射線治療や抗がん化学療法が追加される．欧米では放射線治療が選択されることが多く，本邦でもかつては全骨盤外部照射が主体であったが，近年では抗がん化学療法を追加することが多くなっている．さまざまなランダム化比較臨床試験によって，再発リスクを低，中，高の3段階に分類し，中・高リスクの症例においては，抗がん化学療法が行われるようになってきた．これまでに，米国の放射線治療との比較臨床試験よりエビデンスが得られた化学療法のレジメンとして，アドリアマイシン（60 mg/m^2，許容限界：420 mg/m^2）とシスプラチン（50 mg/m^2）を組み合わせたAP療法がある．現在，日本ではJGOG2043によって，先のAP療法（3週間毎；7コース）とパクリタキセル（180 mg/m^2）とカルボプラチン（AUC＝6）を組み合わせたTC療法（3週間毎；7コース），ドセタキセル（70 mg/m^2）とシスプラチン（60 mg/m^2）を組み合わせたDP療法（3週間毎；7コース）によるランダム化比較試験の登録が終了し，その解析結果が待たれている[71]．わが国における実臨床においては，卵巣がん治療で汎用されているTC療法がAP療法に比較して副作用も少ないことから選択されることが多いのも現状である．

　進行症例や再発症例においては，個々の症例に応じ，手術療法，放射線治療や抗がん化学療法をさまざまに組み合わせた集学的治療が行われる．

4）ホルモン療法

　子宮体がんの治療の基本は外科的治療であるが，子宮摘出に伴って妊孕能が失わ

第2章 ■ 女性ホルモンとがん

れる．挙児希望を有する若年女性においては，子宮を温存するための代替治療として，高用量黄体ホルモン療法がある．高用量黄体ホルモン療法は，酢酸メドロキシプロゲステロン（medoxyprogesterone acetate：MPA）［商品名：ヒスロン H 錠，プロゲストン錠200：主成分 MPA 200 mg/1 錠］を，通常，1回1錠，1日2〜3回，計400〜600 mg（1日600 mgとして使用されることが多い）の内服として，6カ月間を目処に投薬される．根治的な治療法ではなく，さらに再発をきたすことも少なくないことから限定的な治療となる．すなわち，子宮内膜に限局し，高分化型類内膜腺がんでプロゲステロン受容体を発現している症例で，治療の内容に十分な理解を示し，定期的な経過観察が可能な場合に限定される[71]．

　この治療の適応は，上述のように子宮内膜に病巣が限定することが基本となるが，子宮体がんにおいてこれを確認するためには，骨盤 MRI が施行される．しかし，子宮筋腫や子宮腺筋症を伴う場合には，過小評価される場合があり，注意を要する．定期的な子宮内膜細胞診や子宮内膜組織診に加え，子宮鏡で病巣の評価を行うことが肝要である．高用量黄体ホルモン療法でも病巣の増悪傾向があれば，ただちに手術療法に切り替える必要がある．また，高用量黄体ホルモン療法には，食欲を高める作用があるために体重増加をきたす症例が多い．子宮体がん症例には肥満が多いために，十分な食事指導の中に行う必要がある．また，血栓症のリスクもあるために，これらの症状に留意するとともに凝固系の検査も併用していくことが望ましい．さらには，血栓症のリスクが高い症例においては，抗凝固薬の併用も考慮される．

おわりに

　子宮体がんは，古くよりエストロゲン依存性がんとして知られてきた．しかし，エストロゲンが子宮体がんの発がんならびに進展にどのように関わるかは，依然として不明な点が多く残されている．しかし，これまでの基礎的な研究を含めて，エストロゲンが発がんから進展のすべての過程で関わるのではなくて，おそらく発がん初期にもっとも関与している可能性が多く示されてきている．今後，進展過程におけるさまざまなホルモンとの関与を明確にしていくことで，新規のホルモン療法への道を開拓していく必要がある．また，子宮体がんの治療においては，両側卵巣の摘出を含む術式が基本となるために，月経周期を有する症例では術後に卵巣欠落症状に悩まされることが多い．このような場合にはホルモン補充療法が勧められるが，エストロゲン依存性がんであることから，再発リスクが高まることが危惧され，この補充療法が敬遠される傾向にある．しかし，これまでの後方視的検討[75〜77]や前

方視的ランダム化試験[78]では，エストロゲンの補充療法が再発のリスクを高めたという事実は存在しない．今後，さらなる基礎的検証と臨床試験によって，子宮体がん加療後の生活の質を考慮に入れた管理方法を検討していく必要もある．

（田代浩徳，片渕秀隆）

文献

1) Wright JD, Barrena Medel NI, Sehouli J, et al: Contemporary management of endometrial cancer. Lancet 379: 1352-1360, 2012
2) 嘉山孝正，「がんの統計」編集委員会：部位別がん死亡数．がんの統計 '11．2011．URL http://ganjoho.jp/public/statistics/backnumber/2011_jp.html.
3) 片渕秀隆，岡村　均：妊娠・分娩，性生活の変化は婦人科腫瘍の発生を変える．医学のあゆみ　190：779-788 1999
4) Aboud E: A review of granulosa cell tumours and thecomas of the ovary. Arch Gynecol Obstet 259: 161-165, 1997
5) Smith DC, Prentice R, Thompson DJ, et al: Association of exogenous estrogen and endometrial carcinoma. N Engl J Med 293: 1164-1167, 1975
6) Ziel HK, Finkle WD: Increased risk of endometrial carcinoma among users of conjugated estrogens. N Engl J Med 293: 1167-1170, 1975
7) 青木陽一：婦人科腫瘍委員会報告　2011 年度患者年報．日産婦誌　64：2354-2365，2012
8) Friedenreich CM, Langley AR, Speidel TP, et al: Case-control study of markers of insulin resistance and endometrial cancer risk. Endocr Relat Cancer 19: 785-792, 2012
9) Levina VV, Nolen B, Su Y, Godwin AK, et al: Biological significance of prolactin in gynecologic cancers. Cancer Res 69: 5226-5233, 2009
10) 齋藤文誉，田代浩徳，松尾勇児，他：若年発症子宮内膜癌の病態におけるプロラクチンの臨床的意義．日婦腫瘍会誌　29：667-703，2011
11) Gielen SC, Santegoets LA, Kühne LC, et al: Genomic and nongenomic effects of estrogen signaling in human endometrial cells: involvement of the growth factor receptor signaling downstream AKT pathway. Reprod Sci 14: 646-654, 2007
12) Björnström L, Sjöberg M: Mechanisms of estrogen receptor signaling: convergence of genomic and nongenomic actions on target genes. Mol Endocrinol 19: 833-842, 2005
13) Prossnitz ER, Arterburn JB, Sklar LA: GPR30: A G protein-coupled receptor for estrogen. Mol Cell Endocrinol 265-266: 138-142, 2007
14) Filardo EJ, Thomas P: Minireview: G protein-coupled estrogen receptor-1, GPER-1: its mechanism of action and role in female reproductive cancer, renal and vascular physiology. Endocrinology 153: 2953-2962, 2012
15) Cooke PS, Buchanan DL, Young P, et al: Stromal estrogen receptors mediate mitogenic effects of estradiol on uterine epithelium. Proc Natl Acad Sci U S A 94: 6535-6340, 1997
16) Clarke CL, Adams JB, Wren BG: Induction of estrogen sulfotransferase in the human endometrium by progesterone in organ culture. J Clin Endocrinol Metab 55: 70-75, 1982
17) Kitawaki J, Yamamoto T, Okada H: Induction of estradiol dehydro- genase activity in human uterine endometrium by synthetic steroids. J Endocrinol Investig 11: 351-354, 1988
18) Okulicz WC, Balsamo M, Tast J: Progesterone regulation of endometrial estrogen receptor and cell proliferation during the late proliferative and secretory phase in artificial menstrual cycles in the rhesus monkey. Biol Reprod 49: 24-32, 1993
19) Ward EC, Hoekstra AV, Blok LJ, et al: The regulation and function of the forkhead transcription factor, Forkhead box O1, is dependent on the progesterone receptor in endometrial carcinoma. Endocrinology 149: 1942-1950, 2008
20) Gambrell RD Jr: Estrogens, progestogens and endometrial cancer. J Reprod Med 18: 301-306, 1977
21) Voigt LF, Weiss NS, Chu J, et al: Progestagen supplementation of exogenous oestrogens and risk of endometrial cancer. Lancet 338: 274-277, 1991

第 2 章 ■ 女性ホルモンとがん

22) Speert H: Carcinoma of the endometrium in young women. Surg Gynecol Obstet 88: 332-336, 1949
23) Dockerty MB, Jackson RL: The Stein-Leventhal syndrome: analysis of 43 cases with special reference to association with endometrial carcinoma. Am J Obstet Gynecol 73: 161-173, 1957
24) Fisher B, Costantino JP, Wickerham DL, et al: Tamoxifen for the prevention of breast cancer: current status of the National Surgical Adjuvant Breast and Bowel Project P-1 study. J Natl Cancer Inst 97: 1652-1662, 2005
25) MacMahon B: Risk factors for endometrial cancer. Gynecol Oncol 2: 122-129, 1974
26) Parazzini F, La Vecchia C, Negri E, et al: Reproductive factors and risk of endometrial cancer. Am J Obstet Gynecol 164: 522-527, 1991
27) Brinton LA, Berman ML, Mortel R, et al: Reproductive, menstrual, and medical risk factors for endometrial cancer: results from a case-control study. Am J Obstet Gynecol 167: 1317-1325, 1992
28) 齋藤文誉, 岡村佳則, 新田 愼, 他：BMI35 以上の高度肥満女性における子宮体癌の臨床病理学的検討. 産婦治療 90：464-468, 2005
29) Kaaks R, Lukanova A, Kurzer MS: Obesity, endogenous hormones, and endometrial cancer risk: a synthetic review. Cancer Epidemiol Biomarkers Prev 11: 1531-1543, 2002
30) Friedenreich CM, Langley AR, Speidel TP, et al: Case-control study of markers of insulin resistance and endometrial cancer risk. Endocr Relat Cancer 19: 785-792, 2012
31) de Assunção Alves Rodrigues LF, Campos SM, Miranda PA, et al: Prolactinoma: a condition associated with hypoadiponectinemia. Horm Metab Res 44: 832-838, 2012
32) Berinder K, Nyström T, Höybye C, et al: Insulin sensitivity and lipid profile in prolactinoma patients before and after normalization of prolactin by dopamine agonist therapy. Pituitary 14: 199-207, 2011
33) Clevenger CV: Role of prolactin / prolactin receptor signaling in human breast cancer. Breast Dis 18: 75-86, 2003
34) Dagvadorj A, Collins S, Jomain JB, et al: Autocrine prolactin promotes prostate cancer cell growth via Janus kinase-2-signal transducer and activator of transcription-5a/b signaling pathway. Endocrinology. 2007; 148: 3089-3101
35) Smirnova OV, Ostroukhova TY, Bogorad RL. JAK-STAT pathway in carcinogenesis: is it relevant to cholangiocarcinoma progression? World J Gastroenterol 13: 6478-6491, 2007
36) Ellenson LH, Ronnett BM, Soslow RA, et al: Endometrial carcinoma. Blaustein's Pathology of the Female Genital Tract. Sixth ed. (eds. by Kurman RJ. Ellenson LH, Ronnett BM) Springer-Verlag, New York, 394-452, 2011
37) Tashiro H, Isacson C, Levine R, et al: p53 gene mutations are common in uterine serous carcinoma and occur early in their pathogenesis. Am J Pathol 150: 177-185, 1997
38) 田代浩徳, 片渕秀隆, 岡村 均：子宮体癌の組織分類からみた遺伝子異常の解析. 日婦腫瘍会誌 22：97-103, 2004
39) Vogelstein B, Fearon ER, Hamilton SR, et al: Genetic alterations during colorectal-tumor development. N Engl J Med 319: 525-532, 1988
40) 片渕秀隆, 田代浩徳：分子生物学 内膜癌の分子生物学. 子宮腫瘍病理アトラス, (石倉浩, 本山悌一, 森谷卓也, 手島伸一／編), 文光堂, 東京, 62-69, 2007
41) Katabuchi H, van Rees B, Lambers AR, et al: Mutations in DNA mismatch repair genes are not responsible for microsatellite instability in most sporadic endometrial carcinomas. Cancer Res 55: 5556-5560, 1995
42) Esteller M, Levine R, Baylin SB, et al: MLH1 promotor hypermethylation is associated with the microsatellite instability phenotype in sporadic endometrial carcinomas. Oncogene 17: 2413-2417, 1998
43) Kanaya T, Kyo S, Maida Y, et al: Frequent hypermethylation of MLH1 promoter in normal endometrium of patients with endometrial cancers. Oncogene 22: 2352-2360, 2003
44) Ferreira AM, Westers H, Albergaria A, et al: Estrogens, MSI and Lynch syndrome-associated tumors. Biochim Biophys Acta 1796: 194-200, 2009
45) Yager JD: Endogenous estrogens as carcinogens through metabolic activation. J Natl Cancer Inst Monogr 27: 67-73, 2000
46) Shen L, Pisha E, Huang Z, et al: Bioreductive activation of catechol estrogen-ortho-quinones: aromatization of the B ring in 4-hydroxyequilenin markedly alters quinoid formation and reactivity. Carcinogenesis 18: 1093-1101, 1997
47) Salama SA, Kamel M, Awad M, et al: Catecholestrogens induce oxidative stress and malignant transformation in human endometrial glandular cells: protective effect of catechol-O-methyltransferase. Int J Cancer 123: 1246-1254, 2008

48) Salih SM, Salama SA, Jamaluddin M, et al: Progesterone-mediated regulation of catechol-O-methyl transferase expression in endometrial cancer cells. Reprod Sci 15: 210-220, 2008

49) Tashiro H, Blazes MS, Wu R, et al: Mutations in PTEN are frequent in endometrial carcinoma but rare in other common gynecological malignancies. Cancer Res 57: 3935-3940, 1997

50) Levine RL, Cargile CB, Blazes MS, et al: PTEN mutations and microsatellite instability in complex atypical hyperplasia, a precursor lesion to uterine endometrioid carcinoma. Cancer Res 58: 3254-3258, 1998

51) Maxwell GL, Risinger JI, Gumbs C, et al: Mutation of the PTEN tumor suppressor gene in endometrial hyperplasias. Cancer Res 58: 2500-2503, 1998

52) Liaw D, Marsh DJ, Li J, et al: Germline mutations of the PTEN gene in Cowden disease, an inherited breast and thyroid cancer syndrome. Nature Genet 16: 64-67, 1997

53) Di Cristofano A, Pandolfi PP: The multiple roles of PTEN in tumor suppression. Cell 100: 387-390, 2000

54) Begum M, Tashiro H, Katabuchi H, et al: Neonatal estrogenic exposure suppresses PTEN-related endometrial carcinogenesis in recombinant mice. Lab Invest 86: 286-296, 2006

55) Saito F, Tashiro H, To Y, et al: Mutual contribution of Pten and estrogen to endometrial carcinogenesis in a PtenloxP/loxP mouse model. Int J Gynecol Cancer 21: 1343-1349, 2011

56) O'Hara AJ, Bell DW: The genomics and genetics of endometrial cancer. Adv Genomics Genet 2012: 33-47, 2012

57) Enomoto T, Inoue M, Perantoni AO, et al: K-ras activation in premalignant and malignant epithelial lesions of the human uterus. Cancer Res 51: 5308-5314, 1991

58) Lax SF, Kendall B, Tashiro H, et al: The frequency of p53, K-ras mutations, and microsatellite instability differs in uterine endometrioid and serous carcinoma: evidence of distinct molecular genetic pathways. Cancer 88: 814-824, 2000

59) Mutter GL, Wada H, Faquin WC, et al: K-ras mutations appear in the premalignant phase of both microsatellite stable and unstable endometrial carcinogenesis. Mol Pathol 52: 257-262, 1999

60) Kato K, Horiuchi S, Terao Y, et al: Relevance of ER to the Development of Endometrial Hyperplasia and Adenocarcinoma. Breast Cancer 6: 312-319, 1999

61) Fukuchi T, Sakamoto M, Tsuda H, et al: β-catenin mutation in carcinoma of the uterine endometrium. Cancer Res 58: 3526-3528, 1998

62) Wang Y, van der Zee M, Fodde R, et al: Wnt/ B -catenin and sex hormone signaling in endometrial homeostasis and cancer. Mol Cell Endocrinol 358: 176-184, 2012

63) Guan B, Mao TL, Panuganti PK, et al: Mutation and loss of expression of ARID1A in uterine low-grade endometrioid carcinoma. Am J Surg Pathol 35: 625-632, 2011

64) Jones S, Li M, Parsons DW, et al: Somatic mutations in the chromatin remodeling gene ARID1A occur in several tumor types. Hum Mutat 33: 100-103, 2012

65) Lee JW, Park YA, Choi JJ, et al: The expression of the miRNA-200 family in endometrial endometrioid carcinoma. Gynecol Oncol 120: 56-62, 2011

66) Bai JX, Yan B, Zhao ZN, et al: Tamoxifen Represses miR-200 MicroRNAs and Promotes Epithelial-to-Mesenchymal Transition by Up-Regulating c-Myc in Endometrial Carcinoma Cell Lines. Endocrinology 154(2): 635-645, 2013

67) Tashiro H, Isacson C, Levine R, et al: p53 gene mutations are common in uterine serous carcinoma and occur early in their pathogenesis. Am J Pathol 150: 177-185, 1997

68) 田代浩徳, 片渕秀隆, 岡村 均：子宮体癌の組織分類からみた遺伝子異常の解析. 日婦腫瘍会誌 22：97-103, 2004

69) Tashiro H, Lax SF, Gaudin PB, et al: Microsatellite instability is uncommon in uterine serous carcinoma. Am J Pathol 150: 75-79, 1997

70) 片渕秀隆, 田代浩徳：子宮内膜組織診. 日産婦誌 59：N69-N70, 2007

71) 子宮体がん治療ガイドライン 2013 年版.（日本婦人科腫瘍学会/編）, 東京, 金原出版, 2013

72) Todo Y, Kato H, Kaneuchi M, et al: Survival effect of para-aortic lymphadenectomy in endometrial cancer (SEPAL study): a retrospective cohort analysis. Lancet 375: 1165-1172, 2010

73) Kim DY, Kim MK, Kim JH, et al: Laparoscopic-assisted vaginal hysterectomy versus abdominal hysterectomy in patients with stage I and II endometrial cancer. Int J Gynecol Cancer 15: 932-937, 2005

74) ElSahwi KS, Hooper C, De Leon MC, et al: Comparison between 155 cases of robotic vs. 150 cases of open surgical staging for endometrial cancer. Gynecol Oncol 124: 260-264, 2012

75) Creasman WT, Henderson D, Hinshaw W, et al: Estrogen replacement therapy in the patient treated

第2章■女性ホルモンとがん

for endometrial cancer. Obstet Gynecol 67: 326-330, 1986

76) Lee RB, Burke TW, Park RC: Estrogen replacement therapy following treatment for stage I endometrial carcinoma. Gynecol Oncol 36: 189-191, 1990

77) Chapman JA, DiSaia PJ, Osann K, et al: Estrogen replacement in surgical stage I and II endometrial cancer survivors. Am J Obstet Gynecol 175: 1195-1200, 1996

78) Barakat RR, Bundy BN, Spirtos NM, et al: Randomized double-blind trial of estrogen replacement therapy versus placebo in stage I or II endometrial cancer: a Gynecologic Oncology Group Study. J Clin Oncol 24: 587-592, 2006

5 卵巣がん

はじめに

卵巣にはさまざまな種類の腫瘍が発生する。卵巣内の発生組織に応じて上皮性腫瘍，性索間質性腫瘍，胚細胞腫瘍に大別され，それぞれの悪性度に応じて良性，境界悪性/低悪性度/悪性度不明，悪性に分けられる（表1）[1]。悪性卵巣腫瘍に目を向けると，その9割以上を上皮性腫瘍が占め，これを一般に卵巣がんという[2]。本邦における卵巣がんは，罹患数，死亡数ともに増加の一途を示し，21世紀に入ってからは，婦人科がんの中で死亡の第1位となり，難治性がんの1つとなっている[3]。卵巣がんは腹腔内という不可視領域に発生するために，子宮の頸がんや体がんとは異なり，前がんあるいは初期病変が捉えられることが一般にはまれであり，腹腔内に病巣が広がった状態で発見されることが多い（図1）。

本節では，卵巣がんの臨床と基礎の両面からみた内分泌学，病理学ならびに分子生物学的特徴を論じ，その後，治療総論と各論について概略を述べる。

1. 卵巣がんの内分泌学・病理学・分子生物学的特徴

1）内分泌学的特徴

Fathallaは，「間断なき排卵 periodical and incessant ovulation」が卵巣がんの発症機序として重要であることを1971年に仮説として提唱した[4]。その後，さまざまな疫学的調査により，経口避妊薬の服用歴，妊娠出産回数や授乳期間との関連が示され，卵巣がん発症における排卵の多寡の重要性が支持されてきた[5,6]（表2）。

排卵は卵胞の最外層を被覆する卵巣表層上皮の機械的破壊をもたらす。「間断なき排卵」によって破壊される卵巣表層上皮細胞は，その度に修復のための分裂増殖を繰り返し，遺伝子異常発生の機会を増す。また，排卵後に卵巣表層は陥入を生じ，修復過程を経て封入嚢胞が形成される（図2）。女性の腹腔内では，子宮と卵管を介し外界と交通し[7]，卵巣の封入嚢胞形成過程でその内部に取り込まれ，長期間にわたって嚢胞を裏打ちする細胞に微量の化学物質の刺激を与え続ける危険性を有する[8]。

第2章 ■ 女性ホルモンとがん

表1　卵巣腫瘍の組織分類

	良性腫瘍	境界悪性腫瘍/低悪性度腫瘍/悪性度不明の腫瘍	悪性腫瘍
上皮性腫瘍	漿液性嚢胞腺腫・腺線維腫 漿液性表在性乳頭腫 粘液性嚢胞腺腫・腺線維腫 類内膜嚢胞腺腫・腺線維腫 ブレンナー腫瘍 漿液粘液性嚢胞腺腫・腺線維腫 子宮内膜症性嚢胞	漿液性境界悪性腫瘍 粘液性境界悪性腫瘍 類内膜境界悪性腫瘍 明細胞境界悪性腫瘍 境界悪性ブレンナー腫瘍 漿液粘液性境界悪性腫瘍	低異型度漿液性がん 高異型度漿液性がん 粘液性がん 類内膜がん 明細胞がん 悪性ブレンナー腫瘍 漿液粘液性がん 未分化がん
		微小乳頭状パターンを伴う漿液性境界悪性腫瘍*	
間葉系腫瘍			類内膜間質肉腫
混合型上皮性間葉系腫瘍			腺肉腫 がん肉腫
性索間質性腫瘍	線維腫 莢膜細胞腫 硬化性腹膜炎を伴う黄体化莢膜細胞腫 硬化性間質性腫瘍 印環細胞間質性腫瘍 微小嚢胞間質性腫瘍 ライディッヒ細胞腫 ステロイド細胞腫瘍 セルトリ・ライディッヒ細胞腫（高分化型）	富細胞性線維腫 若年型顆粒膜細胞腫 セルトリ細胞腫 輪状細管を伴う性索腫瘍 セルトリ・ライディッヒ細胞腫（中分化型） その他の性索間質性腫瘍	線維肉腫 悪性ステロイド細胞腫瘍 セルトリ・ライディッヒ細胞腫（低分化型）
		成人型顆粒膜細胞腫*	
胚細胞腫瘍	成熟奇形腫 良性卵巣甲状腺腫 脂腺腺腫		未分化胚細胞腫 卵黄嚢腫瘍 胎芽性がん 絨毛がん（非妊娠性） 混合型胚細胞腫瘍 悪性卵巣甲状腺腫（乳頭がん，濾胞がん） 脂腺がん がん（扁平上皮がん，その他）
		未熟奇形腫（Grade 1～Grade 3）* カルチノイド腫瘍*	
胚細胞・性索間質性腫瘍		性腺芽腫 分類不能な混合型胚細胞・性索間質性腫瘍	
その他	卵巣網腺腫	ウォルフ管腫瘍 傍神経節腫 充実性偽乳頭状腫瘍	卵巣網腺がん 小細胞がん ウィルムス腫瘍 悪性リンパ腫 形質細胞腫 骨髄性腫瘍

*：臨床的取扱いが境界悪性あるいは悪性度不明の腫瘍に準じることがあるにもかかわらず，ICD-Oコードが悪性あるいは上皮内がんである腫瘍［微小乳頭状パターンを伴う漿液性境界悪性腫瘍，成人型顆粒膜細胞腫，未熟奇形腫（Grade 1～Grade 3），カルチノイド腫瘍］は，いずれか一方に分類せず，両方にまたがるように記載されている．

［卵巣腫瘍・卵管癌・腹膜癌取扱い規約　病理編　第1版，日本産科婦人科学会・日本病理学会（編），東京，金原出版，2016，p20　表3より引用］

5 卵巣がん

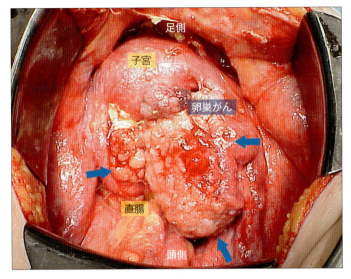

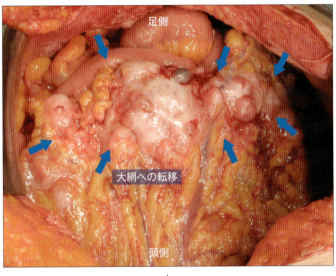

図1 卵巣がんの開腹所見
右側卵巣より発生したがんで (a), 骨盤内ならびに腹腔内に播種病巣 (大網への転移) が認められる (b).
矢印で囲まれている部分ががんの播種病巣.

　この一連の仮説の根底となる排卵は，ゴナドトロピンによって調節制御を受けている．ゴナドトロピンはペプチドホルモンで，下垂体から産生される luteinizing hormone (LH) と follicular stimulating hormone (FSH)，胎盤から産生される human chorionic gonadotropin (hCG) がこれに属する．ゴナドトロピンはα鎖とβ鎖によって構成されるヘテロダイマーであり，LH と hCG は1つの LH/hCG 受容体を

第2章 ■ 女性ホルモンとがん

表2 卵巣がん発がん関連因子

増加因子	減少因子
未婚・未妊，初経が早い，閉経が遅い	初経が遅い，閉経が早い
排卵誘発剤の使用	多産
動物性脂肪の多量摂取	無排卵
喫煙，産業化学物質	経口避妊薬の使用
管理職，専門技術者	子宮摘出術後
乳がん・卵巣がんの家族歴	

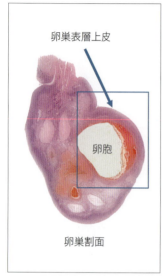

a

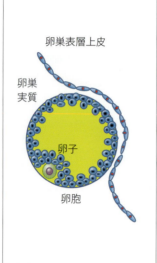

b

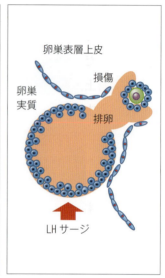

c

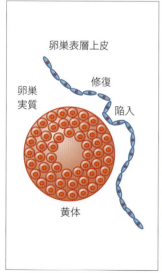

d

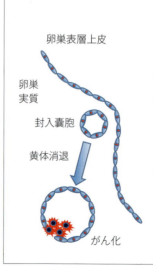

e

図2 排卵に伴う卵巣表層上皮の損傷，修復ならびに封入囊胞形成

a：正常卵巣の薄切切片内に卵胞形成がみられる．卵巣の最外層を表層上皮が被覆する．
b：排卵前の卵胞形成により卵巣表層の圧排がみられる．
c：排卵により卵巣表層上皮の破綻が生じる．
d：排卵後，黄体が形成されるとともに，卵巣表層上皮は増殖し，破綻した部位を修復する．損傷の程度によっては，陥入形成がみられる．
e：陥入した部位より封入囊胞が形成され，同囊胞を裏打ちする細胞にがん化が生じる（仮説）．
（a：ヘマトキシリン・エオジン染色ルーペ像．b，c，d，e；シェーマ）

共有する．卵巣の顆粒膜細胞や莢膜細胞はゴナドトロピンの刺激を受け，女性ホルモンを産生するとともに排卵現象に深く関与する．卵巣表層上皮細胞も，FSH受容体とLH/hCG受容体のいずれも発現し，これらのペプタイドホルモンに反応し得る．このLH/hCG受容体に着目したわれわれのin vitroの研究で，卵巣表層上皮細胞をhCGによって刺激すると，低濃度の刺激ではadenylyl cyclase/ cyclic adenosine monophosphate経路を介した足場依存性増殖の亢進が，高濃度の刺激ではphospholipase C/inositol phosphate経路を介した足場非依存性増殖能の亢進が観察されている[9]．また，hCG刺激はinsulin growth factor（IGF）-Iを介したアポトーシスを抑制することも報告されている[10]．すなわち，下垂体より放出されるLHサージは排卵を促すだけではなく，LH/hCG受容体の刺激を介し，排卵によって損傷を受けた卵巣表層上皮の修復機転をも制御していると言える[9]．さらに，卵巣機能の低下とともに血中LHは上昇し，高LH状態は封入嚢胞内の異常をきたした卵巣表層上皮細胞に増殖シグナルを付与する可能性をも示し，閉経期以降に増加する卵巣がんの一因と想定されている[11]．また，下垂体から放出されるもう1つのゴナドトロピンであるFSHに関しても，LHと同様にFSH受容体を有する卵巣表層上皮の細胞増殖に寄与するとともに発がんにも関与することを示唆する研究成果が報告されている[12]．

　ゴナドトロピンが関与する「間断なき排卵」説は，FSH，LHもしくはhCGを薬剤として用いる不妊症の治療にも影響を与える．われわれは，不妊症のためにゴナドトロピンによる繰り返しの排卵刺激が卵巣がん発生に影響を及ぼした可能性が考慮される症例を経験している[13]．同様な症例の集積による疫学的解析でも，排卵刺激による発がんリスクを支持する論文が数多く発表されているが[14~16]，不妊症女性は，元来，発がんリスクを有しているが故に排卵刺激と卵巣がんとの関連はないとする論文も報告されるようになり，論争の対象となっている[17~20]．その中で，現在では，一時的な薬物治療が卵巣がんのリスクを必ずしも高めるのではないとする考えが優位となりつつある[21,22]．しかし，排卵刺激から発がんに至るまでの期間は多くの場合長期に及び，これを否定する論文の観察期間は短く，真の関連はいまだ定かではないと言える[12]．

　排卵やゴナドトロピンの発がんへの関与とは別に，過去の文献を集めたメタアナリシスによる解析で，子宮体がんと同様に，エストロゲン単独によるホルモン補充療法が卵巣がんの発生の相対リスクを1.22に高め，この補充療法にプロゲステロンを加えることでそのリスクを1.10に抑えていることが報告されている[23]．これは，エストロゲンが卵巣がんの発生に関与し，逆にプロゲステロンがそれを抑制してい

第2章 ■ 女性ホルモンとがん

る可能性を示唆している.

これまで述べてきた卵巣がんにおけるホルモンの直接あるいは間接的関与による発症リスクは,卵巣がん全体を包括するもので,病理学的側面からさらに詳細をみてみる.

2）病理組織学的特徴

卵巣がんには漿液性がん（低異型度漿液性がん,高異型度漿液性がん）,粘液性がん,類内膜がん,ならびに明細胞がんの4つの代表的な組織型が存在する[1].本邦における卵巣がん全体における各組織型の占める割合は,漿液性がんが37%,明細胞がんが26%,類内膜がんが18%,粘液性がんが10%,その他が9%の順である[24].2番目に頻度の高い明細胞がんは欧米諸国に比較して,本邦に多いのが特徴である[25].

「間断なき排卵」説に登場する卵巣表層上皮は,腹腔内臓器を被覆する腹膜中皮と発生を同じくし,卵巣全体からすると,わずか1%にも足りない.卵巣表層上皮は上皮系と間葉系の中間的性格を示す細胞であり,少量ではあるものの自らエストロゲンを産生し,その受容体も表出し,卵巣におけるホルモン産生細胞である顆粒膜細胞に類似する性格を内在する[8, 26, 27].卵巣表層上皮細胞が卵巣がん母細胞とされてきた理由の1つは,臨床的に偶然遭遇する初期 de novo 卵巣がんの存在である[28].また,ミューラー管は胎生期において体腔上皮の陥入により発生することから,卵巣を被覆する表層上皮と,ミューラー管由来の臓器の発生起源は同一であるという概念である「secondary müllerian system 二次的ミューラー管システム」が提唱されている[29].これに従えば,卵巣表層上皮がミューラー管由来臓器のさまざまな上皮への分化能を有すると考えられ,故に卵巣がんでは多彩な組織型が存在すると解釈し得る.

しかし,近年になり,卵巣表層上皮とならぶ発生母地のもう1つの候補として,卵管上皮が登場する.この考えは卵巣がんのなかでも漿液性がんの細胞形態が卵管上皮細胞に類似することからも支持される.われわれの施設での過去20年間の卵管がんの検討では,卵管がん単独の漸増傾向に加え,卵巣がんを合併する症例の割合が卵管がん全体の3割を超えていることからも両者の関連が示唆される[30].この考えの発端となるものは,遺伝性（家族性）乳がん卵巣がんの責任遺伝子である BRCA1/2 に関する遺伝子診断の普及である.米国を中心に BRCA1/2 の変異を有する卵巣がん発症前症例に対し卵巣・卵管の切除術が推奨されるようになり,このリスク低減手術症例の蓄積により,卵巣に近接する卵管采上皮の初期病巣が組織学的に捉えられるようになった[31].こうした研究を契機に,遺伝性ではない卵巣がん

においても，卵管采上皮を母細胞の1つとする知見が急速に集積している．この卵管采上皮を起源とする説においても，「間断なき排卵」が重要であるとされる．すなわち，卵管采上皮は，排卵のたびに生じる変異原性を有する活性酸素やコラゲナーゼなどのさまざまな分解酵素を含む卵胞液に曝露され，上皮細胞は損傷と修復が繰り返される（図3）．活性酸素存在下での細胞分裂は遺伝子変異の発生機会が増加し，卵管采上皮に上皮内がんをもたらす．こうした上皮内がん細胞が卵管采から剥脱し，周辺，とくに卵巣や腹膜に移植されるであろうとする仮説が現在提唱されている[32]（図4）．とくに，遺伝性乳がん卵巣がんでは，遺伝子修復機構を司るBRCA1/2の

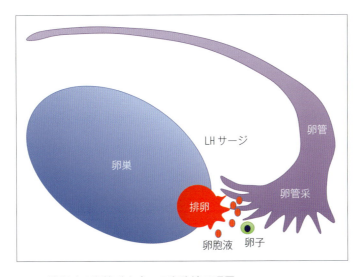

図3　排卵時の卵管采上皮への卵胞液の曝露

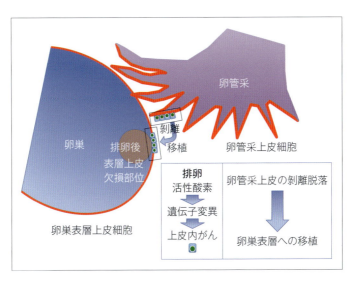

図4　卵管采上皮の遺伝子変異発生と卵巣への移植

第2章■女性ホルモンとがん

機能低下が，先の遺伝子変異の発生頻度を助長するとされる．

卵巣がんには，卵巣表層上皮や卵管采上皮を母地とする説がある一方で，女性ホルモン依存性疾患として知られる子宮内膜症の合併が他の婦人科がんに比較して卵巣がんにおいて高頻度に認められ，両者の強い因果関係も示されている[33]．そして，卵巣子宮内膜症と卵巣がんの共存率は，報告の国内外を問わず，0.7%前後でほぼ一致している[34]．とくに，類内膜がんと明細胞がんにおいては，卵巣の子宮内膜症病変として知られるチョコレート嚢胞内の構成上皮から異型子宮内膜症を経てがんへ連続して移行する組織学的所見がしばしば捉えられる[33]．卵巣チョコレート嚢胞は，陳旧性の血液が貯留した状態であり，その内容成分である鉄による活性酸素作用によって，嚢胞を裏打ちする細胞に遺伝子の変異をもたらす危険性を有している[35]．閉経後女性におけるエストロゲン補充療法が，子宮内膜症からの悪性転化のリスクを高めることからも[36]，これらの組織型では，エストロゲンが発がんに関与する可能性が推察される．

組織型別に焦点をあてると，もっとも発生頻度の高い漿液性がんは卵巣表層上皮あるいは卵管采上皮より *de novo* に発生することが多いとされるが，これ以外に頻度は低いものの境界悪性腫瘍から微小乳頭状パターンを伴う漿液性境界悪性腫瘍を経て発生するものが存在する[37]．前者では低分化型の組織像を示し，予後不良であるのに対し，後者では高分化型の組織像を示し，長期の経過を有し予後良好である．このことから，前者を高異型度漿液性がん，後者を低異型度漿液性がんと区別する[38]．

粘液性がんは，いまだその発生母地は明らかにされていない．漿液性がんとは異なり，その多くは良性もしくは境界悪性の粘液性病変を伴っていることから，粘液性がんは良性の粘液性嚢胞腺腫から前がん病変を経て段階的に発がんしていくと考えられている．境界悪性腫瘍を含む粘液性がんは他の組織型と異なり，喫煙との因果関係が示されている[39]．

類内膜がんは卵巣の子宮内膜症を発生母地とし，比較的分化度の高い組織像を呈することが多いが，分化度が低く *de novo* 発生と考えられるような類内膜がんも存在する．また，腫瘍細胞の性格の違いからも，漿液性がん同様に，高異型度と低異型度の2つの範疇に区分する考えもある[40]．

明細胞がんも類内膜がんと同様にその多くは卵巣子宮内膜症を発生母地とする．まれに *de novo* の明細胞がんも存在するが，いずれも細胞異型は強く，漿液性がんや類内膜がんのように，病理組織学的に高異型度と低異型度には分類されない．

これまで述べてきたように，卵巣がんにはさまざまな組織型とその亜型が存在し，

90

表3 推定前がん病変の有無により区分された卵巣がんタイプ分類

	推定前がん病変	組織型	遺伝子異常
Type 1	漿液性嚢胞腺腫/腺線維腫 異型増殖性漿液性腫瘍 非浸潤性微小乳頭状漿液性がん	低異型度漿液性がん 浸潤性微小乳頭状漿液性がん	*BRAF* 変異, *K-ras* 変異（～67%）
	粘液性嚢胞腺腫 異型増殖性粘液性腫瘍	粘液性がん	*K-ras* 変異（＞60%）
	子宮内膜症性嚢胞 類内膜腺線維腫 異型増殖性類内膜腫瘍	類内膜がん（低異型度）	*ARID1A* 変異（30%） *PTEN* 変異（20%） *CTNNB1*（β-catenin）変異（16～54%） *K-ras* 変異（4～5%） MI（13～50%）
	子宮内膜症性嚢胞 明細胞腺線維腫 異型増殖性明細胞腫瘍	明細胞がん	*ARID1A* 変異（50%） *K-ras* 変異（5～16%） MI（～13%） *TGF-βRII* 変異（66%）
Type 2	*de novo*	高異型度漿液性がん 未分化がん	*p53* 変異（50～80%） *HER2/neu*（10～20%）， *AKT2*（12～18%）の遺伝子増幅 *p16* 不活化（10%～17%）
	de novo	類内膜がん（高異型度）	*p53* 変異（？）

MI：microsatelite instability

形態学だけでは本質的な特徴を解明することが困難である．そこで，卵巣がん発がんのさらなる本質を探るために，分子生物学的解析が進行している．

3）分子生物学的特徴

Shih らは，卵巣がんの臨床病理学的特徴に分子生物学的特徴を加味し，前がん病変から段階的に発生するがんを type I，前がん病変を介さず *de novo* に発生するがんを type II と大別することを提唱している[41]（表3）．

これに従うと，低異型度漿液性がんは type I，高異型度漿液性がんは type II として分類される[41]．Type I においては，遺伝子解析で *K-ras* 遺伝子や *B-raf* 遺伝子などの変異が高頻度に同定され，MAPK/ras のシグナルの異常がみられる．*p53* 遺伝子の変異はほとんど観察されない[41,42]．逆に，type II においては，*K-ras* 遺伝子や *B-raf* 遺伝子の変異の頻度はきわめて低く，*p53* 遺伝子の変異がほとんどに同定される[41,42]．上述のように，漿液性がんと「間断なき排卵」との関連が示されているが，卵巣表層上皮あるいは卵管采上皮に発生するであろう変異遺伝子の種類が type I と II の違いを生じさせるのかもしれない．Type I の *K-ras* や *B-raf* 遺伝子はがん原遺伝子として知られ，変異によるこれらの蛋白の活性化は自律的増殖を直接的に促進する．一方，発生頻度の圧倒的に高い type II にみられるがん抑制遺伝子 *p53*

第2章■女性ホルモンとがん

の変異は，細胞増殖能の亢進を直接的にもたらすことはないが，正常 p53 蛋白が有する細胞周期の調節ならびにアポトーシス誘導によるゲノム安定化の機能を損なう．そのため，さまざまな遺伝子異常を蓄積し，悪性度の高い細胞へと変化していくのかもしれない．

　粘液性がんは，境界悪性腫瘍を介してがん化することが多く，type I に分類される．K-ras 遺伝子の変異がもっとも多くみられ，境界悪性腫瘍の段階から認められている．低異型度漿液性がんと同様にこの遺伝子異常を基軸として，段階的に他の遺伝子異常が蓄積していくことにより，がん腫を形成するものと考えられる[41]．

　類内膜がんでは，type I と type II が存在する．頻度の高い type I は，卵巣子宮内膜症を由来とし，臨床病理学的に低異型度，分子生物学的に PTEN 遺伝子や CTNNB1（β-catenin をコードする）遺伝子の変異を有する．一方，頻度の低い type II は de novo 発生で，高異型度を示し，p53 遺伝子の変異をもつ．実験的にも，type I でみられる phosphoinositide 3-kinase（PI3K）/Pten と Wnt/β-catenin シグナルの異常をマウスの卵巣表層上皮に再構築することで，卵巣類内膜がんの発生が確認されている[43]．この type I の PI3K/Pten シグナルは，エストロゲンの細胞膜受容体である GPR30/GPER-1 の情報伝達の経路をも担っており，エストロゲンに依存する可能性が考慮される[44~46]．

　明細胞がんにおいては，その多くが卵巣子宮内膜症を介する type I として知られている[47]．分子生物学的には，細胞性格を司る Annexin A4 や HIF1α，hepatocyte nuclear factor-1β（HNF-1β）などの発現が認められている．この組織型においては，長らく責任遺伝子とされるものは同定されなかったが，最近になり chromatin remodeling に関わる ARID1A 遺伝子の変異が高頻度に同定され，これがエピジェネティックな遺伝子発現調整を司るがん抑制遺伝子として機能していることが示されている[48~50]．類内膜がんにおいても，この遺伝子変異が同定され，子宮内膜症に由来するがんの責任遺伝子の 1 つとして，ARID1A 遺伝子が関与している可能性が考えられる．

2. 卵巣がんの治療

1）治療総論

　卵巣は腹腔内臓器で可動域が広いことから，卵巣内に腫瘍が限局する I 期（表4）では，腫瘍径が小さい場合では特徴的な症状を呈さないことが多い．また，子宮の頸がんや体がんとは異なり，卵巣内の腫瘍病変から細胞を採取することはできず，

現在，早期発見を可能とする検診システムが存在しない．

　卵巣のがん病巣の腫大が進み，周囲臓器への圧迫や浸潤，もしくは腹水貯留を伴うようになったⅡ期以上で（表4），諸種の症状が出現し，それを契機に患者は病院を受診する場合が多い．そのため，卵巣がんでは発見時にすでに6割が卵巣外に進展したⅡ期以上の状態で診断される[24]．とくに，Ⅲ期以上でみられる腹腔内への播種は卵巣がんの特徴的な進展様式である（表4）．したがって，治療は原発部位の摘出だけではなく，浸潤，播種や転移によって広がった病巣の完全摘出 complete surgery あるいは最大限の腫瘍減量 maximum debulking surgery を目的とする手術療法，そして化学療法の併用を繰り返すことにある[51]．プラチナ製剤やタキサン系製剤の登場後，先の治療方針によって5年生存率の向上をみてきたが，頻回の抗がん化学療法による耐性の出現によって長期生存率は今日においても不良である[52]．

　卵巣がんの複雑な発生機序が徐々に明らかにされつつあり，分子標的薬が既存の抗がん剤を用いた化学療法の上乗せ効果として使用されるようになってきている[51]．

2）手術療法

　卵巣がんの手術は，両側の卵巣と卵管の付属器切除術，子宮摘出術に大網切除術を加えた基本術式に，系統的な腹腔内および後腹膜腔の検索を行った上で，播種病巣の切除や後腹膜リンパ節の郭清術を行うことである．進行がんにおいては，これらの手術に加え，腹腔内播種や転移病巣の可能な限りの摘出を行う primary debulking surgery が行われる．これまでの多くの臨床試験により，腫瘍の残存を1cm未満とした optimal surgery の予後が，そうではない suboptimal surgery と比較して有意に良好であったことが示されている．そのため，腹膜はもとより横隔膜などの播種病巣，腸管などの転移病巣を広く切除する complete もしくは maximum debulking surgery が選択される場合がある[51]．

　閉経前の若年者で強い挙児希望を有し，ⅠA期（表4）の病巣で，かつ，分化度の高い卵巣がんに限り，病巣側の付属器切除術と大網切除術のみとし，対側の付属器と子宮を温存する妊孕能温存術式が選択される[51]．しかし，これに該当しない卵巣がんでは，両側の卵巣を摘出することが手術療法の基本であり，閉経前の女性においては妊孕能喪失に加え，卵巣からのホルモン欠落症状の出現をきたす他，骨密度の低下など生活の質の低下を余儀なくされる．卵巣がん手術療法後のホルモン補充が再発に影響しないとするランダム化比較試験の報告もあるが[53]，この種の研究は少なく，また，遺伝性乳がん卵巣がん症例における乳がん発症のリスクを含め，結論が得られていないのが現状である．

第2章 ■ 女性ホルモンとがん

表4　卵巣がん（卵管がん・腹膜がんを含む）手術進行期分類（日産婦 2014, FIGO 2014）

Ⅰ期　卵巣あるいは卵管内限局発育
　ⅠA期：腫瘍が一側の卵巣（被膜破綻がない）あるいは卵管に限局し，被膜表面への浸潤が認められな
　　　　　いもの，腹水または洗浄液の細胞診にて悪性細胞の認められないもの
　ⅠB期：腫瘍が両側の卵巣（被膜破綻がない）あるいは卵管に限局し，被膜表面への浸潤が認められな
　　　　　いもの，腹水または洗浄液の細胞診にて悪性細胞の認められないもの
　ⅠC期：腫瘍が一側または両側の卵巣あるいは卵管に限局するが，以下のいずれかが認められるもの
　　ⅠC1期：手術操作による被膜破綻
　　ⅠC2期：自然被膜破綻あるいは被膜表面への浸潤
　　ⅠC3期：腹水または腹腔洗浄細胞診に悪性細胞が認められるもの

**Ⅱ期　腫瘍が一側または両側の卵巣あるいは卵管に存在し，さらに骨盤内（小骨盤腔）への進展を認め
　　　るもの，あるいは原発性腹膜がん**
　ⅡA期：進展ならびに/あるいは転移が子宮ならびに/あるいは卵管ならびに/あるいは卵巣に及ぶもの
　ⅡB期：他の骨盤部腹腔内臓器に進展するもの

**Ⅲ期　腫瘍が一側または両側の卵巣あるいは卵管に存在し，あるいは原発性腹膜がんで，細胞学的ある
　　　いは組織学的に確認された骨盤外の腹膜播種ならびに/あるいは後腹膜リンパ節転移をみとめる
　　　もの**
　ⅢA1期：後腹膜リンパ節転移陽性のみをみとめるもの（細胞学的あるいは組織学的に確認）
　　ⅢA1(ⅰ)期：転移巣最大径 10 mm 以下
　　ⅢA1(ⅱ)期：転移巣最大径 10 mm をこえる
　ⅢA2期：後腹膜リンパ節転移の有無にかかわらず，骨盤外に顕微鏡的播種を認めるもの
　ⅢB期：後腹膜リンパ節転移の有無にかかわらず，最大径 2 cm 以下の腹腔内播種を認めるもの
　ⅢC期：後腹膜リンパ節転移の有無にかかわらず，最大径 2 cm をこえる腹腔内播種を認めるもの（実
　　　　　質転移を伴わない肝および脾の被膜への進展を含む）

Ⅳ期　腹膜播種を除く遠隔転移
　ⅣA期：胸水中に悪性細胞を認める
　ⅣB期：実質転移ならびに腹腔外臓器（鼠径リンパ節ならびに腹腔外リンパ節を含む）に転移を認める
　　　　　もの

［卵巣腫瘍・卵管癌・腹膜癌取扱い規約　臨床編　第1版，日本産科婦人科学会・日本病理学会（編），東
京，金原出版，2015, p4-5, a. 手術進行期分類（日産婦 2014, FIGO 2014）より引用］

3）抗がん化学療法

　手術によって，がん病巣が卵巣以外に播種や転移している場合には，術後に抗が
ん化学療法が行われる．また，IA 期においても低分化型がんなど予後不良を示す卵
巣がんでは，抗がん化学療法が選択される場合がある．

　抗がん化学療法は，パクリタキセル（175〜180 mg/m^2 静注：1日目）とカルボ
プラチン（AUC5〜6 静注：1日目）を組み合わせ，3〜4 週間隔で3〜6 サイクルを行
う TC 療法が初回化学療法のレジメンとして選択される．また，パクリタキセルの
代わりに，ドセタキセル（60〜70 mg/m^2）を用いる場合がある．近年では，パクリ
タキセル（80 mg/m^2 静注：1日目・8日目・15日目）とカルボプラチン（AUC5〜
6 静注：1日目）を3週間間隔で6〜9 サイクルを行う dose dense TC 療法が選択さ
れる場合もある[51]．

　初回手術で病巣の摘除が suboptimal であった場合には，抗がん化学療法後に病巣
の縮小を図り，maximum debulking surgery が行われ，その後に抗がん化学療法が

追加される．また，近年においては，初回手術前に卵巣がんであることが確認された場合には，抗がん化学療法を先行する neoadjuvant chemotherapy（NAC）が選択される場合もある．

再発卵巣がんに対しては抗がん化学療法が主たる治療法となるが，初回化学療法終了後から再発までの期間と再発がんに対する治療の奏効率は相関することが知られている．この期間が6カ月以上の再発ではプラチナ製剤感受性，6カ月未満の再発症例ではプラチナ製剤抵抗性と判断される．タキサン製剤についても同様に評価される[51]．

再発がんの治療法選択においては，抗がん剤の感受性を考慮し，耐性のないものを選択するとともに，毒性を考えて単剤による治療が選択される場合が多い．最近になり，血管内皮増殖因子に対する抗体薬であるベバシズマブが，卵巣がんに対しても抗がん剤治療の上乗せ効果を示し，臨床で使用されるようになってきている．他の分子標的薬も今後登場予定であり予後改善に期待される[51]．

おわりに

卵巣がんは組織型ごとに発生過程が大きく異なる．現在，少なくとも"排卵"と"子宮内膜症"の2つのホルモン関連因子が重要な役割を担っていることは論を俟たない．今後，これらを取り巻くさまざまな内分泌学的解析に加え，分子生物学的解析が進められ，より明確な発がん機構の解明を行うことこそが，予防法，スクリーニングシステムの構築，既存の抗がん化学療法を凌駕する新規治療薬の開発，さらにはホルモン補充療法も含めた生活の質を向上させるがんサバイバーの管理へと繋がる．

（田代浩徳，片渕秀隆）

文献

1) 卵巣腫瘍取扱い規約　第1部　組織分類ならびにカラーアトラス．日本産科婦人科学会・日本病理学会/編，金原出版株式会社，東京，8-42，2009
2) 田代浩徳，片渕秀隆：卵巣がんとその他の悪性腫瘍　若手のための産婦人科プラクティス　2012版，日本産科婦人科学会/編・監，杏林舎，東京，137-146，2012
3) 嘉山孝正，「がんの統計」編集委員会：部位別がん死亡数　がんの統計'11. 14，2011. URL http://ganjoho.jp/public/statistics/backnumber/2011_jp.html
4) Fathalla MF: Incessant ovulation—a factor in ovarian neoplasia? Lancet 2: 163, 1971
5) Whittemore AS, Harris R, Itnyre J: Characteristics relating to ovarian cancer risk: collaborative analysis of 12 US case-control studies. II. Invasive epithelial ovarian cancers in white women. Collaborative Ovarian Cancer Group. Am J Epidemiol 136: 1184-1203, 1992

第２章■女性ホルモンとがん

6) 片渕秀隆，岡村　均：妊娠・分娩，性生活の変化は婦人科腫瘍の発生を変える．医学のあゆみ　190：779-788，1999

7) Langseth H, Hankinson SE, Siemiatycki J, et al: Perineal use of talc and risk of ovarian cancer. J Epidemiol Com Health 62: 358-360, 2008

8) Okamura H, Katabuchi H: Pathophysiological dynamics of human ovarian surface epithelial cells in epithelial ovarian carcinogenesis. Int Rev Cytol 242: 1-54, 2005

9) Tashiro H, Katabuchi H, Begum M, et al: Roles of luteinizing hormone/chorionic gonadotropin receptor in anchorage -dependent and -independent growth in human ovarian surface epithelial cell lines. Cancer Sci 94: 953-958, 2003

10) Kuroda H, Mandai M, Konishi I, et al: Human ovarian surface epithelial (OSE) cells express LH/hCG receptors, and hCG inhibits apoptosis of OSE cells via up-regulation of insulin-like growth factor-1. Int J Cancer 91: 309-315, 2001

11) Choi JH, Wong AS, Huang HF, et al: Gonadotropins and ovarian cancer. Endocr Rev 28: 440-461, 2007

12) Mertens-Walker I, Baxter RC, et al: Gonadotropin signalling in epithelial ovarian cancer. Cancer Lett 324: 152-159, 2012

13) 永田康志，田中信幸，松浦講平，他：頻回の排卵誘発治療後に両側卵巣癌及び卵管癌の同時発症を認めた一例．日産婦会誌　49：347-350，1997

14) Rossing MA, Daling JR, Weiss NS, et al: Ovarian tumors in a cohort of infertile women. N Engl J Med 331: 771-776, 1994

15) Shushan A, Paltiel O, Iscovich J, et al: Human menopausal gonadotropin and the risk of epithelial ovarian cancer. Fertil Steril 65: 13-18, 1996

16) Lerner-Geva L, Geva E, Lessing JB, et al: The possible association between in vitro fertilization treatments and cancer development. Int J Gynecol Cancer 13: 23-27, 2003

17) Modan B, Ron E, Lerner-Geva L, et al: Cancer incidence in a cohort of infertile women. Am J Epidemiol 147: 1038-1042, 1998

18) Mosgaard BJ, Lidegaard O, Kjaer SK, et al: Infertility, fertility drugs, and invasive ovarian cancer: a case-control study. Fertil Steril 67: 1005-1012, 1997

19) Potashnik G, Lerner-Geva L, Genkin L, et al: Fertility drugs and the risk of breast and ovarian cancers: results of a long-term follow-up study. Fertil Steril 71: 853-859, 1999

20) Venn A, Watson L, Lumley J, et al: Breast and ovarian cancer incidence after infertility and in vitro fertilisation. Lancet 346: 995-1000, 1995

21) Ness RB, Cramer DW, Goodman MT, et al: Infertility, fertility drugs, and ovarian cancer: a pooled analysis of case-control studies. Am J Epidemiol 155: 217-224, 2002

22) Kashyap S, Moher D, Fung MF, et al: Assisted reproductive technology and the incidence of ovarian cancer: a meta-analysis. Obstet Gynecol 103: 785-794, 2004

23) Pearce CL, Chung K, Pike MC, et al: Increased ovarian cancer risk associated with menopausal estrogen therapy is reduced by adding a progestin. Cancer 115: 531-539, 2009

24) 片渕秀隆：婦人科腫瘍委員会報告　2014年度患者年報．日産婦誌　68：1117-1160，2016

25) Tanase Y, Yamada Y, Shigetomi H, et al: Modulation of estrogenic action in clear cell carcinoma of the ovary. Exp Ther Med 3: 18-24, 2012

26) Ohtake H, Katabuchi H, Tanaka N, et al: Human ovarian surface epithelial cells can produce tissue-type plasminogen activator and plasminogen activator inhibitor-1. Jpn J Fertil Steril 44: 147-152, 1999

27) Nagayoshi Y, Ohba T, Yamamoto H, et al: Characterization of 17β-hydrosteroid dehydrogenase type 4 in human ovarian surface epithelial cells. Mol Hum Reprod 11: 615-621, 2005

28) 片渕秀隆，田代浩徳，福松之敦，他：子宮癌検診時の細胞診検査を契機に発見された早期の de novo 卵巣癌．日婦人科病理・コルポ誌　13：162-166，1995

29) Lauchlan SC: The secondary Müllerian system. Obstet Gynecol Surv 27: 133-146, 1972

30) 片渕秀隆：卵巣癌研究の符丁と新たな治療開発への展望：母細胞，癌原因子，そして発癌・播種メカニズム．日産婦会誌　61：1727-1736，2009

31) Kindelberger DW, Lee Y, Miron A, et al: Intraepithelial carcinoma of the fimbria and pelvic serous carcinoma: Evidence for a causal relationship. Am J Surg Pathol 31: 161-169, 2007

32) Kuhn E, Kurman RJ, Shih IM: Ovarian Cancer Is an Imported Disease: Fact or Fiction? Curr Obstet Gynecol Rep 1: 1-9, 2012

33) 前田知子，片渕秀隆，大竹秀幸，他．子宮内膜症，特にチョコレート嚢胞を合併した上皮性卵巣がんの臨床病理学的検討．日婦腫瘍会誌　21：45-53，2001

34) van Gorp T, Amant F, Neven P, et al: Endometriosis and the development of malignant tumours of the pelvis. A review of literature. Best Pract Res Clin Obstet Gynaecol 18: 349-371, 2004

35) Yamaguchi K, Mandai M, Toyokuni S, et al: Contents of endometriotic cysts, especially the high concentration of free iron, are a possible cause of carcinogenesis in the cysts through the iron-induced persistent oxidative stress. Clin Cancer Res 14: 32-40, 2008

36) Reimnitz C, Brand E, Nieberg RK, et al: Malignancy arising in endometriosis associated with unopposed estrogen replacement. Obstet Gynecol 71: 444-447, 1988

37) Katabuchi H, Tashiro H, Cho KR, et al: Micropapillary serous carcinoma: An immunohistochemical and mutational analysis of p53. In J Gynecol Pathol 17: 54-60, 1998

38) Vang R, Shih IeM, Kurman RJ: Ovarian low-grade and high-grade serous carcinoma: pathogenesis, clinicopathologic and molecular biologic features, and diagnostic problems. Adv Anat Pathol 16: 267-282, 2009

39) Collaborative Group on Epidemiological Studies of Ovarian Cancer, Beral V, Gaitskell K, et al: Ovarian cancer and smoking: individual participant meta-analysis including 28,114 women with ovarian cancer from 51 epidemiological studies. Lancet Oncol 13: 946-956, 2012

40) Kim H, Wu R, Cho KR, et al: Comparative proteomic analysis of low stage and high stage endometrioid ovarian adenocarcinomas. Proteomics Clin Appl 2: 571-584, 2008

41) Shih IM, Kurman RJ: Ovarian tumorigenesis: a proposed model based on morphological and molecular genetic analysis. Am J Pathol 164: 1511-1518, 2004

42) Motohara T, Tashiro H, Miyahara Y, et al: Long-term oncological outcomes of ovarian serous carcinomas with psammoma bodies: a novel insight into the molecular pathogenesis of ovarian epithelial carcinoma. Cancer Sci 101: 1550-1556, 2010

43) Wu R, Hendrix-Lucas N, Kuick R, et al: Mouse model of human ovarian endometrioid adenocarcinoma based on somatic defects in the Wnt/beta-catenin and PI3K/Pten signaling pathways. Cancer Cell 11: 321-333, 2007

44) Long L, Cao Y, Tang LD: Transmembrane estrogen receptor GPR30 is more frequently expressed in malignant than benign ovarian endometriotic cysts and correlates with MMP-9 expression. Int J Gynecol Cancer 22: 539-545, 2012

45) Filardo EJ, Thomas P: Minireview: G protein-coupled estrogen receptor-1, GPER-1: its mechanism of action and role in female reproductive cancer, renal and vascular physiology. Endocrinology 153: 2953-2962, 2012

46) Zhang J, Yang Y, Zhang Z, et al: Gankyrin plays an essential role in estrogen-driven and GPR30-mediated endometrial carcinoma cell proliferation via the PTEN/PI3K/AKT signaling pathway. Cancer Lett, 2012. doi: 10.1016/j.canlet.2012.10.037.[Epub ahead of print]

47) Veras E, Mao TL, Ayhan A, et al: Cystic and adenofibromatous clear cell carcinomas of the ovary: distinctive tumors that differ in their pathogenesis and behavior: a clinicopathologic analysis of 122 cases. Am J Surg Pathol 33: 844-853, 2009

48) Jones S, Wang TL, Shih IeM, et al: Frequent mutations of chromatin remodeling gene ARID1A in ovarian clear cell carcinoma. Science 330: 228-231, 2010

49) Wiegand KC, Shah SP, Al-Agha OM, et al: ARID1A mutations in endometriosis-associated ovarian carcinomas. N Engl J Med 363: 1532-1543, 2010

50) Guan B, Wang TL, Shih IeM: ARID1A, a factor that promotes formation of SWI/SNF-mediated chromatin remodeling, is a tumor suppressor in gynecologic cancers. Cancer Res 71: 6718-6727, 2011

51) 卵巣癌治療ガイドライン　2015年版，日本婦人科腫瘍学会/編，東京，金原出版，2015

52) Nicoletto MO, Tumolo S, Sorio R, et al: Long-term survival in a randomized study of nonplatinum therapy versus platinum in advanced epithelial ovarian cancer. Int J Gynecol Cancer 17: 986-992, 2007

53) Guidozzi F, Daponte A: Estrogen replacement therapy for ovarian carcinoma survivors: A randomized controlled trial. Cancer 86: 1013-1018, 1999

第2章 ■ 女性ホルモンとがん

6 妊娠授乳期のがん

はじめに

　わが国では晩婚化とともに晩産化が進み，厚生労働省の統計では 2011 年には第一子出産年齢の平均が 30.1 歳と初めて 30 歳を超えた．母の年齢別出生数においても 30～34 歳がもっとも多く 35％を占め，25～34 歳で全出産の 2/3 を，39 歳までで 85％を占めている[1]．

　妊娠授乳期とは，妊娠期あるいは出産後 1 年以内の期間を指す[2]．妊娠授乳期に発見される悪性腫瘍は全妊娠の 0.02～0.1％と割合としては少ないが，前述したように出産年齢の高齢化に伴いその頻度は増加傾向にある．一方で，妊娠授乳期の悪性腫瘍は 45 歳未満の女性に発生する全悪性腫瘍の 20～30％を占め，子宮頸がん，乳がん，悪性黒色腫，血液腫瘍（白血病/リンパ腫）が多い[3~5]．ここでは，女性特有の疾患として，乳がんおよび子宮頸がんについて解説する．

1. 妊娠授乳期の乳がん ─病因論と臨床病理学的特徴─

　乳がんは全世界で年間約 138 万人が新たに罹患し，約 46 万人が死亡する女性最多の悪性腫瘍である[6]．わが国においても年間で約 5 万 6 千人が新たに罹患し（上皮内がんを含めると約 6 万人），約 1 万 2 千人が死亡している[1,7]．わが国の罹患率では 40 歳代と 60 歳代に二峰性のピークが存在する．40 歳未満の若年者においても乳がんは罹患率最多である．

1) 妊娠授乳期乳がんの発症リスクと病因論

　出産と乳がん発症リスクとの関連についてはこれまで多くの疫学研究がなされており，未経産であること，出産人数が少ないこと，初産年齢が高いことなどがあげられる[8]．以前より妊娠は乳がん発症リスクを下げると考えられていたが，近年では出産後一定期間は乳がん発症リスクが未経産婦に比して高くなり，その後は徐々に低下していき出産から 5～10 年経過すると下回る（dual effect）ことが複数の研究から明らかとなってきている[9,10]．また，この一時的な発症リスク上昇やリスク低下までの期間は出産時の年齢に依存することも明らかとなっている．つまり，出

産時の年齢が高いと発症リスク上昇割合および上昇している期間が長い[9~11]. また，授乳経験は乳がん発症リスクを減少させることが知られており，授乳期間が長いほど発症リスクは減少する[12].

妊娠および授乳経験が乳がん発症に寄与するメカニズムはまだよくわかっていない．妊娠および授乳はエストロゲンやプロゲステロンといった性ホルモンのみならずプロラクチン，成長ホルモンなど，体内を循環する多くのホルモンレベルを劇的に変化させる．これらが乳腺上皮細胞のみならず乳がん細胞の増殖や成長を促進させる可能性が指摘されている．また，妊娠および授乳を経て乳腺は最終的な分化および発達を遂げ，乳汁分泌機能を果たせるようになる．これらにより乳がん幹細胞および乳腺上皮細胞の分化という保護的な作用だけでなく，前がん細胞が変化し発がん促進作用をもたらしている可能性，性ホルモンに対する感受性の変化が生じている可能性などが考えられている[13].

2）妊娠授乳期乳がんの臨床病理学的特徴

妊娠授乳期乳がんの臨床病理学的特徴として，同年代の未経産婦に比してホルモン受容体陰性が多い，組織学的悪性度が高い，病期が進行して発症するなどがあり，若年乳がんの特徴をさらに際立たせている[14~17]. ホルモン受容体に関しては，妊娠はホルモン受容体陽性乳がんの発症抑制に関与している一方で，授乳はホルモン受容体陽性だけでなく陰性乳がんの発症抑制にも関与することが報告されている[18~21].

これまで妊娠授乳期乳がんの予後は不良とされていたが，年齢や病理学的特徴をマッチさせた解析では非妊娠期乳がんと予後に差がないとされている．しかしながら，妊娠授乳期乳がんの死亡リスクは出産後一定期間において高い水準で推移し，その後徐々に低下していくことが報告されている．出産後2年以内に発症した乳がんの死亡リスクは未経産婦に比して2倍以上とする報告が多く，その中でも出産後4~6カ月での発症で死亡リスクがもっとも高い[15, 16, 22~26]. 一方で死亡リスクの上昇は出産後10年程度続くとされ，その後は未経産婦と同等の水準へ低下する[16, 22, 23, 27].

妊娠授乳期が乳がん予後に及ぼすメカニズムについても現時点ではいまだ明らかになっていない．妊娠関連ホルモンによる影響，発見・診断の遅れといった乳がんの悪性度や病期を悪化させる可能性のほかに，断乳後に乳腺が急激に退縮する現象が炎症および創傷治癒過程に類似しているために，その際に放出されるさまざまな因子，微小環境が腫瘍の増殖・転移促進に寄与している可能性を指摘しているグループもある[28].

第 2 章 ■ 女性ホルモンとがん

3）妊娠授乳期乳がんの診断・治療について

　乳がんが疑われる病変に対しては，超音波検査およびマンモグラフィ検査を実施し，生検検査で確定診断を得る．病変の広がり把握には，胸部 X 線検査・上腹部の超音波検査・骨 MRI もしくは骨シンチグラフィを用いる．妊娠中に手術療法は実施可能であるが，センチネルリンパ節生検を実施する場合，胎児への影響が危惧される色素法は禁忌でありラジオアイソトープ法を用いる．一方，妊娠中の放射線治療は禁忌である．妊娠前期の被曝は胎児奇形を誘発する可能性が，妊娠中期の被曝は胎児の精神発達に影響を及ぼす可能性が，妊娠後期の被曝は胎児の発がんを誘発する可能性がそれぞれ存在する．よって，出産後に実施される．術前および術後化学療法は，妊娠前期には流産，胎児死亡，先天異常の危険性が高く禁忌である．妊娠中期以降は実施可能であるが，出産の 3 週間前からは血液毒性の遷延が懸念されるため実施しない．授乳期に手術療法を考慮する場合には，乳汁分泌を止めた後に実施する必要がある．また，化学療法実施後 1 週間程度は授乳を控えることが推奨される．出産後には胎盤および胎児への転移を確認する必要がある．胎盤および胎児への転移は大変まれであるが，胎盤転移陽性例の約 20％に胎児転移が認められたとする報告がある[2,3]．

2. 妊娠授乳期の子宮頸がん　―病因論を中心に―

　子宮頸がんは全世界で毎年約 53 万人の新規罹患者が報告され，約 27 万人が死亡している[6]．わが国でも年間約 9 千人（上皮内がんを含めると約 1 万 8 千人）が新たに罹患し，2 千 7 百人が死亡している．30 歳代から 40 歳代に発症のピークがあり，40 歳未満の若年者における悪性腫瘍罹患率第 2 位の疾患である[1,7]．

　わが国では，「妊娠初期の子宮がん検診（細胞診）は標準的検査」との厚生労働省雇用均等・児童家庭局母子保健課長通知が示されており，妊娠女性に対しては妊娠初期に子宮頸部細胞診が実施されている[29]．この検査により細胞診異常が指摘される頻度は全妊娠の 1〜5％，子宮頸がんの診断に至る割合は 0.01％程度である．他方，子宮頸がん全体の約 3％は妊娠中に発見されている．

1）妊娠授乳期子宮頸がんの病因論

　子宮頸がんの 90％以上で高リスク型ヒトパピローマウイルス（human papillomavirus：HPV）の感染が確認され，病因として重要である．粘膜に感染する HPV のうち，子宮頸がんの発症リスクが高いものが高リスク型 HPV とよばれ，とくに HPV-16 および -18 が重要である[30]．新規 HPV は初交後 6 割以上に感染するが，大

多数は一過性で症状を伴わず 9 割以上が 2〜3 年以内に自然治癒する．12 カ月を超える持続感染はがん化のリスクが高いとされ，前がん病変である子宮頸部異型性から上皮内がん（cervical intraepitherial neoplasia：CIN）を経て最終的に浸潤がんへと進行する．HPV の初回感染から子宮頸がん発症までは数年から数十年の期間を要する．

　HPV は傷などを介して子宮頸部境界領域の重層扁平上皮の基底細胞に感染する．HPV 遺伝子のうち，E6 は p53 の不活化やテロメラーゼ活性化を，E7 は Rb ファミリー蛋白を不活化しており，子宮頸がんのがん化およびがん形質の維持における責任遺伝子と考えられている．CIN1 においては，基底細胞における E6 や E7 などのウイルス遺伝子発現は低く，細胞分裂像も基底細胞層に限られている．しかしながら基底細胞層で E6 や E7 の発現増加が何らかの原因で生じると，傍基底細胞層や有棘細胞層でも分裂像を示すようになり，CIN2 から CIN3 へと進展する．また，HPVに繰り返し暴露されることにより幹細胞へ感染する機会が増え持続的な感染状態となる．さらに HPV-DNA の宿主染色体への組み込みが起こる．これにより，E6/E7蛋白が恒常的に過剰産生されるようになったり，HPV が組み込まれた異型細胞のクローナルな増殖や遺伝子の不安定性，遺伝子変異を誘発し，がん化へと向かう．また，分化細胞ではウイルスゲノムが数千倍に複製増殖され，キャプシド（外殻）蛋白である L1 および L2 蛋白の発現が誘導，溶解感染状態となりウイルス粒子の産生およびウイルスが放出され周辺や別の個体へ感染するようになる．

　HPV ワクチンは HPV の DNA から L1 蛋白のみを採取した外殻のみのウイルス様粒子を抗原としている．HPV ワクチン接種により誘導された血清中和 HPV IgG 抗体が中和抗体として作用し，HPV の頸部上皮への持続的な感染を阻止する．

　妊娠期の子宮頸がんは非妊娠期と臨床病理学的特徴に差はみられない．早期での発見が多いことから妊娠期の子宮頸がんの予後は良好とされるが，病期を揃えた解析において予後に差はみられない[3]．

2）妊娠授乳期子宮頸がんの診断・治療について

　前述したように，わが国では妊娠初期に子宮頸部細胞診が実施されている．細胞診で異型性以上の病変と診断された場合にはコルポスコピー（腟拡大鏡検査）および組織診が実施される．病変が子宮頸部異型性もしくは CIN であれば，妊娠中も 2〜4 カ月ごとに細胞診など慎重な経過観察を行い病変の進展がないことを確認する．これは，妊娠中に発見される CIN のうち約半数は low grade であり，ほとんどが不変もしくは退縮し進行したものは約 5％であること，high grade の病変であっても持続する病変は 3 割程度で進行するのは 10％程度と低いためである[5]．CIN で

第2章 ■ 女性ホルモンとがん

は経腟分娩が広く実施され，分娩後4～8週間後に再び細胞診・コルポスコピー・組織診などで病変の再評価を実施する必要がある．CINは分娩後に自然退縮することも報告されている[31～36]．一方，病変が子宮頸がんと診断された場合には，病期に応じた治療が実施される．0期で浸潤がんを疑う所見がなければ，慎重な経過観察のもとで分娩後まで子宮頸部円錐切除術を回避することも可能である．微小浸潤がんが疑われる場合や上皮内腺がんの場合には，子宮頸部円錐切除術が実施される．その結果，円錐切除標本がIa1期までで脈管侵襲が陰性であれば，子宮頸部円錐切除術のみで経過をみることが可能である．Ia1期で妊娠継続が可能な場合には自然分娩が可能であるが，経腟分娩では腫瘍からの出血や会陰切開部への播種などが起こる可能性がある．帝王切開で胎児を娩出する場合には同時に頸がんの根治手術を実施する場合が多い．Ia1期で脈管侵襲が陽性の場合やIa2期以上であれば，一般に妊娠継続は不可能である．しかしながら，本人の希望に応じて妊娠の継続もありうる[29,37]．

おわりに

　妊娠授乳期の悪性腫瘍として重要な乳がんおよび子宮頸がんについて，その病因論や臨床病理学的特徴を述べた．妊娠自体が悪性腫瘍の自然史や予後に関与することはなく，妊娠中絶により悪性腫瘍の予後改善に寄与しないことがわかっている[4]．妊娠の継続が再発リスクを高めることもない．

　妊娠授乳期の悪性腫瘍は若年発症であり治療に伴う晩期有害事象のみならず，胎児の取り扱いや小さい子供を抱えるなどライフスタイルの問題をも数多く抱えることになる．これらに対する長期的なサポートも欠かせない．

（永妻晶子，清水千佳子）

文献

1) 厚生労働省：人口動態統計. 2011
2) Amant F, Loibl S, Neven P, et al: Breast cancer in pregnancy. Lancet 379: 570-579, 2012
3) Lishner M: Cancer in pregnancy. Ann Oncol 14 (Suppl 3): iii31-36, 2003
4) Pentheroudakis G: Cancer and pregnancy. Ann Oncol 19 (Suppl 5): v38-39, 2008
5) Morice P, Uzan C, Gouy S, et al: Gynaecological cancers in pregnancy. Lancet 379: 558-569, 2012
6) Jemal A, Bray F, Center MM, et al: Global cancer statistics. CA Cancer J Clin 61: 69-90, 2011
7) Matsuda T, Marugame T, Kamo K, et al: Cancer incidence and incidence rates in Japan in 2006: based on data from 15 population-based cancer registries in the monitoring of cancer incidence in Japan（MCIJ）project. Jpn J Clin Oncol 42: 139-147, 2012
8) Kelsey JL, Gammon MD, John EM: Reproductive factors and breast cancer. Epidemiol Rev 15: 36-47,

1993

9) Albrektsen G, Heuch I, Hansen S, et al: Breast cancer risk by age at birth, time since birth and time intervals between births: exploring interaction effects. Br J Cancer 92: 167-175, 2005

10) Lambe M, Hsieh C, Trichopoulos D, et al: Transient increase in the risk of breast cancer after giving birth. N Engl J Med 331: 5-9, 1994

11) Liu Q, Wuu J, Lambe M, et al: Transient increase in breast cancer risk after giving birth: postpartum period with the highest risk (Sweden). Cancer Causes Control 13: 299-305, 2002

12) Collaborative Group on Hormonal Factors in Breast Cancer: Breast cancer and breastfeeding: collaborative reanalysis of individual data from 47 epidemiological studies in 30 countries, including 50302 women with breast cancer and 96973 women without the disease. Lancet 360: 187-195, 2002

13) Britt K, Ashworth A, Smalley M: Pregnancy and the risk of breast cancer. Endocr Relat Cancer 14: 907-933, 2007

14) Albrektsen G, Heuch I, Thoresen S, et al: Clinical stage of breast cancer by parity, age at birth, and time since birth: a progressive effect of pregnancy hormones? Cancer Epidemiol Biomarkers Prev 15: 65-69, 2006

15) Daling JR, Malone KE, Doody DR, et al: The relation of reproductive factors to mortality from breast cancer. Cancer Epidemiol Biomarkers Prev 11: 235-241, 2002

16) Phillips KA, Milne RL, Friedlander ML, et al: Prognosis of premenopausal breast cancer and childbirth prior to diagnosis. J Clin Oncol 22: 699-705, 2004

17) Pilewskie M, Gorodinsky P, Fought A, et al: Association between recency of last pregnancy and biologic subtype of breast cancer. Ann Surg Oncol 19: 1167-1173, 2012

18) Ma H, Bernstein L, Pike MC, et al: Reproductive factors and breast cancer risk according to joint estrogen and progesterone receptor status: a meta-analysis of epidemiological studies. Breast Cancer Res 8: R43, 2006

19) Ma H, Wang Y, Sullivan-Halley J, et al: Use of four biomarkers to evaluate the risk of breast cancer subtypes in the women's contraceptive and reproductive experiences study. Cancer Res 70: 575-587, 2010

20) Ursin G, Bernstein L, Lord SJ, et al: Reproductive factors and subtypes of breast cancer defined by hormone receptor and histology. Br J Cancer 93: 364-371, 2005

21) Xing P, Li J, Jin F: A case-control study of reproductive factors associated with subtypes of breast cancer in Northeast China. Med Oncol 27: 926-931, 2010

22) Johansson AL, Andersson TM, Hsieh CC, et al: Increased mortality in women with breast cancer detected during pregnancy and different periods postpartum. Cancer Epidemiol Biomarkers Prev 20: 1865-1872, 2011

23) Guinee VF, Olsson H, Moller T, et al: Effect of pregnancy on prognosis for young women with breast cancer. Lancet 343: 1587-1589, 1994

24) Phillips KA, Milne RL, West DW, et al: Prediagnosis reproductive factors and all-cause mortality for women with breast cancer in the breast cancer family registry. Cancer Epidemiol Biomarkers Prev 18: 1792-1797, 2009

25) Olson SH, Zauber AG, Tang J, et al: Relation of time since last birth and parity to survival of young women with breast cancer. Epidemiology 9: 669-671, 1998

26) Whiteman MK, Hillis SD, Curtis KM, et al: Reproductive history and mortality after breast cancer diagnosis. Obstet Gynecol 104: 146-154, 2004

27) Bladstrom A, Anderson H, Olsson H: Worse survival in breast cancer among women with recent childbirth: results from a Swedish population-based register study. Clin Breast Cancer 4: 280-285, 2003

28) Schedin P: Pregnancy-associated breast cancer and metastasis. Nature Review in Cancer 6: 281-291, 2006

29) 社団法人日本産科婦人科学会，社団法人日本産婦人科医会(編・監)：産婦人科診療ガイドライン-産科編 2011. 社団法人日本産科婦人科学会事務局，2011

30) Munoz N, Bosch FX, de Sanjose S, et al: Epidemiologic classification of human papillomavirus types associated with cervical cancer. N Engl J Med 348: 518-527, 2003

31) Chung SM, Son GH, Nam EJ, et al: Mode of delivery influences the regression of abnormal cervical cytology. Gynecol Obstet Invest 72: 234-238, 2011

32) Fader AN, Alward EK, Niederhauser A, et al: Cervical dysplasia in pregnancy: a multi-institutional evaluation. Am J Obstet Gynecol 203: 113 e111-116, 2010

第2章 ■ 女性ホルモンとがん

33) Kaneshiro BE, Acoba JD, Holzman J, et al: Effect of delivery route on natural history of cervical dysplasia. Am J Obstet Gynecol 192: 1452-1454, 2005

34) Strinic T, Bukovic D, Karelovic D, et al: The effect of delivery on regression of abnormal cervical cytologic findings. Coll Antropol 26: 577-582, 2002

35) Ueda Y, Enomoto T, Miyatake T, et al: Postpartum outcome of cervical intraepithelial neoplasia in pregnant women determined by route of delivery. Reprod Sci 16: 1034-1039, 2009

36) Yost NP, Santoso JT, McIntire DD, et al: Postpartum regression rates of antepartum cervical intraepithelial neoplasia II and III lesions. Obstet Gynecol 93: 359-362, 1999

37) 日本婦人科腫瘍学会(編):第9章妊娠合併頸癌の取り扱い.子宮頸癌治療ガイドライン2007年版,東京,金原出版,2007

7 がん患者における ホルモン補充療法の実際

はじめに

女性の平均寿命は 87.05 年（平成 27 年 7 月厚生労働省）と過去最高を更新し，がんの治療法が進歩したことにより，がんの手術〜治療後の QOL の向上が望まれている．

がんの手術や放射線療法，化学療法などにより，卵巣機能が抑制され，いわゆる卵巣欠落症状，脂質異常症，骨粗鬆症が出現し，QOL が著しく低下することがある．この際，ホルモン補充療法（hormone replacement therapy：HRT）が考慮される．子宮残存症例ではエストロゲン・黄体ホルモン併用療法（estrogen/progestogen therapy：EPT）を，子宮摘出症例ではエストロゲン単独療法（estrogen replacement therapy：ERT）が原則となる．

1. 各がんの治療後の HRT

1）子宮頸がん

子宮頸部に発生する子宮頸がんは，扁平上皮がんと頸部腺がんに分類される．

扁平上皮がんの発生はヒトパピローマウイルス（human papillomavirus：HPV）の持続感染が原因であり，女性ホルモンの影響はないものと考えられており，HRT による再発リスクは変化しないと考えられる[1]．エストロゲン受容体（ER）は子宮頸部扁平上皮がん細胞にも発現しているが，臨床的にはエストロゲン依存性腫瘍とは考えられておらず，HPV へのエストロゲンの影響は知られていない[2]．

臨床進行期 I〜II 期の子宮頸がんの治療後における HRT の影響を検討したコホート研究では 5 年生存率や無増悪生存期間には有意差がないと報告されている[3]．

子宮頸がんの放射線療法の HRT においては子宮内膜がエストロゲンに反応する可能性があるため，EPT が勧められる[1]．

2）子宮体がん

手術の際，転移の可能性を考慮し両側卵巣摘出術を施行されることが多く，術後の卵巣欠落症状による QOL 低下が問題となる．

105

第2章 ■ 女性ホルモンとがん

ほとんどの子宮内膜がんは類内膜腺がんであるが，ER をもたない漿液性腺がん，明細胞がんは HRT によるリスクを考慮しなくてもよい[4]．

子宮内膜がんに関しては，ホルモン依存性のがんではあるが，治癒が期待できる I〜II 期のがんの治療後には，HRT を行っても再発リスクは変わらないという報告[2,5〜8]，HRT 群の方が再発リスクが低いという報告[9,10]もある．わが国の検討[11〜13]でも再発率・生存率には有意差なしという結果であり，一般女性の適応と禁忌に従って EPT・ERT が可能であるといえる．一方で，エストロゲン依存性の再発がんと，寛解に至らない進行がんについては，禁忌である[14]．

3）卵巣がん

卵巣がんは治療後の ERT はランダム化比較試験（RCT）[15]においても，観察研究[16,17]でも無病生存期間，全生存期間に影響を与えなかったと報告されており，治療後の HRT が予後に悪影響を及ぼすというデータはないようである．一部のエストロゲン産生・依存性の腫瘍（顆粒膜細胞腫）では，避けた方がよいと考えられる[18]．また，遺伝性乳がん・卵巣がん（hereditary breast and ovarian cancer：HBOC）が懸念される症例には，*BRCA1* 変異を有する閉経後女性の症例対照試験[19]では予防的付属器摘出術後の HRT は乳がん発症のリスクを上昇させなかったとされている．

4）乳がん

乳がん治療後における HRT の再発リスクについては，RCT のメタアナリシス[20]，その後の RCT[21]でも再発率の有意な上昇を認めており，禁忌と考えられている[22]．しかしながら，最近では乳がん術後に不妊治療も行われるようになり（詳細は別稿に譲るが），期間限定ではあるがホルモン補充が行われているのが実情である．

おわりに

最近では代替療法として大豆イソフラボン等の有効性に関するメタアナリシス[23]も出ている．乳がん治療後のイソフラボン摂取は，乳がん再発のリスクを減少させる可能性がある[24]といわれており，今後のエビデンスの構築が期待されている．

がんに対する治療の進歩に伴い，がん治療後の QOL の向上が望まれている．

各がんの種類，組織型，分化度，進行期，年齢，合併症などを勘案し，リスクとベネフィットを十分説明し，同意を得たうえで HRT を行うべきである．

（松　敬文）

7 がん患者におけるホルモン補充療法の実際

文献

1) Singh P, Oehler MK: Hormone replacement after gynecological cancer. Maturitas 65: 190-197, 2010

2) Guidozzi F: Estrogen therapy in gynecological cancer survivors. Climacteric 16: 611-617, 2013

3) Ploch E: Hormone replacement therapy in patients after cervical cancer treatment. Gynecol Oncol 26: 169-177, 1987

4) Biliatis I, Thomakos N, Rodolakis A, et al: Safety of hormone replacement therapy in gynecological cancer survivors. J Obstet Gynecol 32: 321-325, 2012

5) Lee RB, Burke TW, Park RC: Estrogen replacement therapy following treatment for stageⅠ endometrial carcinoma. Gynecol Oncol 36: 189-191, 1990

6) Chapman JA, DiSaia PJ, Osann K, et al: Estrogen replacement in surgical stageⅠ andⅡ endometrial cancer survivors. Am J Obstet Gynecol 175: 1195-1200, 1996

7) Ayhan A, Taskiran C, Simsek S, et al: Does immediate hormone replacement therapy affect the oncologic outcome in endometrial cancer survivors? Int J Gynecol Cancer 16: 805-808, 2006

8) Barakat RR, Bundy BN, Spirtos NM, et al: Randomized double-blind trial of estrogen replacement therapy versus placebo in stageⅠ orⅡ endometrial cancer: a Gynaecologic Oncology Group study. J Clin Oncol 24: 587-592, 2006

9) Creasman WT, Henderson D, Hinshaw W, et al: Estrogen replacement therapy in the patient treated for endometrial cancer. Obstet Gynecol 67: 326-330, 1986

10) Suriano KA, McHale M, McLaren CE, et al: Estrogen replacement therapy in endometrial cancer patients: a matched control study. Obstet Gynecol 95: 555-560, 2001

11) 安田雅弘, 倉林工, 八幡哲郎, 他：子宮内膜癌Ⅰ期症例に対するホルモン補充療法. 臨産婦 49:1671-1674, 1995

12) 横沢協子, 照屋陽子, 宮良美代子, 他：子宮体癌治療後のホルモン補充療法について. 日産婦沖縄地方部会誌 21：24-27, 1999

13) 永田英明, 野崎雅裕, 江上りか, 他：子宮体癌治療後患者に対する女性ホルモン補充療法の有用性に関する検討. 日産婦誌 53：391, 2000

14) 結合型エストロゲン製剤プレマリン錠®0.625mg 添付文書. 2013年12月改定(第13版)

15) Guidozzi F, Daponte A: Estrogen replacement therapy for ovarian carcinoma survivors: A randomized controlled trial. Cancer 86: 1013-1018, 1999

16) Ursic-Vrscaj M, Bebar S, Zakelj MP: Hormone replacement therapy after invasive ovarian serous cystadenocarcinoma treatment: the effect on survival. Menopause 8: 70-75, 2001

17) Hopkins ML, Fung MF, Le T, et al: Ovarian cancer patients and hormone replacement therapy: a systematic review. Gynecol Oncol 92: 827-832, 2004

18) Singh P, Oehler MK: Hormone replacement after gynecological cancer. Maturitas 65: 190-197, 2010

19) Eisen A, Lubinski J, Gronwald J, et al: Hereditary Breast Cancer Clinicak Study Group: Hormone therapy and the risk of breast cancer in BRCA1 mutation carriers. J Natl Cancer Inst 100: 1361-1367, 2008

20) Col NF, Kim JA, Chlebowski RT: Menopausal hormone therapy after breast cancer: a meta-analysis and critical appraisal of the evidence. Breast Cancer Res 7: R535-540, 2005

21) Holmberg L, Iversen OE, Rudenstam CM, et al: HABITS Study Group: Increased risk of recurrence after hormone replacement therapy in breast cancer survivors. J Natl Cancer Inst 100: 475-482, 2008

22) 日本乳癌学会 (編)：科学的根拠に基づく乳癌診療ガイドライン 1治療編 2011年版. 金原出版, 東京, 2011

23) Nelson HD, Vesco KK, Haney E, et al: Nonhormonal therapies for menopausal hot flushes: systematic review and meta-analysis. JAMA 295: 2057-2071, 2006

24) 日本乳癌学会 (編)：科学的根拠に基づく乳癌診療ガイドライン 2疫学・診断編 2013年版. 金原出版, 東京, 2013

ラーニングポイント

第2章 女性ホルモンとがん

■ **看護師の立場から**

本章では，女性ホルモンとがん（とくに乳がん，子宮頸がん，子宮体がん，卵巣がん）の罹患との関連と，それぞれの治療について概説している．

日本では，増加の一途をたどる乳がん罹患の要因に関連する知識は，乳がん患者およびその家族の関心事である．さらに，女性ホルモン剤投与とがんとの関連については，Women's Health Initiativesの報告以降，重大事項となっている．本章の内容は，患者および家族のそれらに関する疑問や不安に対応する看護師にとって，エビデンスに基づく情報提供の基盤となる知識として重要である．

女性ホルモン依存性の疾患（月経困難症や更年期障害など）に対して，女性ホルモンを投与する治療は，有効的な治療法である．一方で，がんの罹患との関連が検討されている状況であり，治療選択を難しくしている．女性の健康状況やQOLを前提に，エビデンスをふまえた治療のリスクとベネフィット，さらには価値観をふまえた治療選択をチームで支援するためには，看護師も適切な情報提供のための知識を備える必要がある．とくに，看護においては，妊娠・出産期だけでなく，女性の生涯に応じた健康管理と疾病管理を捉えるWomen's Health Careが重要視されている．子宮内膜症，不妊治療，更年期障害のように女性の生涯にわたるホルモンバランスを考慮したトータルケアにおいて，Women's Health Careとしての包括的見解は重要である．看護師の相談外来が増える中，治療選択における意思決定支援に向け，これらの知識を備えることは必須になると考える．

また，妊孕性温存の考慮のように，診断時から術前治療，手術療法，術後治療に至るまで，治療期においてもこの包括的見解は重要となり，患者の背景を含めた継続的な見解から捉える必要がある．また妊孕性温存だけでなく，手術後の卵巣欠落症状，排泄障害など多様な合併症や後遺症の課題もある．チーム医療により，女性の生涯をふまえたトータルケアの実現に向け，その体制を整えることが近々の課題である．

（飯岡由紀子）

第3章

がんの治療と
女性ホルモンへの影響

第3章 ■ がんの治療と女性ホルモンへの影響

1 **手術**

はじめに

　エストロゲンは，女性のライフサイクルにおいてもっとも重要なホルモンである．性成熟期女性の卵巣重量は約14 gであるが，50歳以後に萎縮し，1/7の重量にまで減少する．また，血中エストロゲン濃度は，女性では閉経後に急激に減少し，55歳以後では同年代の男性よりも低値になることが知られている[1]．閉経後女性は男性と比較して，男性ホルモンが低いだけでなく，女性ホルモンも低く，非常に低い性ホルモン状態にさらされることが特徴であり，このことは骨粗鬆症や脂質異常症，心血管系疾患などのさまざまな疾患の1つの背景として重要である．

　本節では，卵巣摘出によるエストロゲンの減少と，それが大きな原因となって発症する骨粗鬆症や脂質異常症，心血管系疾患などの疾患について述べるとともに，有経および閉経後女性における両側卵巣摘出のもたらす影響についても言及する．

1. 婦人科疾患に対する外科手術

　婦人科がん手術では，子宮体がんや卵巣がん，もしくは一部の子宮頸がんの治療適応のために両側卵巣を摘出する場合がある．両側卵巣を摘出した場合，自然閉経よりもより高度な更年期障害が認められるなど，QOLが低下することは知られているが，近年，卵巣摘出は生命予後にも大きく影響することが明らかになってきた．大規模な臨床研究で，45歳未満で両側卵巣を摘出すると，同年代の卵巣温存群と比較して有意に生存率が低下すること（図1）[2]や，50歳未満で両側卵巣を摘出した場合には，有経女性と比べて有意に心血管系疾患が増加することが報告されている（図2）[3]．したがって，手術により閉経になった場合，原疾患のフォローアップのみならず，卵巣摘出によるその後の影響についても注意しておく必要がある．

110

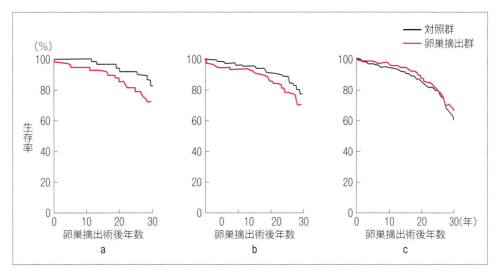

図1 卵巣摘出時年齢と生存率

a：＜45歳
　　HR：1.96（95% CI 1.28-3.01），p＝0.002
b：45-50歳
　　HR：1.17（95% CI 0.90-1.53），p＝0.24
c：＞50歳
　　HR：0.90（95% CI 0.70-1.17），p＝0.44

45歳未満で両側卵巣摘出を行うと対照群に比較し，有意に生存率が低下した．
［Rocca WA, et al: Survival patterns after oophorectomy in premenopausal women: a population-based cohort study. Lancet Oncol 7(10)：821-828, 2006 より引用］

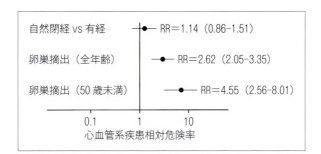

図2 卵巣摘出と心血管系疾患のリスク

卵巣摘出は心血管系疾患のリスクになることに関するメタ解析結果．1966〜2004年の間に発表された18論文に基づくメタ解析．50歳未満での卵巣摘出は，心血管系疾患の相対危険率（RR）が4.55と大幅な増加がみられ，どの年齢での卵巣摘出でも，RR＝2.62と有意な増加が観察された．

2. 両側卵巣摘出によるホルモン環境の変化と合併症について

1）更年期障害

　自然閉経の場合，年齢とともに徐々に卵巣機能は低下する．更年期の早期の症状としてはホットフラッシュや肩こりなどがみられ，その後，萎縮性腟炎による性交痛などが生じ，さらに時間の経過とともに骨粗鬆症や心血管系疾患などQOLに大きな影響を与える疾患が増加する．

　卵巣摘出による外科的閉経は自然閉経と比較して更年期症状の発現頻度が高くより重症であること[4]，性機能の低下もより高頻度であることが報告されている[5]．つまり，卵巣摘出による閉経は自然閉経と比べてQOLを低下させるといえる．

2）骨粗鬆症

　女性の骨密度（bone mineral density：BMD）は20歳前後で最大となり，44歳までは一定に保たれる．その後，エストロゲンの減少に伴い45歳頃から骨量の減少がみられはじめ，さらに閉経後はエストロゲンが大幅に減少するとともに骨量も急激に減少する．このように，骨量とエストロゲンは密接に関係している．そのことを反映して骨粗鬆症の有病率は，男女とも年齢とともに増加するが，男性に比べて女性の有病率は閉経後に急増し，70歳代では40％，80歳代では50％に及ぶ（図3）[6]．骨粗鬆症の有病率の増加を反映して骨折率も増加する．骨粗鬆症に起因する骨折の

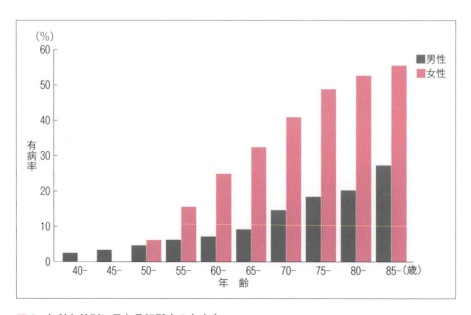

図3　年齢と性別に見た骨粗鬆症の有病率
［山本逸雄：骨粗鬆症人口の推定 —骨粗鬆症の治療に関するガイドラインより：日本骨代謝学会診断基準における成績を基準とした推定—．Osteoporosis Japan 7：10-11，1999より引用］

中でもっとも頻度の高い脊椎骨折を男女間で比較すると，各年代を通じて女性における骨折率が男性の約2倍であると報告されている[7]．

骨量の維持には，骨形成を行う骨芽細胞と骨吸収を行う破骨細胞が関わっている．正常な状態では，破骨細胞による骨吸収により骨組織が融解し，骨芽細胞の働きでその分だけ新しい骨組織が形成されることで骨量を維持している．閉経前は骨吸収と骨形成はバランスのとれた状態にあるが，閉経後は骨形成よりも骨吸収が亢進した状態になり骨量の急激な減少がおこる．エストロゲンは単球やマクロファージなどの免疫系細胞に作用し，Interleukin（IL）-1，IL-6，IL-7，tumor necrosis factor（TNF）-α の産生を抑制することで，造血幹細胞由来の破骨細胞の分化，成熟を抑制している．また，破骨細胞の成熟には骨芽細胞から産生される RANKL（receptor activator of NF-κB ligand）と破骨細胞の RANK との相互作用が必要である．エストロゲンは骨芽細胞に作用し，破骨細胞の成熟に必要な RANKL の作用を阻害するオステオプロテゲリン（osteoprotegerin：OPG）産生を促している[8]．さらにエストロゲンは，破骨細胞における Fas 経路を介したアポトーシス誘導作用も有している[9]．エストロゲンの欠乏により，破骨細胞の分化，成熟を抑制できなくなるとともに，アポトーシスも誘導できなくなるため，破骨細胞の数を減らすことができなくなる．そのため閉経後は骨形成に比較し骨吸収が促進されるため骨量が減少する（図4）．

自然閉経後最初の5年間では，1年間の骨塩量減少率は2.5～3%といわれている[10,11]．また，45歳以前での両側卵巣摘出に伴うエストロゲンの欠乏は，骨粗鬆症の独立したリスクファクターであることが知られている[12]．実際に閉経後女性にエストロゲンを補充することで，大腿骨頸部骨折や，脊椎骨折がプラセボと比較して，約40%減少することが，大規模研究で報告されている[13]．

また，われわれの検討では，骨塩量は両側の卵巣を摘出すると，術前，術後1年でそれぞれ，1.032 ± 0.142，$0.963 \pm 0.141 \, \mathrm{g/cm^2}$（減少率 $6.7 \pm 3.0\%$）と有意に減少したが，卵巣を温存した場合は有意な変化を認めなかった[14]（図5）．

3）脂質異常症

エストロゲンは脂質代謝にも関与することが知られている[15]．エストロゲンは肝臓での low density lipoprotein（LDL）受容体の数を増加させ，low density lipoprotein cholesterol（LDL-C）の取り込みを促進する．また，エストロゲンはコレステロール合成経路の律速酵素である hydroxymethylglutaryl-coenzyme A（HMG-CoA）還元酵素の活性を抑制する．HMG-CoA 還元酵素の活性化は adenosine monophosphate（AMP）キナーゼが関与しており，AMP キナーゼにより HMG-CoA

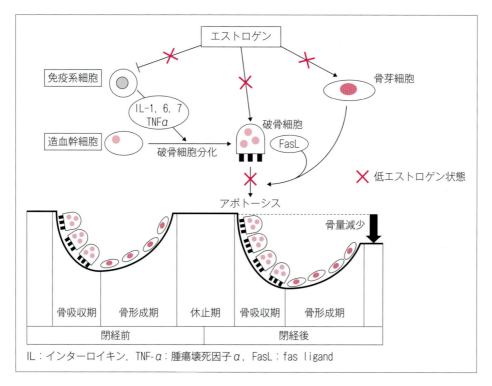

図4　エストロゲンと閉経前後における骨のリモデリング変化
エストロゲンは破骨細胞の分化・成熟の抑制およびアポトーシス誘導に関与するが，エストロゲンが減少すると破骨細胞の抑制系が解除され，骨吸収が亢進する．

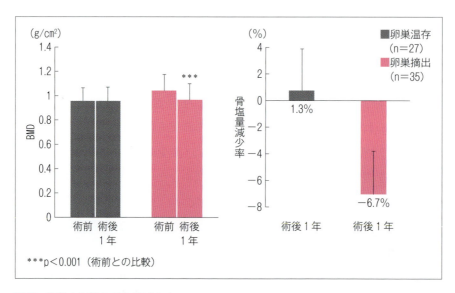

図5　術後1年間の骨塩量減少率
術前有経の患者を両側卵巣摘出の有無により，卵巣温存群と卵巣摘出群の2群に分けて，骨塩量を比較検討した．骨塩量は，卵巣摘出群では，術前，術後1年でそれぞれ，1.032±0.142，0.963±0.141 g/cm² と有意に減少し，減少率は6.7±3.0%であった．

還元酵素の872番目のセリン残基がリン酸化されると活性が低下する[16]．肝臓でのコレステロール合成抑制と，血中LDL-Cの取り込みを促進することで，エストロゲンは血中LDL-C濃度を調整している．更年期以降ではエストロゲン分泌の減少によりこれらの脂質代謝経路が正常に機能せず，脂質異常症を呈するようになる．

われわれの検討によると，LDL-C値は，両側の卵巣を摘出すると，術前，術後半年，術後1年でそれぞれ，99.7±28.3，108.3±33.8，112.7±28.7 mg/dlで術後半年から有意に増加したが，卵巣を温存した場合は増加しなかった[14]．このことからも両側の卵巣を摘出して閉経するとLDL-Cが増加することがわかる．

4）心血管系疾患

女性は閉経前には男性に比べて血圧は低いが，閉経後に上昇する．40歳代では約14％であった高血圧の罹患率は，50歳代で約40％，60歳代で約58％と急増する[17]．エストロゲンの減少により，一酸化窒素（NO）の産生低下がおこり，酸化ストレスの増加，腎血管攣縮がおこり，高血圧を呈すると考えられる[18]．

年齢と性別に，心血管系疾患の発生頻度について調べたFramingham Studyによると，女性では閉経前では心血管系疾患がほとんどみられないのに対し，閉経後に急激に増加し，最終的には，同年代の男性の発生頻度に追いつく（図6）[19]．このことは，閉経，すなわち，エストロゲンの欠乏が心血管系疾患のリスクになることを強く示唆する．

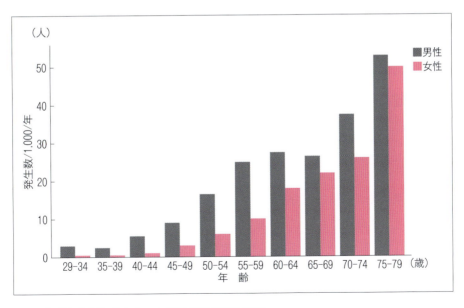

図6　年齢と性別に見た心・血管系疾患の発生頻度

[Kannel WB, et al: Menopause and risk of cardiovascular disease: the Framingham study. Ann Intern Med 85(4): 447-452, 1976 より引用]

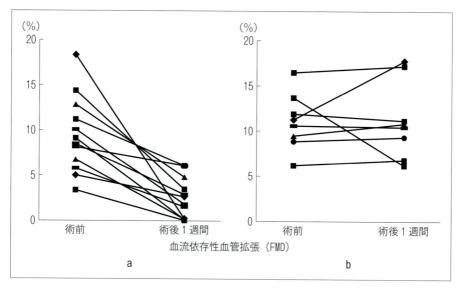

図7　卵巣摘出が血流依存性血管拡張に及ぼす影響
a：卵巣摘出群．p＝0.0002
b：卵巣温存群．NS
婦人科手術時に卵巣温存群と卵巣摘出群の患者で，術前，術後1週目に血管拡張（FMD）を比較した．卵巣摘出群では術後わずか1週間でFMDは有意に低下した．
[Ohmichi M, et al: Rapid changes of flow-mediated dilatation after surgical menopause. Maturitas 44（2）：125-131, 2003 より引用]

　両側卵巣摘出により，血管内皮機能を反映する血流依存性血管拡張（flow-mediated vasodilatation：FMD）は，術後，わずか1週間で有意に低下する．一方，卵巣を温存した場合は，術後のFMDの低下は観察されなかった（図7）[20]．この結果は，両側卵巣摘出によるエストロゲンの欠乏が，血管内皮細胞からのNOの産生低下を惹起し，血管の拡張能が障害されたことを示唆する．

3. 閉経後の両側卵巣摘出について

　一般に，閉経後の卵巣は内分泌器官としての機能は消失すると考えられている．しかし，最近，閉経後であっても卵巣は男性ホルモンを分泌しており，この機能は閉経後10年にも及ぶことが報告された．閉経後に卵巣を摘出すると，血清中のテストステロンとエストロン濃度が有意に減少する[21]．閉経後の卵巣から分泌されたアンドロステンジオンやテストステロンが，脂肪組織でアロマターゼによりエストロンやエストラジオールに変換され，閉経後女性の骨代謝に影響を与えている可能性が考えられる．

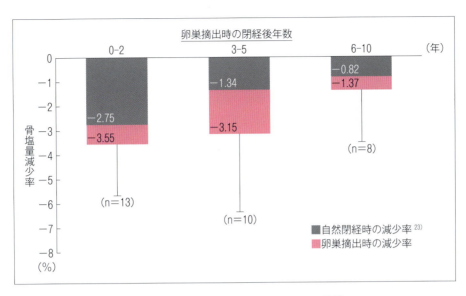

図8 自然閉経と閉経後女性の卵巣摘出による骨塩量減少率の比較

自然閉経の年数が，0〜2，3〜5，6〜10年経過した時点における年間骨塩量減少率は，それぞれ，2.75％，1.34％，0.82％である[23]．この閉経後年数と同じ年数を経過した閉経後女性に両側卵巣摘出を行うと，1年間の骨塩量減少率は，3.55％，3.15％，1.37％であった．

閉経後の両側卵巣摘出と骨塩量・骨折リスクについてはさまざまな報告がある．閉経後に両側卵巣摘出した女性における累積骨折率は，予測値よりも54％増加し，閉経後の両側卵巣摘出により骨折リスクが増加する[22]．

自然閉経の年数が，0〜2，3〜5，6〜10年経過した時点における年間骨塩量減少率は，それぞれ，2.75％，1.34％，0.82％である[23]．われわれの行った研究によると，この閉経後年数と同じ年数を経過した閉経後女性に両側卵巣摘出を行うと，1年間の骨塩量減少率は，それぞれ3.55％，3.15％，1.37％であった（図8）[14]．これは従来報告されている自然閉経からの年数別の減少率と比較し，どの閉経後年数においてもより低下していた．これらの研究は同時に行われた研究ではないので，単純に比較できないが，閉経後であっても，両側卵巣摘出により骨塩量減少率が加速することが示唆される．閉経後に両側卵巣摘出を受けた女性は，閉経後骨粗鬆症のハイリスク群と意識して管理することが必要であると思われる．

まとめ

閉経後は骨粗鬆症や脂質異常症，心血管系疾患が増加するが，閉経前はもちろん，閉経後でも卵巣を摘出することは，これらの疾患の進行をさらに助長する可能性が

第3章 ■ がんの治療と女性ホルモンへの影響

ある.

　両側卵巣摘出により閉経になった場合，原疾患による患者予後に加えて，両側卵巣摘出によりその後の QOL や生命予後に大きな影響を及ぼす，という認識を産婦人科医は新たにすることが重要である.

　術後に原疾患のフォローアップを行うことは，もちろん重要であるが，それ以外に定期的な健診を通して，トータルなヘルスケアを行うことが両側卵巣摘出術後患者の QOL 向上に寄与できるのではないかと考える.

（吉田隆之，鈴木聡子，高橋一広，倉智博久）

文献

1) Khosla S, Melton LJ 3rd, Atkinson EJ, et al: Relationship of serum sex steroid levels and bone turnover markers with bone mineral density in men and women: a key role for bioavailable estrogen. J Clin Endocrinol Metab 83: 2266-2274, 1998

2) Rocca WA, Grossardt BR, de Andrade M, et al: Survival patterns after oophorectomy in premenopausal women: a population-based cohort study. Lancet Oncol 7(10): 821-828, 2006

3) Atsma F, Bartelink ML, Grobbee DE, et al: Postmenopausal status and early menopause as independent risk factors for cardiovascular disease: a meta-analysis. Menopause 13(2): 265-279, 2006

4) Ozdemir S, Celik C, Gorkemli H, et al: Compared effects of surgical and natural menopause on climacteric symptoms, osteoporosis, and metabolic syndrome. Int J Gynaecol Obstet 106: 57-61, 2009

5) Madalinska JB, Hollenstein J, Bleiker E, et al: Quality-of-life effects of prophylactic salpingo-oophorectomy versus gynecologic screening among women at increased risk of hereditary ovarian cancer. J Clin Oncal 23: 6890-6898, 2005

6) 山本逸雄：骨粗鬆症人口の推定 ―骨粗鬆症の治療に関するガイドラインより：日本骨代謝学会診断基準における成績を基準とした推定―. Osteoporosis Japan 7：10-11, 1999

7) Fujiwara S, Kasagi F, Masunari N, et al: Fracture prediction from bone mineral density in Japanese men and women. J Bone Miner Res 18: 1547-1553, 2003

8) Riggs BL: The mechanisms of estrogen regulation of bone resorption. J Clin Invest 106(10): 1203-1204, 2000

9) Nakamura T, Imai Y, Matsumoto T, et al: Estrogen prevents bone loss via estrogen receptor alpha and induction of Fas ligand in osteoclasts. Cell 130(5): 811-823, 2007

10) Pouilles JM, Tremollieres F, Ribot C: The effects of menopause on longitudinal bone loss from the spine. Calcif Tissue Int 52: 340-343, 1993

11) Ahlborg HG, Johnell O, Nilsson BE, et al: Bone loss in relation to menopause: a prospective study during 16 years. Bone 28: 327-331, 2001

12) Gallagher JC: Effect of early menopause on bone mineral density and fractures. Menopause 14: 567-571, 2007

13) Rossouw JE, Anderson GL, Prentice RL, et al: Risks and benefits of estrogen plus progestin in healthy postmenopausal women: principal results From the Women's Health Initiative randomized controlled trial. JAMA 288(3): 321-333, 2002

14) Yoshida T, Takahashi K, Yamatani H, et al: Impact of surgical menopause on lipid and bone metabolism. Climacteric 14(4): 445-452, 2011

15) Mendelsohn ME, Karas RH: The protective effects of estrogen on the cardiovascular system. N Engl J Med 340(23): 1801-1811, 1999

16) Trapani L, Pallottini V: Age-related hypercholesterolemia and HMG-CoA reductase dysregulation: Sex does matter (a gender perspective). Curr Gerontol Geriatr Res 2010: 420139, 2010

17) 厚生労働省，平成18年国民健康栄養調査

18) Keiko U: Gender difference menopause. Nippon Rinsho 67: 636-639, 2009

1 手術

19) Kannel WB, Hjortland MC, McNamara PM, et al: Menopause and risk of cardiovascular disease: the Framingham study. Ann Intern Med 85(4): 447-452, 1976

20) Ohmichi M, Kanda Y, Hisamoto K, et al: Rapid changes of flow-mediated dilatation after surgical menopause. Maturitas 44(2): 125-131, 2003

21) Fogle RH, Stanczyk FZ, Zhang X, et al: Ovarian androgen production in postmenopausal women. J Clin Endocrinol Metab 92: 3040-3043, 2007

22) Melton LJ 3rd, Khosla S, Malkasian GD, et al: Fracture risk after bilateral oophorectomy in elderly women. J Bone Miner Res 18: 900-905, 2003

23) Chaki O, Yoshikata I, Kikuchi R, et al: The predictive value of biochemical markers of bone turnover for bone mineral density in postmenopausal Japanese women. J Bone Miner Res 15: 1537-1544, 2000

第 3 章 ■ がんの治療と女性ホルモンへの影響

2 抗がん剤

はじめに

　抗がん剤治療は卵巣機能に影響を与えることが知られている．本節では，抗がん剤治療による卵巣機能抑制とホルモン環境の変化，抗がん剤治療による無月経の影響，抗がん剤治療中の卵巣機能温存［ゴナドトロピン放出ホルモンアゴニスト（Gonadotropin releasing hormone agonist：Gn-RHa）製剤投与など］，さらには抗がん剤治療を受けたがんサバイバーでの問題について概説する．

1. 抗がん剤治療による卵巣機能抑制とホルモン環境の変化

　多くの抗がん剤は細胞分裂中の細胞に作用する．したがって，顆粒膜細胞や莢膜細胞などの卵細胞は他の卵細胞と比してより強い影響を受ける．また，抗がん剤治療によって下垂体が障害を受けることにより，ゴナドトロピン分泌不全による排卵障害が起きる場合もある．

　若年者（40歳以下）では抗がん剤治療中に無月経を発症しても血中ゴナドトロピン濃度は高く保たれ，抗がん剤治療終了後数カ月～1年程度で月経が再開し妊娠が可能となる場合が多い．ただし，月経再開が必ずしも妊孕能の保持を意味しているわけではないため，注意を要する．40歳以上でも月経が再開する場合もあるが，再開する割合は20%以下との報告が多い．

　卵巣機能に影響を及ぼす化学療法剤を表1に示す[1]．シクロホスファミドに代表されるアルキル化剤は DNA 結合を解除し1本鎖 DNA の破壊を引き起こし卵細胞などに影響を与える．影響の大きさは年齢，薬剤の種類や投与量に依存する．

2. 抗がん剤治療による無月経の影響—とくに乳がんついて—

　乳がんおよび子宮内膜がんは女性に発生する代表的ながんであり，それらの一部は女性ホルモンに依存して増殖する．乳がんでは約60～70%がホルモン受容体陽性である．ホルモン受容体陽性乳がんに対するホルモン療法には，エストロゲン拮抗

120

表 1　化学療法関連卵巣機能障害

	薬剤	種類
確実に卵巣機能障害と関連するもの	Chlorambucil	アルキル化剤
	シクロホスファミド	アルキル化剤
	メルファラン	アルキル化剤
	ブスルファン	アルキル化剤
	プロカルバジン	ヒドラジン
	ダカルバジン	アルキル化剤
おそらく卵巣機能障害と関連するもの	ビンブラスチン	ビンカアルカロイド
	シタラビン	代謝拮抗剤
	シスプラチン	重金属
	Carmustine	アルキル化剤
	Lomustine	アルキル化剤
	エトポシド	ポドフィロトキシン
	イマチニブ	チロシンキナーゼ阻害剤
おそらく卵巣機能障害と関連しないもの	メトトレキセート	代謝拮抗剤
	5-FU	代謝拮抗剤
	6-メルカトプリン	代謝拮抗剤
	ビンクリスチン	ビンカアルカロイド
	マイトマイシン	アルキル化剤
不明	VM-26	ポドフィロトキシン
	ダウノルビシン	アンスラサイクリン
	ブレオマイシン	ペプチド
	ビンデシン	ビンカアルカロイド
	ドキソルビシン	アンスラサイクリン

［Welt CSC: Ovarian failure due to anticancer drugs and radiation 2017. http://www.uptodate.com/contents/ovarian-failure-due-to-anticancer-drugs-and-radiation より引用改変］

薬であるタモキシフェン，卵巣からのエストロゲンの産生を抑制する Gn-RHa 製剤などがある．

　抗がん剤治療による無月経は，アンスラサイクリン系抗がん剤＋タキサン系抗がん剤（同時または逐次投与）を使用した場合で 75％程度[2]，CMF 療法や FAC 療法を使用した場合では，35 歳未満症例で 7％，35 歳以上症例で 66％と報告されている[3]．

　アンスラサイクリン系抗がん剤とタキサン系抗がん剤の逐次および同時投与を比較した NSABP B-30 試験の追加解析で，抗がん剤治療による無月経の生存に対する影響が検討されている（n＝5351）[2]．ホルモン受容体陽性・陰性両方を含めた解析で，全生存期間（HR 0.76，p＝0.04），無病生存期間（HR 0.7，p＜0.001）のいずれも，月経が回復しなかったグループで，月経が回復したグループよりも優れていた．サブグループ解析では，高齢者，ホルモン受容体陰性例で，より化学療法による無月経の効果が高いことが示唆されている．一方，別の報告では，ホルモン受容体陽性症例では無病生存期間，全生存期間ともに月経が回復しないことによる効果が認められるが，ホルモン受容体陰性症例では月経回復の有無で成績に差がみられな

第3章 ■ がんの治療と女性ホルモンへの影響

かったとされている[3]. 早期乳がんに対する化学療法を受けた 872 例のレトロスペクティブな検討では, 閉経前患者で化学療法施行後に月経が再開した場合, 無月経のままであった場合よりも再発率が高かった（p＜0.001）[4]. 興味深いことに, ホルモン受容体陰性の患者でも若年（35 歳未満）の場合には月経が再開した患者で再発率が高い傾向がみられた（p＝0.033）. これらの研究の結果は一定していないが, 乳がん患者の中に月経が回復しないことによる恩恵を受けられる患者がいることは確実なようである.

3. 抗がん剤治療中の卵巣機能温存

抗がん剤による卵巣機能障害を避けるために, いくつかの方法が試みられている. Gn-RHa を用いた卵巣機能抑制や, 卵巣の凍結保存・移植, 胚の凍結保存・移植などである. 凍結保存・移植については別稿に譲る.

Gn-RHa 投与により卵巣の増殖は抑制される. 抗がん剤の多くは分裂・増殖中の細胞により作用するため, 卵巣の増殖抑制により, 理論上, 卵巣に対する抗がん剤の影響を減少させると考えられている. Gn-RHa 投与により卵巣機能の回復率（月経回復率）が上昇するとの報告と月経回復率に変化はないとの報告の両者がある.

閉経前乳がん患者 125 例を対象にゴセレリンによる卵巣機能保護を検討した単アーム第 II 相試験では 84％で月経が回復し（回復までの期間の中央値 6 カ月）, 妊娠を希望した 42 例中 71％が妊娠したと報告されている[5]. Gn-RHa による卵巣機能抑制について, 1966 年から 2007 年 4 月までの前向き試験のメタアナリシス（n＝366）では, Gn-RHa 投与により卵巣機能温存率が 68％増すと報告されている. 同じ報告からは妊孕性について Gn-RHa を投与したグループの 22％, 投与しなかったグループの 14％で妊娠が実現したと報告されている[6].

乳がんに対する抗がん剤治療中の患者の月経機能に対する卵巣機能抑制の効果を検証したランダム化第 II 相試験である ZORO（ZOladex Rescue of Ovarian function）試験（GBG 37）では 46 歳未満で術前・術後抗がん剤治療を受けるホルモン感受性のない乳がん患者 60 例をゴセレリン 3.6 mg 4 週ごと投与群と非投与群に無作為に割付けた. 主要評価項目である抗がん剤治療終了 6 カ月後の月経機能において, 両群間に統計学的有意差を認めなかった[7].

また, 44 歳以下の 49 例に対して triptorelin による卵巣機能保護を検討したランダム化第 II 相試験でも, triptorelin 使用群で月経回復 90％, 非使用群で 88％と月経回復の程度に差を認めなかった. ただし, 月経回復までの期間は triptorelin 群で早

い傾向を認めた[8].

2014年のアメリカ臨床腫瘍学会（ASCO）で，ゴセレリンによる卵巣機能保護を検討したランダム化比較第III相試験（Prevention of Early Menopause Study：PO-EMS/SWOG S0230）が発表された．この試験では50歳以下の257例がランダム化され，131例が抗がん剤治療単独群に，126例が抗がん剤治療＋ゴセレリン群に割り付けられた．うち，それぞれ120例，113例が評価可能症例であった．主要評価項目である2年無月経率（6カ月間の無月経＋FSHが閉経後レベル）において，抗がん剤治療群で22%，抗がん剤治療＋ゴセレリン群で8%であり，ゴセレリンによる無月経オッズ比は0.30（p＝0.04）であった．副次評価項目で妊娠率と出産率が検討されており，抗がん剤治療群では11%，抗がん剤治療＋ゴセレリン群で21%が妊娠（それぞれ7%，15%が出産）しており，ゴセレリンによる妊娠オッズ比は2.45（p＝0.03），出産オッズ比は2.51（p＝0.05）であった[9].

これらの臨床試験の解釈には注意が必要である．第一に，試験の対象となる年齢が一定でないことである．一般に，年齢が上がるにつれて妊娠率，出産率ともに低下する．前述の試験では年齢の上限が44歳～50歳となっており，POEMS試験では約40%が40歳以上となっている．次に注意すべきなのは，これまでに挙げた試験では主要評価項目として，月経再開（もしくは無月経）を用いていることである．また，評価の時期もまちまちである（抗がん剤治療終了後6カ月～2年）．月経再開がそのまま妊孕性の保持を意味するわけではなく，Gn-RHa投与で月経再開に有意差が認められても，妊娠，出産率には違いが認められなかった報告もある[10].

これらから，抗がん剤治療中のGn-RHa投与の妊孕性維持への有効性は結論が得られていない．日本乳癌学会，ASCO，厚生労働省研究班のガイドラインでは，有効性に関するエビデンスが不十分なため，妊孕性維持のための抗がん剤治療中のGn-RHa使用は勧められないとしている[11~13].

4. 抗がん剤治療を受けたがんサバイバーにおける問題

これまで述べてきたように，抗がん剤治療を受ける閉経前女性では卵巣機能障害によるさまざまな問題を生じうる．がんを克服したサバイバーにおいても，卵巣機能障害に伴う更年期症状，妊孕性の問題，性生活への影響が認められる．妊孕性の問題については治療開始前に十分にがん治療医・生殖医療医と話し合って治療方針を検討する必要があるが，現在のところ胚の凍結保存以外に確立した治療法はない．また，性生活への影響は治療後，ある程度の期間がたってから起きてくることが多

第3章 ■ がんの治療と女性ホルモンへの影響

く，QOLに直結する問題である．米国の調査では50%近くのサバイバーが性生活に問題を感じているにもかかわらず実際に医療者に支援を求める患者は20%に満たないと報告されている[14]．

サバイバーは長期合併症に悩まされているにもかかわらず，症状を訴える機会に恵まれていないことが多い．とくに日本の外来診療では短い診療時間の間に医師に症状を伝えられない人も多い．看護師，薬剤師を中心とした多職種で構成されたチームによる医療が，サバイバーの支援には不可欠である．

まとめ

閉経前女性では，抗がん剤治療による卵巣機能障害が問題となる．抗がん剤治療で月経が回復しなくなる割合は年齢とともに高くなる．Gn-RHaによって抗がん剤治療後の月経回復率が改善するとの報告もあるが，否定的な報告も多く，現時点で積極的に用いるべきものではない．サバイバーの長期合併症には，多職種チームによる支援が必要である．

(下村昭彦，高野利実)

文献

1) Welt CSC: Ovarian failure due to anticancer drugs and radiation. 2017. Available from: http://www.uptodate.com/contents/ovarian-failure-due-to-anticancer-drugs-and-radiation.

2) Swain SM, Jeong JH, Geyer CE, Jr., et al: Longer therapy, iatrogenic amenorrhea, and survival in early breast cancer. The New England journal of medicine 362(22): 2053-2065, 2010. Epub 2010/06/04.

3) Jung M, Shin HJ, Rha SY, et al: The clinical outcome of chemotherapy-induced amenorrhea in premenopausal young patients with breast cancer with long-term follow-up. Annals of surgical oncology 17(12): 3259-3268, 2010. Epub 2010/06/22.

4) Park IH, Han HS, Lee H, et al: Resumption or persistence of menstruation after cytotoxic chemotherapy is a prognostic factor for poor disease-free survival in premenopausal patients with early breast cancer. Annals of oncology: official journal of the European Society for Medical Oncology/ESMO 23(9): 2283-2289, 2012. Epub 2012/03/02.

5) Wong M, O'Neill S, Walsh G, et al: Goserelin with chemotherapy to preserve ovarian function in premenopausal women with early breast cancer: menstruation and pregnancy outcomes. Annals of oncology: official journal of the European Society for Medical Oncology/ESMO 2012. Epub 2012/09/29.

6) Clowse ME, Behera MA, Anders CK, et al: Ovarian preservation by GnRH agonists during chemotherapy: a meta-analysis. J Womens Health (Larchmt) 18(3): 311-319, 2009. Epub 2009/03/14.

7) Gerber B, von Minckwitz G, Stehle H, et al: Effect of luteinizing hormone-releasing hormone agonist on ovarian function after modern adjuvant breast cancer chemotherapy: the GBG 37 ZORO study. Journal of clinical oncology: official journal of the American Society of Clinical Oncology 29(17): 2334-2341, 2011. Epub 2011/05/04.

8) Munster PN, Moore AP, Ismail-Khan R, et al: Randomized trial using gonadotropin-releasing hormone agonist triptorelin for the preservation of ovarian function during (neo) adjuvant chemothera-

py for breast cancer. Journal of clinical oncology: official journal of the American Society of Clinical Oncology 30(5): 533-538, 2012. Epub 2012/01/11.

9) Moore HCF, Unger JM, Phillips KA, et al: Goserelin for ovarian protection during breast-cancer adjuvant chemotherapy. N Engl J Med 372: 923-932, 2015

10) Bedaiwy MA, Abou-Setta AM, Desai N, et al: Gonadotropin-releasing hormone analog cotreatment for preservation of ovarian function during gonadotoxic chemotherapy: a systematic review and meta-analysis. Fertil Steril 95: 906-914 e1-4, 2011

11) 日本乳癌学会：乳癌診療ガイドライン　1)治療編，金原出版，東京，2013

12) Loren AW, Mangu PB, Beck LN, et al: Fertility preservation for patients with cancer: American Society of Clinical Oncology clinical practice guideline update. J Clin Oncol 31: 2500-2510, 2013

13) 「乳癌患者における妊孕性保持支援のための治療選択および患者支援プログラム・関係ガイドラインの開発」班：乳がん患者の妊娠出産と生殖医療に関する診療の手引き，金原出版，東京，2014

14) Moreira ED Jr., Brock G, Glasser DB, et al: Help-seeking behaviour for sexual problems: the global study of sexual attitudes and behaviors. International journal of clinical practice 59(1): 6-16, 2005. Epub 2005/02/15.

第3章 ■ がんの治療と女性ホルモンへの影響

3 ホルモン療法（内分泌療法）

はじめに

　乳がんの遺伝子発現プロファイル解析によるとエストロゲンレセプター（estrogen receptor：ER）陽性乳がんと ER 陰性乳がんではプロファイルが大きく異なり，発生・進展のメカニズムが異なると考えられている[1]．乳がんのエストロゲン依存性は乳がん細胞でホルモンレセプター［ER とプロゲステロンレセプター（progesterone receptor：PgR）］の少なくともどちらかが発現していることを前提とする．ER 陽性乳がんは日本人女性においては全乳がんの約 8 割を占め[2]，エストロゲンが ER に結合することによりエストロゲン依存性増殖・進展が促進される．乳がんのホルモン療法（内分泌療法）は ER を標的とする分子標的治療であり，1896 年の Beatson による卵巣摘出術以来 120 年の歴史をもつ．ホルモン療法はホルモンレセプター陽性症例に対して①卵巣や末梢組織でのエストロゲン産生を抑制する，または②ホルモンレセプターの機能を修飾することにより乳がん細胞へのエストロゲンの作用を阻害する，を基本概念としている．なお，本節で用いている ER は記載がない場合はすべてエストロゲンレセプターアルファ（estrogen receptor α：ERα）である．

1. 乳がんのホルモン療法の概念

　ホルモン療法はホルモンレセプター陽性症例に対して，①卵巣や末梢組織でのエストロゲンの産生を抑制する，または②ホルモンレセプターの機能を修飾することにより乳がん細胞へのエストロゲンの作用を阻害することを基本概念とする，ER を標的とした分子標的治療である．そのため重篤な副作用の頻度が低く，ホルモンレセプター陽性症例では非常に有効率が高い．ホルモンレセプター陽性症例においては，再発予防目的の術後薬物療法および進行再発乳がんに対する治療ともに第 1 選択として行われる．

　乳がんのホルモン療法は 1896 年に Beaston により行われた卵巣摘出術に始まる．次いで 1951 年に副腎摘出術，1952 年に下垂体摘出術と続き，外科的処置による女

表1　エストロゲンレセプターの局在と SERM，SERD の組織特異性

	SERM		SERD	理想的な SERM
	タモキシフェン（ノルバデックス®）	ラロキシフェン（エビスタ®）	フルベストラント（フェソロデックス®）	
骨	E	E	AE	E
心血管系	E	E	AE	E
肝（脂質代謝）	E	E	AE	E
乳腺	AE	AE	AE	AE
子宮内膜	E	AE	AE	AE
腟	AE	AE	AE	E
中枢神経系（視床下部―下垂体）	AE	AE	不明	E
中枢神経系（海馬）	E	E	不明	E

E：エストロゲン作用，AE：抗エストロゲン作用

性ホルモン量の抑制が行われた．1960年代に開発の始まったタモキシフェンがホルモン療法の位置付けを確立した．その後 ER の存在とホルモン療法の奏効性との関係が明らかとなり，ER（ERα，ERβ）のクローニングからホルモン療法の作用機序が分子生物学的に解明された．さらに末梢組織でのエストロゲン産生に関する intracrinology の概念がアロマターゼ阻害薬の開発に繋がった．

　ホルモン療法の作用・副作用を理解するうえでエストロゲンの作用機序の理解が必要である．エストロゲンは乳腺以外にも子宮，骨，肝（脂質代謝），心血管系，中枢神経系などで重要な役割を果たし幅広い生理作用をもつ（表1）．エストロゲンの作用はエストロゲンの標的臓器（細胞）に存在する ER（ERα，ERβ）を介して発揮される．ER はおもに核内に存在し，エストラジオールが ER に結合すると，ER は二量体となり標的遺伝子のプロモーター領域のエストロゲン応答配列（estrogen response element：ERE）に結合して標的遺伝子の転写を活性化する．ER は転写因子であり，この作用は genomic action と呼ばれる．ER の転写調節には転写共役因子（転写活性化因子，転写抑制因子）の関与も重要である．

2. ホルモン療法によるホルモン環境の変化と副作用

1）閉経前乳がんに対する卵巣機能抑制

　エストロゲン産生の抑制として，閉経前女性に対しては卵巣機能抑制が行われる．卵巣機能抑制には外科的卵巣摘出および卵巣照射と LH-RH（luteinizing hormone releasing hormone）アゴニストによる方法があるが，外科的卵巣摘出および卵巣照

第３章 ■ がんの治療と女性ホルモンへの影響

射は卵巣機能抑制が非可逆的となる．

　LH-RH は，視床下部より分泌され下垂体に作用し，下垂体からの LH（luteinizing hormone），FSH（follicle stimulating hormone）などの性腺刺激ホルモンの分泌を促す．LH-RH アゴニストが投与されると LH-RH を高濃度持続的に供給し，下垂体 LH-RH レセプターが占拠され LH，FSH の放出が一過性に亢進するが，その後 LH-RH レセプターの取り込みと分解が亢進してレセプターの数が減少し，投与後 4 週までには LH，FSH の分泌が強く抑制される．このため，卵巣からのエストロゲン分泌が抑制され，血清エストロゲン値は閉経後のレベルに低下し無月経となる．

2）閉経後乳がんに対するアロマターゼ阻害薬

　閉経後女性では卵巣機能が低下して脂肪などの末梢組織がおもなエストロゲン産生源となる．末梢組織でのエストロゲンは，副腎由来のアンドロゲンが末梢組織でアロマターゼ（aromatase）によりエストロゲンに変換されることにより産生される．アロマターゼは乳がん組織のおもに脂肪細胞や間質の線維芽細胞などでも発現するため，閉経後で血中エストロゲン濃度が低くても，乳がん組織内ではエストロゲンが産生されていると考えられている．アロマターゼ阻害薬には非ステロイド系とステロイド系のものがあり，非ステロイド系は基質と競合して可逆的にアロマターゼと結合する．ステロイド系はアロマターゼの基質結合部位と高い選択性をもって不可逆的に共有結合することでアロマターゼの不活性化を起こす．

　アロマターゼ阻害薬の投与により血中エストロゲン濃度はほぼ 0 に近づくため，エストロゲンの標的臓器に対してエストロゲン作用が発揮できず，これが正常組織においては副作用として発現する．とくに，長期のエストロゲン低下による骨粗鬆症および虚血性心疾患に対する影響が指摘されている．アロマターゼ阻害薬のおもな副作用として関節痛や筋肉痛が発現し，重篤な場合は投与が継続できない症例も存在する．血中エストロゲン低下による筋骨格系の副作用のメカニズムについて，アロマターゼ阻害薬の臨床試験（NCIC CTG MA.27）の症例を用いた genome-wide association study により関連する遺伝子多型（single nucleotide polymorphism：SNP）が同定された[3]．同定された SNP は T-cell leukemia 1A（TCL1A）遺伝子のプロモーター領域に存在し，この SNP により ERE（ER の結合部位）が生じる．筋骨格系症状が強く出た人はエストロゲンが ER に結合することにより TCL1A 遺伝子が発現し，炎症性サイトカインである IL17 の発現に関与することが報告された．このようなメカニズムの解明により今後，筋骨格系の副作用に対する対策がとれるようになると予想される．

3 ホルモン療法（内分泌療法）

3) SERM（選択的エストロゲンレセプター調節薬）

SERM はエストロゲンが ER に結合する部位（ER の ligand binding domain）と同じ部位に結合してエストロゲンが ER に結合するのを競合阻害する薬剤であり，ER が存在するエストロゲンの標的臓器によりエストロゲン作用と抗エストロゲン作用を種々の割合・程度で発現する（表 1）．これまでタモキシフェン，トレミフェン，ラロキシフェンが乳がんの治療や予防薬，骨粗鬆症の治療薬として開発されている．なお SERM とはエストロゲンの作用機序，とくに ER の解析の進歩に伴い導入された言葉で，以前は抗エストロゲン剤と総称されていた．

術後薬物療法としてのタモキシフェンの 5 年投与の有用性は Early Breast Cancer Trialists' Collaborative Group（EBCTCG）による meta-analysis の結果に要約されている[4]．これによると，①ER 陽性乳がんに対してタモキシフェン 5 年投与により最初の 10 年間の再発率を有意に低下させる（0〜4 年間で 47%，5〜9 年間で 32%，いずれも $2P<0.00001$），②タモキシフェンの予後改善効果は，ER 陽性乳がんにおいて，ER，PgR の発現レベル，年齢，リンパ節転移の有無，化学療法施行の有無にかかわらず認められる，と報告されている．一方，子宮内膜がんは，55 歳以上の女性において 15 年間の発生率はタモキシフェン 5 年投与群 3.8%，コントロール群 1.1% であった[4]．また，血栓症に伴う脳血管疾患が問題となる．その他，ほてりなどの更年期症状，および閉経前症例においては月経異常，無月経などの副作用がある．

最近，タモキシフェンを活性体のエンドキシフェンに変換する酵素 CYP2D6 の遺伝子多型がタモキシフェンの効果に関与することが指摘されている．CYP2D6 はいくつかの遺伝子多型が存在するが，*4 ホモタイプは血漿中のエンドキシフェン濃度が低くタモキシフェンの効果が期待できない可能性が報告されている．*4 ホモタイプは欧米人の 5〜10% にみられるがアジア人では 1% 未満である．一方，*10 ホモタイプはアジア人に多くみられ CYP2D6 の活性がやや低下する．われわれは術後タモキシフェンを単独投与したリンパ節転移陰性乳がんの予後を検討し CYP2D6*10 遺伝子多型は disease-free survival に影響しないことを報告した[5]．

ラロキシフェンは，現在，日本では骨粗鬆症の治療薬として使用されている．ラロキシフェンはタモキシフェン同様，エストロゲンと ER との結合を競合的に阻害することにより抗エストロゲン作用を発揮する．表 1 に示すようにラロキシフェンは乳腺と子宮に対して抗エストロゲン作用を示す．そのため，タモキシフェンが子宮に対してエストロゲン作用を示し子宮内膜がん発生のリスクを増加させるのに対して，ラロキシフェンは子宮内膜がん発生のリスクを増加させることはない．よっ

第3章 ■ がんの治療と女性ホルモンへの影響

て，乳がんの予防薬としては，タモキシフェンよりラロキシフェンのほうが適している可能性がある．アメリカでは乳がんハイリスク群に対するタモキシフェンとラロキシフェンの乳がん予防効果の大規模な比較臨床試験 STAR トライアル（study of tamoxifen and raloxifene trial）が行われ，ラロキシフェンがタモキシフェンと同等の乳がんの予防効果を示すことが報告された[6]．これによりアメリカでは2007年，ラロキシフェンは乳がんハイリスク群における乳がん発症の予防薬として認可された．しかし，その後の報告により，浸潤がんの発生はラロキシフェン群と比較してタモキシフェン群で有意に低くなっていた[7]．

4）SERD（選択的エストロゲンレセプター抑制薬）

SERD は ER に結合するが SERM と異なりエストロゲン作用をもたない pure antiestrogen である．SERD は ER を分解させ，エストロゲンが ER に結合するのを競合阻害し，ER の二量体化を阻害する．これら ER に対する作用により ER が標的遺伝子の ERE に結合できず，さらに ER 蛋白の発現低下もきたす[8]．これまで唯一フルベストラントが開発され使用されている．日本でもフルベストラント 500 mg/4 週投与が ER 陽性閉経後進行再発乳がんの二次以降の内分泌療法剤として 2011 年 9 月に承認された．臀部の筋肉内に投与する注射剤で，副作用として注射部位の疼痛の他，アロマターゼ阻害薬と同様，関節症状や骨粗鬆症などがあげられている．

5）女性ホルモン製剤

（1）エストロゲン製剤

進行再発乳がんでホルモン療法耐性の乳がんに高用量（ethinylestradiol 3 mg/日）で使用される[9]．血栓形成，浮腫，女性化乳房，肝機能障害などが問題となる．性機能は低下する．

（2）プロゲステロン製剤

Medroxyprogesterone acetate がわが国では使用されており，乳がんには 600〜1,200 mg/日で他の内分泌療法薬に耐性となった場合に使用されることが多い．明らかな作用機序は不明だが，下垂体への作用によるエストロゲン産生低下，副腎皮質ホルモンの低下，ER 発現量の低下，PgR を介した作用，高用量の場合はグルココルチコイドレセプターを介した作用などが想定されている．体重増加，浮腫，血栓形成などが問題となる．

6）最近の術後補助ホルモン療法の臨床試験

（1）ATLAS 試験[10]

ER 陽性乳がんにおける再発の約半数は術後 5 年以降の晩期再発であることが指摘されており，5 年以上の長期のホルモン療法の再発抑制効果について検証されて

きた．最近，術後タモキシフェンを5年内服した症例を対象にさらにタモキシフェンを5年継続するか，5年で終了するかの無作為化比較試験 ATLAS（Adjuvant Tamoxifen：Longer Against Shorter）試験の結果が報告された[10]．ER 陽性乳がんのみ（6,846 例）の解析において，タモキシフェン 10 年投与群は 5 年投与群に比べて有意に乳がん再発（617 人 vs 711 人，P＝0.002）および乳がん死亡（311 人 vs 397 人，P＝0.01）を抑制すること，とくに，術後 10 年以降の乳がん再発および死亡を抑制することが報告された．この報告を受けて ASCO のガイドラインが改定され，閉経前の術後補助ホルモン療法としてタモキシフェン 10 年投与が推奨されている[11]．しかしながら，ATLAS 試験での閉経前症例は全症例中 1 割のみであった[10]．

(2) SOFT 試験/TEXT 試験[12, 13]

　閉経後ホルモンレセプター陽性乳がん患者においては，術後補助ホルモン療法としてアロマターゼ阻害薬はタモキシフェンに比べて有意に再発抑制効果が高い．最近，閉経前ホルモンレセプター陽性乳がん患者に対して，卵巣機能抑制との併用において，アロマターゼ阻害薬のエキセメスタンはタモキシフェンと比べて再発リスクを有意に減少させることが 2 つのランダム化比較試験（TEXT 試験と SOFT 試験）の共同解析として報告された[12]．平均観察期間 68 カ月において，5 年無再発生存率は卵巣機能抑制＋エキセメスタン群 91.1％，卵巣機能抑制＋タモキシフェン群 87.3％（P＜0.001）であった．さらに最近，SOFT 試験（5 年間のタモキシフェン，卵巣機能抑制＋タモキシフェン，卵巣機能抑制＋エキセメスタンの 3 群比較）の結果が報告され，平均観察期間 67 カ月において 5 年無再発生存率はタモキシフェン群 84.7％，卵巣機能抑制＋タモキシフェン群 86.6％（P＝0.10）であり，卵巣機能抑制追加による予後改善効果は認めなかった．しかしながら，化学療法施行後の閉経前症例においては，タモキシフェンに卵巣機能抑制を追加することにより再発が抑制された．

おわりに

　乳がんのホルモン療法について概説した．術後薬物療法でのタモキシフェン 5 年投与は約 5 割の再発抑制効果を示し，世界で 50 万人以上の乳がん患者の生命を救ったと見積もられている．ER 陽性乳がんの予後はこの 30 年間で明らかに改善した[2]．これは再発予防目的として行う術後ホルモン療法を中心とした薬物療法の進歩によるものであると考えられている．しかしながら，とくに腋窩リンパ節転移陽性症例は術後 5 年以降の再発リスクも高く，いかにこのような症例の予後を改善するかが

第3章 ■ がんの治療と女性ホルモンへの影響

課題の1つである．そのために，より長期のホルモン療法や適切なホルモン療法剤の選択の他，現在行っているホルモン療法や化学療法とは作用機序の異なる新たな薬物療法の開発が必要であると考えられている．その候補として，ビスフォスフォネートやRANKL阻害剤さらにCDK4/6阻害剤やmTOR阻害剤が注目されている．

（山下啓子）

文献

1) Prat A, Perou CM: Mammary development meets cancer genomics. Nat Med 15: 842-844, 2009

2) Yamashita H, Iwase H, Toyama T, et al: Estrogen receptor-positive breast cancer in Japanese women: trends in incidence, characteristics, and prognosis. Ann Oncol 22: 1318-1325, 2011

3) Ingle JN, Schaid DJ, Goss PE, et al: Genome-wide associations and functional genomic studies of musculoskeletal adverse events in women receiving aromatase inhibitors. J Clin Oncol 28: 4674-4682, 2010

4) Davies C, Godwin J, Gray R, et al: Relevance of breast cancer hormone receptors and other factors to the efficacy of adjuvant tamoxifen: patient-level meta-analysis of randomised trials. Lancet 378: 771-784, 2011

5) Toyama T, Yamashita H, Sugiura H, et al: No association between CYP2D6*10 genotype and survival of node-negative Japanese breast cancer patients receiving adjuvant tamoxifen treatment. Jpn J Clin Oncol 39: 651-656, 2009

6) Vogel VG, Costantino JP, Wickerham DL, et al: Effects of tamoxifen vs raloxifene on the risk of developing invasive breast cancer and other disease outcomes: the NSABP Study of Tamoxifen and Raloxifene (STAR) P-2 trial. Jama 295: 2727-2741, 2006

7) Vogel VG, Costantino JP, Wickerham DL, et al: Update of the National Surgical Adjuvant Breast and Bowel Project Study of Tamoxifen and Raloxifene (STAR) P-2 Trial: Preventing breast cancer. Cancer Prev Res 3: 696-706, 2010

8) Osborne CK, Wakeling A, Nicholson RI: Fulvestrant: an oestrogen receptor antagonist with a novel mechanism of action. Br J Cancer 90 Suppl 1: S2-6, 2004

9) Iwase H, Yamamoto Y, Yamamoto-Ibusuki M, et al: Ethinylestradiol is beneficial for postmenopausal patients with heavily pre-treated metastatic breast cancer after prior aromatase inhibitor treatment: a prospective study. Br J Cancer 109: 1537-1542, 2013

10) Davies C, Pan H, Godwin J, et al: Long-term effects of continuing adjuvant tamoxifen to 10 years versus stopping at 5 years after diagnosis of oestrogen receptor-positive breast cancer: ATLAS, a randomised trial. Lancet 381: 805-816, 2013

11) Burstein HJ, Temin S, Anderson H, et al: Adjuvant endocrine therapy for women with hormone receptor-positive breast cancer: american society of clinical oncology clinical practice guideline focused update. J Clin Oncol 32: 2255-2269, 2014

12) Pagani O, Regan MM, Walley BA, et al: Adjuvant exemestane with ovarian suppression in premenopausal breast cancer. N Engl J Med 371: 107-118, 2014

13) Francis PA, Regan MM, Fleming GF, et al: Adjuvant ovarian suppression in premenopausal breast cancer. N Engl J Med 372: 436-446, 2015

4 放射線治療

はじめに

　放射線治療はがんをはじめとする腫瘍のみならず，甲状腺機能亢進症やケロイドなどの良性疾患まで幅広く応用されている治療の1つである．とくに小児がんでは治療の進歩により70％を超える5年生存率が実現しており，わが国でも数万人の小児がん経験者が生活している．

　放射線治療の特徴は，効果や副作用などの影響が治療範囲に限定されることが多く，影響の程度も線量により大きく異なることである．この特徴を理解し，予定される治療や実施した治療に関する情報を共有することにより，治療中より治療終了後に起こる可能性のある合併症（副作用以外に，急性期反応や遅発性反応ともよばれる）を知っておくことが可能となり，より良い対応を選択することができる．

1. ホルモンに影響する放射線治療

　放射線治療範囲は，病名のみならず病巣を採取して診断される組織型や病巣の広がり（ステージなど）で異なり，脳下垂体などの定位放射線照射に代表される体の一部に集中する治療より全身照射まで，さまざまな治療が可能であり影響を受けるホルモンも多数に及ぶことがある（図1）．

　表1に放射線治療のホルモンへの影響を例示した．影響を受ける可能性のあるホルモン関連の疾患と症状，影響する放射線治療線量を示す．ホルモンに影響する放射線治療部位の例として性腺機能を考えると，子宮頸がん治療時の卵巣機能低下（表1⑪）が思い浮かぶが，治療を受ける年齢により性腺機能への影響は視床下部〜下垂体への照射（表1②③⑦）や甲状腺への照射（表1⑨）など，さまざまな治療部位・対象疾患で起こりうることがわかる．骨粗鬆症への影響はとくに小児がんの頭部放射線治療で注意が必要であり，月経不順は骨盤部の放射線治療のみでなく頭部や頸部の治療で甲状腺機能が影響を受けても起こりうる．

　ここで重要なことは，さまざまな症状が複数のホルモンの影響で現れる可能性があり，治療部位と線量により出現する症状と程度も異なることである．ホルモンに

133

第3章 ■ がんの治療と女性ホルモンへの影響

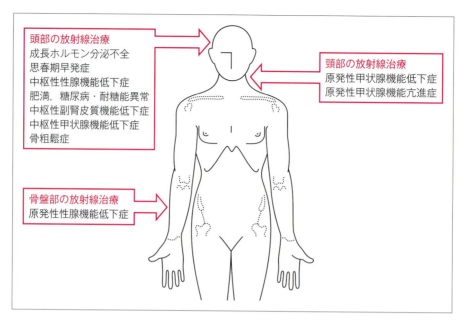

図1 放射線治療部位とホルモンへの影響

関する症状は原因を確認することにより対応方法が明らかとなり，症状改善を図ることが可能となる．とくに配慮が必要なのは小児がん経験者（childhood cancer survivors：CCS）のフォローアップであり，サバイバー本人を含む家族，医療者に適切な対応が望まれる．日本小児内分泌学会で作成された「小児がん経験者（CCS）のための内分泌フォローアップガイド」[1] が公開されており，放射線治療のみならず手術や薬物療法との関連が記載されており内分泌専門医との連携構築をすすめるのに重要な手引きとなっている．

2. 女性生殖器への放射線治療の影響

女性の骨盤に対する放射線治療の影響は，卵巣への影響および子宮・腟・外陰への影響に分けられる．卵巣では卵子数の減少やエストロゲン産生能の低下をきたし，二次性徴への影響や早発閉経を生じる．卵巣機能への影響は治療を受ける年齢によって異なることが知られている[2,3]（**表2**）．0.6 Gy（グレイ；放射線治療で使用される単位で吸収線量と呼ばれる）未満では影響は明らかでないとされており，8 Gyを超過すると永続的機能低下により卵巣機能を失う．年齢の影響は40歳を境界として若年者では永続的機能低下をきたす線量が高くなっている．影響が明らかとなる時期も月単位で出現し年齢や線量の影響を受けることが指摘されている．そこで放

4 放射線治療

表1　放射線治療のホルモンへの影響

ホルモンへの影響	症状	影響する放射線治療の部位と線量
①成長ホルモン（GH）分泌不全	GH 分泌不全性低身長症 成長速度の低下 成人 GH 分泌不全症： 易疲労感・集中力低下・気力低下・肥満など	視床下部〜下垂体を含む放射線治療：>18 Gy（小児では 18 Gy 以下での報告あり）
②思春期早発症	早期の二次性徴発現	視床下部〜下垂体を含む放射線治療：>18 Gy，<30 Gy
③中枢性（低ゴナドトロピン性）性腺機能低下症	二次性徴の欠如・遅発ないし性成熟の停止	視床下部を含む放射線治療：>30〜40 Gy
④肥満	メタボリックシンドローム類似 内臓脂肪増加・中性脂肪高値・HDL コレステロール低値・インスリン感受性低下	視床下部を含む放射線治療：>18 Gy
⑤糖尿病・耐糖能異常	口渇・多飲・多尿	頭部を含む放射線治療：>18 Gy
⑥中枢性副腎皮質機能低下症（ACTH 分泌不全症）	易疲労感・体力減少・悪心・嘔吐・低血圧・低血糖・低 Na 血症	視床下部〜下垂体を含む放射線治療：>40 Gy
⑦中枢性甲状腺機能低下症（TSH 分泌不全症）	嗄声・易疲労性・体重増加・乾燥肌・寒冷不耐症・脱毛症・便秘・無気力・低身長・二次性徴の遅れ・月経不順・除脈・低血圧など	視床下部〜下垂体を含む放射線治療：>40 Gy
⑧骨粗鬆症	腰背部痛・身長低下・易骨折性	頭部を含む放射線治療：>18 Gy 治療部位の骨折のリスク増加>18 Gy
⑨原発性甲状腺機能低下症	嗄声・易疲労性・体重増加・乾燥肌・寒冷不耐症・脱毛症・便秘・無気力・低身長・二次性徴の遅れ・月経不順・除脈・低血圧など	甲状腺を含む放射線治療：>10 Gy（とくに 20 Gy を超過で頻度上昇） 全身照射の場合：>7.5 Gy
⑩原発性甲状腺機能亢進症	神経過敏・手指振戦・多汗・体重減少・食欲亢進・下痢・頻脈・動悸・眼球突出・筋力低下	甲状腺を含む放射線治療：>20 Gy
⑪原発性（高ゴナドトロピン性）性腺機能低下症	二次性徴の欠如・遅発ないし性成熟の停止	卵巣を含む放射線治療：**表2** 参照

表2　放射線治療の卵巣機能への影響

治療時の年齢	卵巣機能への影響
全年齢	0.6 Gy 未満では影響は明らかでない 8 Gy を超えると永続的機能低下
15〜40 歳	2.5〜5 Gy で約 60% が永続的機能低下 5〜8 Gy で約 70% が永続的機能低下
40 歳〜	1.5 Gy で永続的機能低下の可能性あり 2.5〜5 Gy でほぼ 100% が永続的機能低下

射線治療前に卵巣を照射範囲外に移動し，卵巣機能の温存を図る検討がなされてきた．次項に示す放射線治療方法の進歩により，目的とする領域での線量の低減がより具体的に可能となっているが，その評価はいまだ確立していないのが現状である．

第３章■がんの治療と女性ホルモンへの影響

子宮・腟・外陰の放射線治療による影響は，小児では成長への影響，成人以降では臓器の委縮として現れる．ホルモン補充により影響の低減が図られる．

3. 骨盤領域の放射線治療

放射線治療が標準治療に含まれる疾患は多く，手術や薬物療法と併用する集学的治療の一環として行われることも多い．放射線治療の特徴は治療の効果や影響が治療範囲に限られることは前述したが，治療範囲（照射野ともよばれる）を，がんなど病巣のある範囲とする場合と悪性リンパ腫や子宮がんなどでしばしば用いられる再発のリスクを低減するために予防的範囲まで拡大する場合があることを知っておく必要がある．再発リスクを可能な限り低減し病気を治癒に導くことは治療に期待される重大な使命である．一方で治療範囲が広くなることは影響（副作用）の範囲を大きくすることにつながる．この治療範囲と影響の関係を十分考慮し，より適切と考えられる方法が標準治療として確立している．

新たな治療方法の開発は，影響を少なくしながら同じまたはより良い結果を目標として努力が続けられているが，薬物療法などの進歩で放射線治療における治療範囲や線量を減らすことが可能となった疾患がある．さらに放射線治療では治療方法の進歩により，必要な範囲に治療範囲の形状を一致させるのみでなく，放射線治療の量（線量）を合わせることが可能となっており，技術的進歩は従来の治療に比較し線量を必要な範囲に集中させ，周囲正常組織の線量を低減することに成功している．後述する婦人科がん治療で使用される全骨盤照射では，三次元原体照射や強度変調放射線治療と技術が進歩し骨盤内の腸や骨の線量は従来より明らかに低減可能となっている．さらに子宮頸がん標準治療で重要な役割を果たす小線源治療でも三次元治療計画が導入され，CTなどの画像を用いた治療計画の最適化が可能となることにより，副作用の減少と治療成績の向上に役立っている．

1）子宮がんの放射線治療

子宮がんには頸がんと体がんがあり治療方針も異なる．手術や化学療法との併用も標準化されており，進行度（ステージ）別の適切な組み合わせによる治療選択が可能である．子宮頸がん・体がんともに骨盤リンパ節や子宮周囲への広がりが推定されるステージでは，全骨盤照射という予防的放射線治療が標準治療として行われる．この治療では子宮周囲とともに左右総腸骨動脈以下の動脈に沿って分布するリンパ節を治療範囲とすることにより，リンパの流れにより広がるがんを治療し治癒に導くことが明らかとなっている．この治療範囲に卵巣・子宮・腟が含まれること

と必要な線量が45〜50 Gyと高いことより，卵巣機能低下および臓器の委縮を生じ，まれではあるが恥骨や仙腸関節部の骨折の可能性を生じることがある．

子宮頸がん標準治療で重要な役割を果たしている小線源治療には腔内照射と組織内照射があり，病巣の広がりにより選択されている．小線源治療では体内に入れる線源付近に強力な放射線を集中させ治癒に導くことを可能とする特徴があるが，卵巣は子宮近傍に存在することと位置が移動することから，小線源治療により線量を低減し機能を温存することは難しいのが現状である．

子宮がんの治療後2年で1 cm程度の腟長の短縮も報告されており[4]，22％で性交頻度の減少，37％で満足度の低下が報告されている．放射線治療後の性交については複雑な背景が想定されており，性交頻度のみでなく性交を楽しむ気持ちやオーガズムの減退が16〜47％で報告されている[5]．

2) 小児腫瘍の骨盤照射

小児腫瘍では横紋筋肉腫やユーイング肉腫で40 Gyを超える放射線治療が必要となるが，転移のない症例では治癒が期待できる腫瘍である．これらの肉腫は骨盤領域にしばしば発生するが，この部位では四肢に比べ治癒切除が困難な場合が多く，より良いQOLを目指して薬物療法・手術・放射線治療の集学的治療を強力に行うことが多い．放射線治療においては前記の強度変調放射線治療などの放射線治療方法の進歩に加え，陽子線治療の応用により低線量領域を拡大せず必要な照射範囲に最適な線量を照射する方法が検討されることがある．

3) 悪性リンパ腫の放射線治療

悪性リンパ腫はホジキンリンパ腫と非ホジキンンリンパ腫に大別され，放射線治療の線量および照射範囲が薬物療法の併用により変化した疾患である．ホジキンリンパ腫では薬物療法の進歩で生殖機能への影響は低減されたが，マントル照射や逆Y字照射とよばれる広範なリンパ節を標的とした照射野が必要に応じて使用されてきた．マントル照射では頸部リンパ節・腋窩リンパ節・縦隔リンパ節領域を含むため，甲状腺全体が照射範囲に含まれる．逆Y字照射では傍大動脈リンパ節・腸骨リンパ節・鼠径リンパ節領域を含むため，卵巣が照射範囲に含まれる．リスク分類と化学療法の効果により30〜40 Gyの照射を行う．非ホジキンリンパ腫では病巣の存在するリンパ節領域や臓器に合わせた照射範囲を設定し，悪性度と化学療法の効果により30〜50 Gyの照射を行う．

悪性リンパ腫も治癒の期待できる悪性腫瘍であり薬物療法と放射線治療によるホルモンへの影響がありうるため，長期のフォローアップと適切な対処が必要な疾患である．

第3章 ■ がんの治療と女性ホルモンへの影響

4) 全身照射

全身照射（total body irradiation：TBI）は白血病の根治的治療の一環として骨髄移植などの造血幹細胞移植における前処置として行われている．その役割は白血病細胞の死滅と免疫担当細胞であるリンパ球の不活化による拒絶の予防の2つがある．10～12 Gy の照射が行われるが，卵巣機能をはじめさまざまなホルモンへの影響が考えられ，内分泌専門医と必要な連携をとり長期フォローアップを必要とする．

4. 脳腫瘍の放射線治療

脳腫瘍は手術とともに放射線治療，薬物療法を適切に併用した集学的治療を行うことの多い分野である．腫瘍により全脳照射から定位放射線照射までのさまざまな照射範囲の設定を必要とする．ホルモンへの影響は放射線治療の線量のみでなく腫瘍そのものや手術の影響が加わるため，慎重にみていく必要がある．

脳胚腫は多くの場合，脳室系のほとんどを含む照射範囲となるため，ホルモンへの影響が大きい腫瘍の1つである．40 Gy 程度の線量を使用することも多く治癒率も高いが，治療前から腫瘍浸潤による間脳下垂体機能不全を起こしていることも多く，治療前の腫瘍浸潤の有無が重要な因子であることが指摘されており，内分泌専門医と連携をとり十分なホルモン経過観察を行う必要がある．全脳脊髄照射を行う髄芽腫・上衣腫も，ホルモンへの影響に十分注意すべき脳腫瘍である．

下垂体腺腫は手術が第1選択となるが，手術や薬物療法の施行が困難な場合，再発を繰り返す場合，ホルモンの正常化を得られない場合には放射線治療を行う．定位放射線照射を応用し正常組織の線量を低減することが多い．ホルモン産生腫瘍における生化学的寛解は 10～83％ と報告されており，生化学的寛解が得られるまでの期間についても3カ月～8年とばらつきがあることが特徴的である．治療後は下垂体前葉機能が低下するが，成長ホルモン（GH）がもっとも早く低下し，ついで卵胞刺激ホルモン（FSH），黄体化ホルモン（LH）か副腎皮質刺激ホルモン（ACTH）の低下が生じ甲状腺刺激ホルモン（TSH）は比較的保たれる傾向があるとされる[6]．下垂体柄への線量と下垂体前葉機能低下の発生の間に相関があることが報告されており，下垂体前葉機能低下の発生率を減少させる可能性が検討されている[7]．

5. 放射線治療を受ける・受けた患者さんへ

放射線治療後には治療効果とともに合併症（急性期・遅発性）のケアを行ってい

く．放射線治療の遅発性合併症は，数年〜数十年単位の長い経過を経てあらわれてくるタイプがあり，経過も緩やかなため年齢性の変化の影で気づかれずに過ごしていることもある．

原因を明らかにすることで対策可能な合併症として，ホルモンに関する異常はとくに重要なフォローアップ項目である．

とくに小児期に放射線治療を実施した場合は，成長とともに問題が顕在化することもあり，内分泌専門医と適切な連携を構築しつつなるべく症状の出現前に対策を講じていく必要がある．小児に治療の内容を理解させることは困難であるが，ある程度の年齢に達した時点で説明を行い，患者が自分の身体に対する理解を深めつつ，医療者とともに心身のケアをする体制を構築することをおすすめする．その際，放射線治療の記録を確認いただき，治療部位とできれば線量の把握が望ましいと考える．

（角　美奈子）

文献

1) 日本小児内分泌学会 CCS 委員会；横谷　進，西　美和，河野　斉，他：小児がん経験者 (CCS) のための内分泌フォローアップガイド　ver 1.1　日本小児内分泌学会 HP：http://jspe.umin.jp/　2012 年 3 月改訂

2) Halperin EC, Constine LS, Tarbell NJ, et al: Pediatric Radiation Oncology. Lippincot Willams & Wiikins, Philadelphia, 2011

3) Ash P: The influence of radiation on fertility in man. Br J Radiol 53: 271-278, 1980

4) Bruner DW, Lanciano R, Keegan M, et al: Vaginal stenosis and sexual function following intracavitary radiation for the treatment of cervical and endometrial carcinoma. Int J Radiat Oncol Biol Phys 27: 825-830, 1993

5) Grigsby PW, Russell A, Bruner D, et al: Late injury of cancer therapy on the female reproductive tract. Int J Radiat Oncol Biol Phys. 31: 1281-1299, 1995

6) Littley MD, Shalet SM, Beardwell CG, et al: Hypopituitarism following external radiotherapy for pituitary tumours in adults. Q J Med 262: 145-160, 1989

7) Sheehan JP, Niranjan A, Sheehan JM, et al: Stereotactic radiosurgery for pituitary adenomas: an intermediate review of its safety, efficacy, and role in the neurosurgical treatment armamentarium. J Neurosurg 102: 678-691, 2005

ラーニングポイント

■ **薬剤師の立場から**

　ホルモン依存性がんの治療として閉経前患者に施行される卵巣摘出およびLHRHアゴニスト製剤投与は急激なホルモン環境変化をもたらすため，発現する更年期症状は自然閉経に比べて重症化し，骨塩量の減少に伴う骨粗鬆症やLDLコレステロールの有意な増加による脂質代謝異常，一酸化窒素の産生低下による心血管系疾患などの発現リスクが高くなる．また殺細胞性抗がん薬投与や女性生殖器への放射線照射は卵巣機能低下をもたらすため，妊娠可能年齢の患者においては妊孕性温存に対する対応が必要となる．ホルモン療法に伴う卵巣機能抑制については薬物療法にかかわらず，手術療法や放射線療法についても統合的に把握することで，全体像の理解が容易となる．

（今村知世）

■ **看護師の立場から**

　がん患者にとって治療は最優先事項であるが，治療がもたらす影響は広範囲に及び，QOLの低下を著しくする場合もある．患者・家族の療養上の世話を担う看護は，治療に伴う影響に関する知識をふまえ，適切なケアを提供することが重要となる．したがって，本章で提示された内容は，その基礎的知識として重要性が高い．

　両側卵巣摘出によって生じる更年期障害，骨粗鬆症，脂質異常症，心血管系疾患などについての，ホルモンとの関連やそのメカニズムに関する知識は，疾患や障害の予防的教育にとくに役立つ内容である．また，化学療法や放射線療法の治療選択にあたり，再発率，妊孕性の可能性と限界，卵巣機能温存の方法などを考慮する必要があり，これらの情報提供と意志決定支援が重要となる．たとえば，年齢，家族構成，女性の意向などの個別的な背景要因をふまえ，適切な情報を基に，慎重に支援を進める必要がある．現在，このプロセスは医師が中心に対応しているが，患者やその家族にとっては重大な決定であるため医療チームによる支援が重要である．近年，看護外来や相談外来が発展していることより，今後看護師が意思決定支援で協働する機会が増加すると予測される．これらの実践に向け，意思決定支援に関する知識と，コミュニケーションを含めた技術を習得することが近々の重要課題である．

第3章 がんの治療と女性ホルモンへの影響

　乳がん女性へのホルモン治療は，10年が標準治療となることに伴い，長期使用に伴う副作用管理やアドヒアランスの保持は重要課題である．症状マネジメントをはじめ，社会生活と治療との両立支援，内服管理など，看護が担うべきことが多くある．今後は継続ケアのあり方や，心理社会的課題への支援などの看護を構造化する必要があると考える．

（飯岡由紀子）

第4章
ホルモン関連症状

第4章 ■ホルモン関連症状

1 不妊

はじめに

　近年の不妊症治療法にはめざましい発展がある．不妊原因の検査法，排卵誘発法，体外受精胚移植を含めた生殖補助技術は現在も改良され広く不妊症治療に応用されている．とくに体外受精胚移植は卵管性不妊症の治療法として開発されたが，現在ではほとんどすべての不妊治療に応用され不妊治療法の重要な位置を占めている．Oncofertility（がん・生殖医療）の分野においては卵子・卵巣の凍結保存法の確立により，長期に妊孕性の温存が可能となっている．ここでは不妊の原因と診断・検査・治療法，とくに生殖補助医療について解説し，さらにそれらの問題点，またがん患者と不妊治療についても言及する．

1. 不妊の原因と診断

　不妊症とは，正常の性生活を営んでいるのにもかかわらず一定の期間以上を経ても妊娠の成立をみない状態をいう．わが国においては2年間，子供ができない状態を不妊症とみなすのが一般的な考え方である．しかし不妊治療の開始に関しては女性の年齢も考慮する必要がある．加齢に伴い生殖器に疾患が増加するとともに卵の質も低下し妊孕性が減弱する．このことにより，30歳代後半より妊娠が困難になることが多く，できる限り早期に治療を開始した方がよいと考えられる．

　表1に示すように，不妊の原因には排卵因子，卵管因子，子宮因子，頸管因子，男性因子，免疫学的不妊，その他性交障害などがある．排卵因子には，無排卵，黄体機能不全，黄体化未破裂卵胞症候群などがある．卵管因子には卵管閉塞，狭窄，卵管内膜の障害，卵管周囲癒着などがある．子宮因子には子宮の奇形，子宮発育不全，子宮筋腫，子宮内膜ポリープ，子宮内膜炎，Ascherman症候群，子宮内膜機能異常などがある．頸管因子には，頸管粘液産生不全，頸管粘液精子不適合がある．男性因子には造精機能障害，精路通過障害，副精器障害，射精障害がある．免疫学的不妊には，抗精子抗体，子宮内膜症がある．

144

表1　不妊原因

不妊原因	疾患名
排卵因子	無排卵 黄体機能不全 黄体化未破裂卵胞症候群
卵管因子	卵管閉塞 卵管狭窄 卵管内膜の障害 卵管周囲癒着
子宮因子	子宮奇形 子宮発育不全 子宮筋腫 子宮内膜ポリープ 子宮内膜炎 Asherman 症候群 子宮内膜機能異常
頸管因子	頸管粘液産生不全 頸管粘液精子不適合
男性因子	造精機能障害 精路通過障害 副精器障害 射精障害
免疫学的不妊	抗精子抗体 子宮内膜症
その他	性交障害

2. 不妊原因別の検査

　表2に示すように，排卵因子には基礎体温表，ホルモン測定（LH，FSH，PRL，freeT3，freeT4，estradiol，progesterone，testosterone，AMHなど），超音波断層法による卵胞の観察，ホルモン負荷試験，染色体検査，卵巣生検を行う．卵管因子には，卵管通気法，子宮卵管造影法，腹腔鏡検査，超音波下通水検査，卵管鏡検査，クラミジア抗体検査を行う．子宮因子には，内診，超音波断層法，子宮卵管造影法，子宮内膜日付診，子宮鏡検査，腹腔鏡検査，MRI・CT検査を行う．頸管因子には，頸管粘液検査，性交後試験，Miller-Kurzrok検査などを行う．男性因子の検査としては精液検査，ハムスターテスト，hemizona assay，精子膨化検査，アクリジンオレンジ精子核染色法，ホルモン測定（LH，FSH，PRL，testosterone），精巣生検，精路造影検査，精巣静脈瘤に行われる検査，染色体検査を行う．免疫学的不妊の検査としては抗精子抗体検査を行う．

第4章 ■ ホルモン関連症状

表2 不妊原因別検査法

不妊原因	検査法
排卵因子	基礎体温表 ホルモン測定 超音波断層法による卵胞の観察 頸管粘液検査 ホルモン負荷試験 染色体検査 卵巣生検
卵管因子	子宮卵管造影法 卵管通気法 腹腔鏡検査 超音波下通水検査 卵管鏡検査 クラミジア抗体検査
子宮因子	内診 超音波断層法 子宮卵管造影法 子宮内膜日付診 子宮鏡検査 腹腔鏡検査 MRI，CT 検査
頸管因子	頸管粘液検査 性交後試験 Miller-Kurzrok 検査
男性因子	精液検査 ハムスターテスト hemizona assay 精子膨化検査 アクリジンオレンジ精子核染色法 ホルモン検査 精巣生検 精路造影検査 精巣静脈瘤に行われる検査 染色体検査
免疫学的不妊	抗精子抗体検査

3. 不妊治療

不妊治療は個々の不妊原因に応じて治療する．とくに大切なことは年齢因子を考慮に入れて，不妊治療計画を立てることである．さらに，同じ治療を何年も繰り返し行うことなく，1つの治療法で妊娠しない場合には，年齢により治療周期回数は異なるが，3回〜6回で別の治療法に変更することが重要である．

1）原因別治療法

（1）排卵因子

排卵障害をきたす個々の疾患として，高プロラクチン血症，多嚢胞性卵巣症候群，副腎機能障害，甲状腺機能障害，体重減少性無月経，肥満，下垂体性無月経，黄体

機能不全，黄体化非破裂卵胞などが含まれる．

① 高プロラクチン血症

　基礎値が正常範囲を逸脱して高値であれば高プロラクチン血症と診断できる．また，プロラクチンは夜間や睡眠中に分泌が亢進する日内変動が認められる．日中は正常分泌であっても，夜間や睡眠時に著しく高値になり，排卵障害や乳汁漏出などが出現する潜在性高プロラクチン血症の病態も存在する．高プロラクチン血症にはプロラクチン産生腫瘍といった器質性高プロラクチン血症の場合と，機能性高プロラクチン血症が存在する．器質性または機能性高プロラクチン血症のどちらの場合にも，麦角アルカロイドの誘導体であるブロモクリプチン（パーロデル®）やテリグリド（テルロン®）により，ドーパミンの受容体を刺激し，下垂体からのプロラクチンの分泌を抑制する．またパーキンソン病に用いられていた，長時間作用型のカルベゴリン（カバサール®）も高プロラクチン血症に用いることができるようになっている．

　他の疾患に高プロラクチン血症が伴う疾患として，末端肥大症，多嚢胞性卵巣症候群，原発性甲状腺機能低下症，エストロゲン産生腫瘍があるが，この場合も原疾患の治療を優先する．

　薬剤には高プロラクチン血症を誘発するものがあり，薬剤の服用歴を問診することが重要である．薬剤性高プロラクチン血症の治療はまずその薬剤の服用中止である．

　プロラクチンに対する自己抗体とプロラクチンが結合したマクロプロラクチンが一般成人の $0.1 \sim 0.2\%$ に存在し，高プロラクチン血症の約 10% がマクロプロラクチンによる偽高値と報告されている．一般にマクロプロラクチンはホルモン活性がなく，臨床症状もなく，治療の必要性はない．

② 多嚢胞性卵巣症候群

　多嚢胞性卵巣症候群は月経異常，多嚢胞性卵巣，血中男性ホルモン高値またはLH基礎値高値・FSH 基礎値正常を示す疾患である．臨床的症状としては，不妊，男性化兆候，肥満などが認められる．排卵誘発法に対し過剰反応しやすい．そのため多発排卵を起こし，副作用として卵巣過剰刺激症候群（ovarian hyperstimuration syndrome：OHSS）や多胎妊娠が起こりやすい．治療としては，まず Clomiphene 療法が適応となることが多い．さらに Clomiphene とプレドニゾロンを併用する療法もある．また，低用量 FSH 漸増法や特殊な療法として GnRH パルス療法が OHSS の発生率を低くする目的で用いられている[1]．近年，多嚢胞性卵巣症候群の症例では高インスリン血症が存在することが指摘された．また，症状の1つである肥満は

第4章■ホルモン関連症状

アディポサイトカインを減少させ，排卵への影響も懸念されている．そのため，糖尿病治療薬である，塩酸メトホルミン（グリコラン®）や塩酸ピオグリタゾン（アクトス®）が治療単独またはその他の薬剤と併用で用いられている．Human menopausal gonadotropin（hMG）＋human chorionic gonadotropin（hCG）による排卵誘発でOHSSを発症しやすい症例に対しては，糖尿病治療薬を併用するとhMG投与量も減少しOHSSの頻度も低下する．多囊胞性卵巣症候群に対する手術療法として，腹腔鏡下手術も選択肢の1つとなる．以前は楔状切除が施行されたが，最近は腹腔鏡下に，電気メスやレーザーにより多数の小囊胞を潰す多孔術が行われている．

③　体重減少性無月経

体重減少性無月経の原因として神経性食欲不振症，ストレス，環境の変化，本人の意思による減食などがある．体重減少性無月経では体重が標準体重の85％まで増加すれば月経も回復することが多いが[2]，体重が回復しても無月経が続くこともある．無月経が持続する場合には，Kaufmann療法や排卵誘発法が必要となる．

④　肥満

肥満は単純性肥満と症候性肥満に分類される．症候性肥満による排卵障害では原疾患の治療を優先する．単純性肥満は，内分泌環境が大きく変化する思春期，産褥期および更年期に起こりやすい．単純性肥満の治療は減食療法，排卵誘発法が用いられる．標準体重まで減量しなくてもある程度減量することで排卵誘発剤に対する反応性が改善するなどの効果もある．多囊胞性卵巣症候群のように，高インスリン血症が存在する場合は，食事療法，運動療法を優先するが，糖尿病治療薬を用いることもある．

⑤　下垂体性無月経

下垂体性排卵障害は腫瘍性と非腫瘍性に大別される．下垂体腺腫は頭蓋内腫瘍の10％を占める．プロラクチン産生腫瘍は下垂体腺腫の約30〜40％を占める代表的な疾患で，症状としてはしばしば無月経とともに乳汁分泌を伴う．その他のホルモン産生腫瘍としてGH産生腫瘍，ACTH産生腫瘍，その他蛋白ホルモンの産生腫瘍も認められる．これに対して明らかなホルモン産生を認めない腫瘍も下垂体腺腫の25％に認められる．腫瘍性下垂体性排卵障害の治療は原因疾患の治療を原則とする．非腫瘍性疾患としてはSheehan症候群が有名である．治療はgonadotropin（Gn）投与による排卵誘発を行う．

⑥　黄体機能不全

黄体機能不全の原因，要因は多岐にわたっており，診断基準はいまだ確立されていると言いがたい．しかし臨床的概念としては黄体からプロゲステロン等の性ステ

148

ロイドホルモンの産生低下，あるいは黄体存続の短縮により不妊・不育あるいは機能性子宮出血などの症状を呈する病態として定義するのが一般的である．黄体機能不全の治療が必要な疾患としては不妊症，機能性子宮出血，月経周期の異常，習慣流産もその対象となる．黄体機能不全の治療は卵胞発育過程の治療として Clomiphene や hMG あるいは FSH を用いた卵胞発育刺激法が用いられる．排卵過程の治療では hCG の投与のタイミングが重要である．黄体期の治療に関しては hCG またはプロゲステロンによる補充が行われる．また，全身性疾患として高プロラクチン血症や甲状腺機能障害またはインスリン代謝異常の改善も重要である[3]．

⑦　黄体化未破裂卵胞

黄体化未破裂卵胞（luteinised unruptured follicle：LUF）は卵胞の黄体は認められるものの卵胞液の破裂，卵の放出が認められない病態をいう[4]．LUF の原因は今なお不明な部分が多いが，排卵期における非ステロイド性消炎鎮痛剤によるプロスタグランジンの合成障害や[5,6]，LH surge が不十分であること[7]，顆粒膜細胞における LH 受容体発現が不足していることも原因としてあげられる．また卵巣周囲の癒着や卵胞壁の肥厚などが卵胞破裂をしにくくしていることもある．LUF の発生頻度は，自然周期では5〜10%報告されている[8]．不妊症患者では13%，また子宮内膜症や PID を合併する不妊症では，おのおの24.7%，18.3%と高くなっている[9]．LUF が毎周期繰り返される症例はわずかに2.8%にすぎないと報告されている[8]．治療としては排卵期に非ステロイド性消炎鎮痛剤の服用を避けること，卵巣周囲の癒着剥離，排卵期の hCG 投与などが考えられるが，LUF を繰り返す長期不妊では体外受精胚移植などの配偶子操作も考慮する．

(2) 卵管因子

卵管因子は管周囲の病変（卵管周囲癒着）と卵管内の病変（卵管閉鎖・狭窄・卵管内膜障害）に大別される．前者に関しては，従来より腹腔鏡による直接診断と癒着剥離が行われてきた．一方，卵管内腔の病変に対しては，卵管留水腫に対する卵管開口術や卵管閉塞を切除再縫合する卵管端々吻合術が行われてきた．以前は顕微鏡下卵管形成術を施行してきたが，間質部の閉塞や再閉塞，重複閉塞などに対する治療成績は十分向上したとは言えなかった．その後，卵管鏡下卵管形成術が導入された[10]．これは経頸管的にカテーテルを子宮内に挿入後，細いカテーテルの先端を卵管口に当たるように調節し，カテーテルの先についたバルーンを拡張させることにより卵管間質部の閉塞部位を解除する方法である．卵管ベースで88.4%が卵管の疎通性を回復し，術後1〜3カ月後の子宮卵管造影検査による再閉塞は6.3%であったと報告されている[11]．卵管形成ができなかった症例や卵管の疎通性は回復したが

第4章■ホルモン関連症状

妊娠に至らなかった症例に対しては体外受精胚移植法が用いられる.

(3) 子宮因子

　子宮因子には, 子宮の奇形, 子宮発育不全, 子宮筋腫, 子宮内膜ポリープ, 子宮内膜炎, Ascherman 症候群, 子宮内膜機能異常などが考えられる. 子宮奇形に対してはさまざまな術式が考案されてきた. また子宮内腔に突出した筋腫や子宮内膜ポリープでは TCR (transcervical resection) 法により突出した筋腫またはポリープの切除が行われている. Ascherman 症候群では子宮鏡下に子宮の癒着を剝離し術後, 子宮内腔に IUD を挿入し内腔の再癒着を予防している.

(4) 頸管因子

　頸管因子には頸管粘液産生不全, 頸管粘液精子不適合などがある. 頸管粘液産生不全では配偶者間人工授精が治療として用いられている. 頸管粘液精子不適合では配偶者間人工授精のほか体外受精が治療法として用いられている.

(5) 男性因子

　男性因子には, 造精機能障害, 精路通過障害, 副精器障害, 射精障害などがある. 造精機能障害にはホルモン療法としてテストステロンリバウンド療法や Gn 療法がある. また非ホルモン療法としてメコバミンやカリクレイン, 漢方薬などがある. 精路通過障害では, 手術前に精巣の精子形成の有無を確認することや, 閉塞部位の正確な把握が必要となる. 精管精管吻合術, 精巣上体精管吻合術, 人口精液瘤増設術などがある. 前立腺炎にはニューキノロン系薬剤の投与を必要とする. 逆行性射精は膀胱内の精子を回収洗浄し人工授精を行う. 勃起不全症には精神的な治療のほかにバイアグラ®が用いられている.

(6) 免疫学的不妊

　免疫学的不妊には抗精子抗体, 子宮内膜症などがある. 抗精子抗体による不妊女性の治療にはコンドーム療法, 反復人工授精, 体外受精胚移植がある. 抗精子抗体による不妊男性の治療にはステロイド療法, 分離精子による人工授精または体外受精胚移植, 顕微授精がある.

　子宮内膜症における不妊の発生機序には, 卵巣や卵管機能の機械的障害, 排卵障害, 自己免疫異常, 抗子宮内膜抗体, マクロファージの活性亢進, プロスタグランジンの産生, サイトカイン, 細胞増殖因子の増加などが考えられる. 不妊治療を目的とした子宮内膜症の治療は薬物療法, 手術療法, 体外受精胚移植法が考えられる. 薬物療法では経口避妊薬やジエノゲストが用いられている. 手術療法では内膜症性病変の電気焼灼, 癒着剝離術, 卵巣チョコレート囊胞核出術などが行われている. 薬物療法や手術療法で妊娠に至らない症例に対し体外受精胚移植が適応となる.

150

1 不妊

（7）性交障害

先天的な要因で性交不能の場合や，心因的原因の場合もある．性器の奇形などでは，生殖補助医療にて，治療が行われることもある．また，ストレスなどの心因的な原因では，カウンセリングを含めた心のケアが重要な治療法となる．

2）排卵誘発法

排卵誘発法には排卵障害に用いる場合と生殖補助医療に用いる場合がある．排卵障害のある症例に用いる排卵誘発法は，生殖補助医療における多数の卵を採取する目的とは異なり，卵胞を発育させるができるだけ少ない数の卵胞を発育させることを目的とする排卵誘発法である．

（1）種類

排卵誘発法には大きく分けてステロイドを投与し，消退出血後に自然排卵を期待する方法や clomiphene citrate（CC）を単独で用いる方法，Gn ｛urinary Gn〔hMG，pure follicle stimulating hormone（pure FSH）〕，または recombinant Gn〔recombinant FSH（r-FSH）〕｝を単独で用いる方法，CC＋Gn 併用療法，gonadotropin releasing hormone（GnRH）agonist＋Gn 併用療法，GnRH antagonist＋Gn 併用療法がある．

（2）ステロイド投与法

無排卵周期症や第一度無月経の症例に対し，プロゲステロン製剤を投与し消退出血を起こす Holmstrom 療法や，前半期にエストロゲン製剤を投与し後半期にエストロゲンとプロゲステロン製剤の両剤を投与し消退出血を起こす Kaufmann 療法がある．この消退出血後に自然排卵が起こることが少なくない．しかし，挙児を希望する症例では，さらに積極的な排卵誘発剤を使用することが多い．

（3）CC 法

CC は月経周期の第 3〜5 日目より投与を開始する．用量は 1 日 1 錠（50 mg）から，3 錠まで卵胞発育の反応性に応じて用いることができる．また，投与日数も基本は 5 日であるが，卵胞が多数発育する症例や子宮内膜が薄くなる症例では，投与期間を 3 日ぐらいまで短くすることもある．初回投与では症例の CC に対する反応性が不明なのでなるべく少量を短期間（例：1 錠 3 日間，または 0.5 錠 3 日間）とし，CC に対する反応性を評価した方がよい．投与量が多い時や投与期間を長くすると，CC の血漿中の半減期が 5〜7 日であるので，作用が持続し子宮内膜が厚くならないことがあるので注意が必要である．子宮内膜が薄くなりやすい症例は短期間低用量がよい場合がある．十分卵胞が発育したら，hCG（5,000〜10,000 IU）を投与し当日または翌日にタイミング療法や人工授精を行う．最近は hCG の代わりに

151

第 4 章 ■ホルモン関連症状

GnRH agonist である，スプレキュア®などを自ら鼻腔に噴霧し排卵誘起を行う場合
もある．

　CC 法のバリエーションとして，CC にプレドニゾロンやブロモクリプチンを併用
して，卵胞発育を誘起する場合もある．また，CC を投与すると，頸管粘液が著し
く減少する症例には，CC の代わりにセキソビットを使用する場合もある．

（4）Gn 療法

　Gn の開始日は消退出血後，第 3 日目あたりから開始するのが一般的である．
r-FSH は以前から用いられた hMG よりは少ない用量で十分な卵胞発育が得られて
いる．また，製剤の均一性や感染の点より安全性が担保されている．

　Gn 療法の利点は CC のような子宮内膜に対する影響がないことである．しかし，
多数の卵胞が発育すると，個々の卵胞がまだ小さいうちに血中の estradiol が高値と
なり premature LH surge を引き起こす可能性がある．しかし，排卵障害のある症
例に用いる排卵誘発は，発育卵胞数を少なくするように排卵誘発を行うことが基本
であるので premature LH surge を引き起こす可能性は低いと考える．排卵誘起は
CC 療法と同様，hCG または GnRH agonist で行うことができる．

　Gn の投与法を大きく分けると，用量固定法，少量漸増法，ステップダウン法の 3
つに分けられる．また，特殊な方法としては，排卵誘発に初期には FSH を投与する
が発育卵胞径が 11 mm を超えた日より携帯用ミニポンプを用いて GnRH をパルス
投与する FSH-GnRH パルス療法がある．これは単一卵胞発育を目的とした，排卵
誘発法である．

（5）CC＋Gn 併用療法

　CC は一般的には月経周期第 3 日目より開始し，Gn は同時に開始する場合や 2〜
3 日遅れて開始する場合がある．CC を投与することにより，視床下部にて premature
LH surge が生じるのを抑制し，かつ，内因性 Gn を上昇させ，かつ外因性に Gn を
投与し卵胞発育を促す．CC の半減期は 5〜7 日であるので，子宮内膜の発育と卵胞
発育の状態をよく確認しながら，CC や Gn の投与量や期間を調節することが大切で
ある．CC 投与後の CC 代謝率より CC とエストロゲン受容体の結合状態が変化してい
くため，CC 服用終了数日後からは premature LH surge を防ぐために，LH, estra-
diol を測定し，場合によっては GnRH antagonist の併用も考慮する．

（6）GnRH agonist（または GnRH antagonist）＋Gn 併用療法

　排卵障害の症例に対する排卵誘発は生殖補助医療の際の排卵誘発とは異なり，少
ない数の卵胞を発育させる目的で行うので，これらの療法を排卵障害の症例に用い
ることは少ない．しかし，症例によっては，Gn 療法では多数の卵胞が発育して

152

premature LH surge を起こしやすい症例がある．これを防ぐために，GnRH agonist や antagonist を Gn に併用する療法がある．GnRH agonist の刺激を受けると下垂体ではダウンレギュレーションが起こり，GnRH receptor が減少し，GnRH の作用による premature LH surge を防ぐことができる．

　GnRH antagonist は GnRH receptor に作用し，レセプター以降のシグナル伝達が行われない．これにより，Gn 療法の際の premature LH surge を防ぐことができる．

（7）その他

　乳がんなどの治療に用いられているアロマターゼインヒビターの letrozole® を排卵誘発剤として使用し，CC に匹敵する排卵効果が得られている[12]．本邦においては，この薬は排卵誘発剤として承認されてはいないが，CC に比較し子宮内膜が薄くなったり，頸管粘液が減少したりする副作用が少なく，同等の排卵誘発効果があり，流産率も少ないと文献的には論じられている．しかし，本邦において排卵誘発剤として認可されていない現状では，臨床応用にあっては十分なインフォームド・コンセントが必要となる．

4. 生殖補助医療

　生殖補助医療には配偶者間人工授精，非配偶者間人工授精は含まないが，これを含めて解説する．

1）人工授精

　配偶者間人工授精の適応は乏精子症や抗精子抗体保有者，精子－頸管粘液不適合症例，性交障害，機能性不妊などがあげられる．精液の処理法としては種々の精子濃縮・洗浄法が用いられていることが多い．非配偶者間人工授精では本法以外の医療行為で妊娠する見込みがないことと，本法により挙児を希望する場合に限る．受精に用いられる精子の条件は日本産婦人科学会の会告により厳しく規制されている．また，この方法で出生した児の出自を知る権利が重要視されるようになってきており，精子提供者の情報の記録の保管も大切である．

2）生殖補助医療

　おもに体外受精，顕微授精，配偶子・胚凍結融解移植法からなる．

　体外受精胚移植法は卵管閉塞などの卵管性不妊患者に対して行われ，1978 年に初めて妊娠に成功した．その後，体外受精胚移植は卵管閉塞の不妊因子以外の不妊原因をもつ患者にも適用されるようになった．卵管通過性のある不妊患者に対し精子と卵をただちに卵管内に移植する配偶子卵管内移植法（GIFT），受精した 2 前核期

第 4 章 ■ ホルモン関連症状

胚［接合子卵管内移植（zygote intrafallopian transfer：ZIFT）］や分裂した胚［卵管内胚移植（tubal embryo stage transfer：TEST）］を卵管内に移植する技術も開発された．しかし，最近は通常の体外受精・胚移植法の成績向上により，GIFT 法，ZIFT 法，TEST 法はほとんど用いられなくなった．

（1）排卵誘発法

　体外受精胚移植の際，妊娠率を高めるために，複数の卵を回収し，複数の胚を得ることを目的として，排卵誘発法を用いている．方法は本節「3-2）排卵誘発法」（p. 151）で記載してある．とくに GnRH アナログの種類として agonist 法，antagonist 法があるが，agonist 法は，使用を開始する時期によって，大きく分けてロング法とショート法に分けられる．ロング法では，治療前周期の黄体中期かまたはそれ以前より用いられ，月経開始後 hMG または FSH が第 3 日目より併用される．ショート法では，月経開始から数日間または hCG 投与日まで agonist が用いられる．また antagonist 法にも単回投与法や連日投与法がある．

（2）卵胞モニター法

　卵胞発育モニター法としては，経腟超音波法による卵胞直径の測定，血中の estradiol，LH，FSH の測定が行われる．hCG を投与するタイミングの卵胞直径は，排卵誘発法や発育卵胞数によって異なる．通常，最大卵胞の平均卵胞直径が 16 mm から 22 mm で hCG の投与が行われる．血中の estradiol，LH，FSH の変動をよく評価して採卵日を決定することが重要である．

（3）配偶子・胚操作

　採卵は hCG 投与後 34〜36 時間後に行われる．現在では，経腟超音波下に採卵する方法が一般的となっている．採取された卵胞液より実体顕微鏡下に卵を確認し，洗浄された後卵は培養液に移される．運動良好精子を回収後，5〜10 万個/ml の濃度で卵子に媒精する．翌日，正常受精を確認し，2 個の前核が確認された胚は，さらに培養される．媒精後 2〜5 日後に胚は子宮内に経子宮頸管的に胚移植される．移植個数は原則 1 個であり，胚移植後黄体維持のために黄体ホルモンや hCG の投与が行われる．

（4）凍結・保存

　多胎妊娠を防ぐために，胚の凍結保存が臨床応用された．2 個以上の胚が得られた場合，余剰胚は凍結され，治療周期に妊娠しなかった場合，後の周期に融解し胚移植される．現在日本では卵や胚を凍結する保存法として，ガラス化法が汎用されている[13]．凍結・融解で大切な点は，卵・胚の細胞内に氷晶が形成されるのを防ぐことである．このために凍結保護剤を使用しているが，凍結保護剤としては細胞内

154

に浸透する凍結保護剤と浸透しない凍結保護剤がある．前者にはグリセロール，エチレングリコール，プロピレングリコール，ジメチルスルホキシドなどがあり，後者にはシュークロース，トレハロースなどがある．胚の凍結は種々の胚発育時期で行われているが，一般的には細胞数が増えるほどその生存率は高い．融解された胚は子宮に移植されるが，移植される子宮内膜の準備には自然周期，排卵誘発周期，ホルモン補充周期が用いられている．どの方法でも子宮内膜と胚の発育段階の同期が必要な条件となる．

(5) 顕微授精法

顕微授精法とは顕微鏡下に配偶子を操作して受精を介助する方法をいう．この適応は難治性の受精障害で，これ以外の治療によって妊娠の見込みがないかきわめて少ないと判断された夫婦にのみ応用される．よって以前の体外受精で受精卵が得られない場合，精液所見が悪く体外受精で受精が期待できない症例が適応となる．透明帯開孔法（zona drilling：ZD, partial zona dissection：PZD, zona opening：ZO），卵腔内精子注入法（subzonal sperm injection：SUZI），卵細胞質内精子注入法（aintracytoplasmic sperm injection：ICSI）の3つが開発されたが，現在ではICSIがほとんどである．

5. 不妊治療の問題点

1）患者の心のケア

不妊治療が高度になるにつれて，検査・治療の多様化や治療の長期化が患者に多大のストレスを及ぼすこととなり，患者は治療期間によって，精神的ストレスのさまざまな段階にある[14, 15]．治療を開始する時期においても，その治療法の詳細や妊娠率，副作用，合併症などについての情報を詳しく時間をかけ説明することが必要である．また個々の治療中においても治療によって生じる精神的ストレスを最小限に押さえるべく援助することが大切である．個々の治療によって妊娠しなかった時は，なおさら精神的なケアが重要である．

さらに不妊治療においての心のケアにおいては女性側だけでなく，男性側のケアを忘れてはならない．とくに不妊相談を受けた際には，男性側に心因性の勃起・射精不全などの射精障害が存在することもあるので注意深い問診やケアが必要となる．

2）倫理的問題点

倫理的な問題においては，凍結胚・卵の保存期間の問題や，胚は相続権をもって

第4章■ホルモン関連症状

いるのかなどの問題がある．顕微授精においては，精子がもつ劣性形質が遺伝され，これが社会の負担となっていく可能性がある.胚生検による遺伝子診断においては，性別の選択などの問題や障害者の差別という問題も含まれている．多胎妊娠の治療法である減数手術においては，母体保護法と関連する問題がある．卵および胚のドネーションにおいては，第三者から卵を提供してもらうことが検討されている．戸籍上の親と遺伝上の親が異なり，本邦においては法的問題が解決していないため，法的問題を解決したうえで卵または胚のドネーションが行われるべきである．代理母においては夫の精子を第三者の子宮に入れるサロゲートマザーと，妻の子宮にのみ問題が有り出産できない場合に夫婦の受精卵を第三者の子宮に移植するホストマザーの2通りがある．わが国においては法律上，出産した親に親権があるため，代理母による治療を行うためには，代理母を依頼した方が親となる法的整備を整える必要がある．また，クローンによる妊娠は倫理上の問題で禁止されている．

3) 副作用

子宮外妊娠は，体外受精による不妊治療において自然発生よりも多く発生する．この原因は経子宮頸管的に子宮内に移植された胚は卵管にまで移動することもあり，正常卵管であれば子宮に戻るが，卵管に多少の障害があると，卵管からの移動が制限され，卵管に着床し妊娠することがあるためである．体外受精では子宮内に戻す胚の数を原則として1個としているが，複数個移植し妊娠した場合には，子宮内に妊娠が確認されても，内外同時妊娠を考慮し十分な検索が必要である．

多胎妊娠は妊娠合併症を起こしやすい．とくに早産をひき起こしやすいため，十分な産科管理が必要な疾患である．排卵誘発は多数の卵を排卵させるため多胎妊娠を起こしやすい．このため多胎妊娠を予防するため，使用するGnの量を低量に押さえる方法，GnRHパルス＋FSH療法を用いるなどの工夫がある．また多胎妊娠を予防するために日本産科婦人科学会では，体外受精において移植する胚の数を原則1個と制限している．多胎妊娠の場合，減数手術を行う方法があるが，倫理的問題が大きい.また多胎妊娠の場合には染色体異常の頻度が単胎妊娠に比較し多いため，妊娠の検査管理に注意を払わなければいけない．

卵巣過剰刺激症候群は，排卵誘発剤の投与により卵巣の腫大が生じると共に毛細血管の透過性が亢進し，血漿成分がサードスペースに移動し，さまざまな病態が出現すると考えられている．もっとも危険な病態は血液の濃縮であり，血栓症を引き起こす可能性が高い．このため治療法としてはまず輸液が重要であり，低アルブミン血症に対してアルブミン投与，そしてサードスペースに出た腹水や胸水に対しては穿刺吸引を行う．生殖補助医療の新鮮胚治療の場合ではOHSSが予期されるとき

は，受精胚はすべて凍結保存し，その後の月経周期に胚移植することが望ましい．

6. がん患者と不妊治療

がん治療と不妊との関連は，Oncofertility の分野として確立し，重要な分野となっている．詳細は，第5章「5. 若年がん患者における妊孕能温存治療の実践」（p.263）を参照してほしい．

近年がん治療の進歩により，多くの症例が寛解に至っている．しかし，若年の症例に対するがん治療は妊孕性の減弱・喪失を引き起こすことになり，将来の生殖にかかわる諸問題を引き起こす．女性においては卵子・胚や卵巣組織，男性においては精子を凍結保存することで，妊孕性温存を図ることができるようになった．しかし，がん患者では，がんの診断から最初の治療までの時間がきわめて短期間であることが多く，妊孕性温存はがん患者の治療後の QOL を向上することにつながる要因の1つではあるが，がんの治療が優先されることは言うまでもない．また，白血病患者においてはとくに考慮しなければならないが，卵巣組織移植時のがん細胞の再移入に関する安全性に注意を払わなければならない．

がん治療が患者の妊孕性に影響を及ぼす因子には，患者年齢，化学療法剤の種類，放射線部位（卵巣・子宮・精巣）などがある．白血病など治療で造血幹細胞移植前の高用量化学療法や全身放射線療法，アルキル化剤を用いた化学療法，生殖臓器への放射線療法は妊孕性を減弱・消失させる[16]．

若年の女性がん患者が妊孕性温存を考慮する場合，短期間に多くの問題に対し自己選択していくことが必要となり，がん治療専門医と生殖医療専門医の両者が密に連携を取り，患者の選択決定を補助していく必要がある．

おわりに

不妊治療法は近年急速な進歩を遂げ，いままでの治療法で妊娠できなかった人でも多数，妊娠することができるようになってきているが，技術的に未解決な点も数多く残されている．さらに，これらの技術により副作用や倫理的な問題も生じており，これら問題点を解決しながら，より良い生殖医療を構築しなければならない．

（齊藤英和）

第4章 ■ ホルモン関連症状

文献

1) Kuwahara A, Matsuki T, Kaji H, et al: Induction of single ovulation by sequential follicle- stimulating hormone and pulsatile gonadotropin- releasing hormone treatment. Fertil Steril 64: 267-272, 1995

2) 堂地 勉：体重減少の性機能に及ぼす影響. 鹿児島大学医学雑誌 42：31-43, 1990

3) 松浦講平, 岡村均：黄体機能不全の治療. 臨床婦人科産科 46：1084-1086, 1992

4) Jewelewicz R: management of infertility resulting from anovulation. Am J Obstet Gynecol 122: 909-920, 1975

5) Klilick S, Elstein M: Pharmacologic production of luteinized unruptured follicles by prostaglandin synthetase inhibitors. Fertil Steril 47: 773-777, 1987

6) Akil M, Amos RS, Steward P: Infertility may sometimes be associated with NSAID consumption. Br J Rheumatol 35: 76-78, 1996

7) Ayabe T, Tsutsumi O, Momoeda M, et al: Impaired follicular growth and abnormal luteinizing hormone surge in luteal phse defect. Fertil Steril 61: 652-656, 1994

8) Kerin JK: Incidence of the luteinized unruptured follicle phenomenon in cycling women. Fertil Steril 40: 620-526, 1983

9) 戸田稔子：超音波断層法による黄体化非破裂卵胞の研究. 日本産科婦人科学会雑誌 42：1195-1202, 1990

10) Sueoka K, Kobayashi T, Nozawa S, et al: The clinical evaluation for Falloposcopic Tuboplasty（FT）system. Clin Rep 28: 179-191, 1994

11) Sueoka K, Asada H, Tsychiya S, et al: Falloscopic tuboplasty for bilateral tubal occlusion. A novel infertility treatment as an alternative for in-vitro fertilization? Hum Reprod 13: 71-74, 1998

12) Tulandi T, Martin J, Al-Fadhli R, Kabli N, Forman R, Hitkari J, Librach C, Greenblatt E, Casper RF: Congenital malformations among 911 newborns conceived after infertility treatment with letrozole or clomiphene citrate. Fertil Steril 85: 1761-1765, 2006

13) Saito H, Ishida GM, Kaneko T, et al: Application of vitrification to human embryo freezing. Gynecol Obstet Invest 49: 145-149, 2000

14) Chiba H, Mori E, Morioka Y, et al: Stress of female infertility: Relations to length of treatment. Gynecol Obstet Invest 43: 171-177, 1997

15) Mori E, Nadaoka T, Morioka Y, et al: Anxiety of Infertile Women Undergoing IVF-ET: Relation to the Grief Process. Gynecol Obstet Invest 44: 157-162, 1997

16) Broubham MF, Wallace WH: Subfertility in children and young people treated for solid and haematological malignancies. Br J Haematol 131: 143-155, 2005

2 骨量減少

はじめに

骨は破骨細胞による骨吸収と，骨芽細胞による骨形成が絶えず行われており，成人で年に約10％の骨がリモデリングされる．このリモデリングを調節する因子の1つがエストロゲンである．エストロゲンは破骨細胞の動きを調節し，骨量を維持する方向へ導いている．骨吸収が骨形成に比べ優位になり，リモデリングのバランスが崩れると骨量が減少し，さらに進行すると骨粗鬆症になる．

1. 骨粗鬆症の定義

2000年の米国立衛生研究所（NIH）コンセンサス会議で骨粗鬆症の定義は「骨強度の低下を特徴とし，骨折のリスクが増大しやすくなる骨格疾患」と示された．「骨強度」とは「骨密度」と「骨の質」の両方を反映する（図1）[1]．骨強度は骨密度が70％で，骨質が30％を担う．つまり，骨粗鬆症の診断は，骨密度の減少だけでなく，骨の質の善し悪しを考慮に入れる．

骨質の低下としては，解剖学的には骨梁幅減少，骨梁断裂，骨梁穿孔などとして現れる．骨粗鬆症を改善させるということは，骨密度の上昇だけでなく，骨質自体も改善しなければならず，両者が揃わなければ骨折のリスクが高くなる．

2. 骨粗鬆症の疫学

骨粗鬆症は世界で約7,500万人の罹患があり，50歳以上の女性では24％で男性の約3倍である．年間約900万人の骨粗鬆症に伴う骨折があるといわれている．日本では40歳以上の骨粗鬆症患者数は1,280万人，女性の年間発生数は155万人と推定

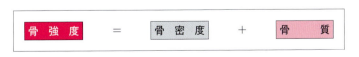

図1　骨強度

第4章 ■ ホルモン関連症状

される[2].

閉経後，とくに60歳ごろから急激に骨密度が低下し，骨粗鬆症の割合が増加するのに伴い骨折率も加齢とともに増加する．大腿骨近位骨折発生数は2007年に約15万人まで増加している．骨折を起こすと，寝たきり，要介護，うつ，疼痛等を伴い，QOLを著しく低下させる．骨粗鬆症による大腿骨頸部骨折や脊椎圧迫骨折は死亡率も悪化させる．

実際に病院で骨粗鬆症と診断されずに潜在的に骨粗鬆症である人が多いことが推定されており，高齢社会が進む中でますます大きな社会問題になる．

3. 骨粗鬆症の分類

骨粗鬆症は原発性骨粗鬆症と続発性骨粗鬆症に分類される．原発性骨粗鬆症が約90％を占め，他の原因により引き起こされる続発性骨粗鬆症が10％である．バセドウ病などの甲状腺機能亢進症，関節リウマチ，糖尿病などや，胃切除後，ステロイド薬の長期内服などが続発性骨粗鬆症の原因である．

4. 骨量減少の病態と病因

原発性の骨量減少および骨粗鬆症の原因としては大きく加齢によるもの，閉経によるものの2つに大別される．骨密度は男女ともに20歳前後で最大値に達し，40歳代まではほぼ一定に保たれるが，多くは加齢とともに骨密度が減少し，50歳前後から低下していく（図2）[2]．年を取ると腸からのカルシウムの吸収が悪くなってしまうのが大きな原因の1つである．女性は70歳代でカルシウムの吸収能は約50％程度にまで低下する[3]．

2つめの原因として，閉経がある．エストロゲンは骨を吸収するのに働く破骨細胞の働きを抑制するが，閉経によりエストロゲンの分泌が低下すると，この抑制が低下する．このため，骨吸収が進み，リモデリングのバランスが崩れ，急激に骨密度が低下する．

乳がんは40歳代以降罹患率が増え，エストロゲンを抑える治療を必要とすることも多い．乳がんの罹患年齢と骨量が減少し始める年齢が重なることで，多くの乳がん患者にとって骨量の維持は重要な問題になってくる．

その他，骨量減少の危険因子としては極端なやせ形体質，大腿骨近位部骨折の家族歴，喫煙，過度の飲酒，等がある（表1）[2]．

160

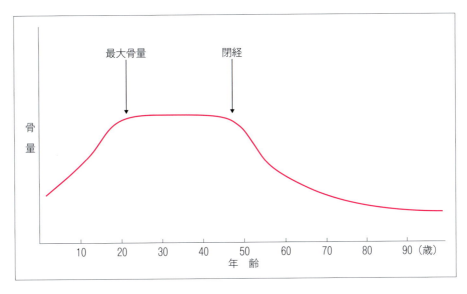

図2　年齢と骨量の変化

[骨粗鬆症の予防と治療ガイドライン2015年版，骨粗鬆症の予防と治療ガイドライン作成委員会（編），ライフサイエンス出版，東京，2015．p.14 図8 骨量の経年的変化 より引用]

表1　骨粗鬆症の危険因子

年齢	続発性骨粗鬆症
BMIの低値	糖尿病
脆弱性骨折の既往	成人での骨形成不全症
両親の大腿骨近位部骨折歴	長期にわたり未治療の甲状腺機能亢進症
現在の喫煙	性腺機能低下症
ステロイド投与	早期閉経（45歳未満）
関節リウマチ	慢性的な栄養失調あるいは吸収不良
アルコールの過剰摂取	慢性肝疾患

[骨粗鬆症の予防と治療ガイドライン2015年版，骨粗鬆症の予防と治療ガイドライン作成委員会（編），ライフサイエンス出版，東京，2015．p.18 表3 骨粗鬆症性骨折の臨床的危険因子 より引用・改変]

5. 骨量の評価

　二重エネルギーX線吸収法（dual energy X-ray absorptiometry：DXA法）は2つの異なるエネルギーのX線を使い，骨密度を測定する方法である．骨密度は面積あたりの密度（g/cm^2）として測定される．世界で広く骨粗鬆症の診断に用いられる指標としてT-Scoreがある．これは，骨密度がピークとなる若年成人の平均骨密度を0として，標準偏差（SD）で値を規定する．1994年にWHOで定められた国際基準ではDXA法で測定された指標でT-scoreが-1.0 SDまでを正常範囲，-1.0か

第4章 ■ ホルモン関連症状

ら −2.5 SD までを骨量減少，−2.5 SD 未満を骨粗鬆症と定義している．しかし，人種，民族により骨密度の状態は異なり，そのまま日本人に適応することは難しいと考えられ，この指標を日本人向けに臨床的に検討し作成されたのが，若年成人平均値（young adult mean：YAM）といい，80％以上を正常，80％未満〜70％を骨量減少症，70％未満を骨粗鬆症と定義される．

骨密度の評価には DXA 法のほかにも MD（エムディ）法や超音波法など簡易のものまであるが，骨密度を測るのにもっとも推奨されるのは DXA 法での腰椎と大腿骨近位部の2カ所での測定である．この方法がもっとも感度が高い．

腰椎は，年齢性変化や変形，すでに圧迫骨折などあった場合は高めに出ることがある．腰椎と大腿骨頸部で骨密度に大きな隔たりがあった場合は低い方を参考に治療方針を決める．

メタアナリシスでは大腿骨頸部の骨量が1 SD 低下すると大腿骨頸部骨折のリスクが 2.6 倍，すべての骨折のリスクが 1.6 倍になり，腰椎の骨量が1 SD 低下すると腰椎骨折のリスクが 2.3 倍，すべての骨折のリスクが 1.5 倍になることが示されている[4]．

前述のように，骨粗鬆症は，骨量だけでなく骨質の評価も重要である．2011 年のガイドラインの改訂以降，骨密度の測定値に脆弱性骨折の有無を組み合わせ診断することに変更されている（図3）[2]．

6. WHO 骨折リスク評価ツール FRAX®

FRAX®（FRAX®サイト http://www.shef.ac.uk/FRAX/tool.jsp?lang=jp）は骨折リスクを評価するために開発したツールで，WHO による北米，ヨーロッパ，アジア，オーストラリア其々での人口に基づくコホート研究に基づいている．臨床上の危険因子ならびに生命予後に重要な大腿骨頸部の骨密度（BMD）を組み合わせて 10 年以内の大腿骨近位部骨折とおもな骨粗鬆症骨折（脊椎，前腕，股関節部あるいは肩部の臨床的な骨折）の発生リスクが計算される．用いられる危険因子は年齢，性別，体重，身長，骨折歴，両親の大腿骨近位部骨折歴，現在の喫煙，糖質コルチコイド内服の既往，関節リウマチ，続発性骨粗鬆症，アルコール摂取量，骨密度である．

BMD が利用できない場合は，体格指数（BMI）を使用することもできる．DXA 法以外での測定法での骨密度の値がこのツールに利用できるかの検証はされていない．しかし，ツールの煩雑さや，日本人の骨折頻度の低さによるツールの結果の適

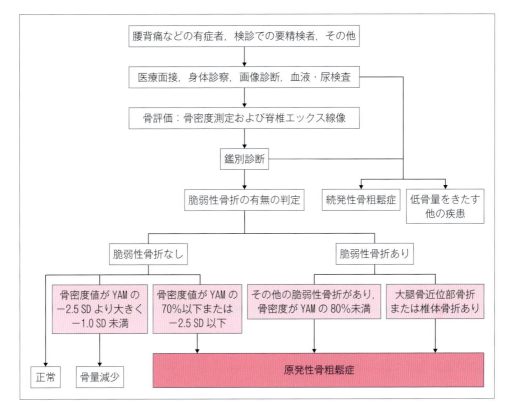

図3　原発性骨粗鬆症の診断手順
［骨粗鬆症の予防と治療ガイドライン　2015年版，骨粗鬆症の予防と治療ガイドライン作成委員会（編），ライフサイエンス出版，東京，2015，p.18 図11 原発性骨粗鬆症の診断手順　より引用］

応の是非などから，実際の臨床応用の頻度はまだ低い．

7．乳がん治療に伴う骨量減少

　乳がんは，約70％がホルモン受容体陽性であり，この場合はホルモン治療が行われる．ホルモン療法（内分泌療法）はエストロゲンを抑制させるため，更年期症状だけでなく，骨吸収の抑制力を低下させ骨量減少，骨粗鬆症を引き起こす．

　ホルモン治療としてはおもに閉経前女性にタモキシフェン，閉経後女性にはアロマターゼ阻害薬が用いられる．同じようにエストロゲンを抑える働きをするが，骨に対する作用は，タモキシフェン（ノルバデックス®）では保護的に作用，とくに閉経後にはむしろ骨量を増やす効果があるが，アロマターゼ阻害薬では骨量を減少させて骨粗鬆症のリスクを上昇させ，関節症状も起こしやすくなる．

　アロマターゼ阻害薬使用患者の骨折および骨粗鬆症の発症頻度は，タモキシフェ

第4章 ■ ホルモン関連症状

ンあるいはプラセボに比べて有意に高い[5].したがって,アロマターゼ阻害薬使用患者では,まず,ベースとしての骨粗鬆症のリスクを評価し,骨粗鬆症の危険が高い症例に対しては定期的な骨密度測定を行うことが推奨される.

8. 治療

骨量減少,骨粗鬆症の治療の基本は食事と運動である.バランスのとれた食事や適度な運動を心がけることで,骨密度の維持,低下を遅らせること,さらには改善を期待できる.

また,摂取不足や過剰摂取,喫煙や過度の飲酒など,除去しうる危険因子をライフスタイル改善により取り除くことで,改善が期待できる(表2)[2].患者への厳格な指導が重要である.

1) 食事

骨量を維持するためには,栄養やカロリーのバランスがよい食事を規則的に摂ることがまず基本となる(表3)[2].

平成20年国民栄養調査(厚生労働省)の報告では,カルシウム摂取の推薦量は1日600〜650mgであるにもかかわらず,日本人における年齢階級別カルシウム1日平均摂取量はどの年齢層でも達しておらず,カルシウム摂取量が不足している.骨粗鬆症による骨折予防のためのカルシウムの摂取推奨量は,1日800mg以上である.しかし,腸管でのカルシウム吸収率を高めるためには,単にカルシウムの摂取量を増やせばいいものではない.ビタミンD,ビタミンKなどの摂取が吸収率の向

表2 **骨粗鬆症の危険因子の分類**

除去しえない危険因子	除去しうる危険因子
加齢	カルシウム不足
性(女性)	ビタミンD不足
人種(白人＞黄色人種・黒人)	ビタミンK不足
家族歴	リンの過剰摂取
遅い初経	食塩の過剰摂取
早期閉経	極端な食事制限(ダイエット)
過去の骨折	運動不足
	日照不足
	喫煙
	過度の飲酒
	多量のコーヒー

[骨粗鬆症の予防と治療ガイドライン2015年版,骨粗鬆症の予防と治療ガイドライン作成委員会(編),ライフサイエンス出版,東京,2015,p.50 図21 骨粗鬆症検診における判定基準と危険因子より一部引用・改変]

表3　骨粗鬆症の治療時に推奨される食品と過剰摂取を避けた方がよい食品

推奨される食品	過剰摂取を避けた方がよい食品
カルシウムを多く含む食品 （牛乳・乳製品，小魚，緑黄色野菜，大豆・大豆製品） ビタミンDを多く含む食品 （魚類，きのこ類） ビタミンKを多く含む食品 （納豆，緑色野菜） 果物と野菜 蛋白質 （肉，魚，卵，豆，牛乳・乳製品など）	リンを多く含む食品 （加工食品，一部の清涼飲料水） 食塩 カフェインを多く含む食品 （コーヒー，紅茶） アルコール

［骨粗鬆症の予防と治療ガイドライン　2015年版,骨粗鬆症の予防と治療ガイドライン作成委員会（編）,ライフサイエンス出版,東京,2015, p.79 表25 骨粗鬆症の治療時に推奨される食品,過剰摂取を避けた方がよい食品 より引用］

上に必要である．

2）運動

　骨のカルシウムを維持すること，骨質を強くするには，「体重をかける」ことが大事である．骨密度を低下させない運動療法としては日常生活のなかで階段の上り下りや散歩など，運動量を増やすことである．骨密度の低下を防ぐための運動は，強い負荷をかける必要はなく，ウォーキング，ジョギング，エアロビクスなどである．骨が弱い状態で強すぎる力をかけることは，逆に骨にダメージを与えかねず，注意が必要である．また，骨を支える骨格筋の増強も必要である．

　また，カルシウムの吸収をよくするためには，活性型ビタミンDが必須で，日光浴や日中の10〜15分の散歩，日陰であっても30分程度の散歩で効果がある．

3）薬物療法

　原発性骨粗鬆症のための薬物療法の開始は，脆弱性骨折（大腿骨近位部骨折または椎体骨折，椎体骨折以外）の有無，骨密度やFRAX®による10年間の骨折の可能性，危険因子の有無などを考慮して決定する（図4)[2]．大腿骨近位部または椎体の脆弱性骨折があった場合，または他の部位の脆弱性骨折がある場合でYAMが80%未満の場合，脆弱性骨折を認めなくてもYAM, FRAX®の値，家族歴などでハイリスクと判断された場合は薬物治療開始の適応になる[2]．

　骨粗鬆症の治療薬は，作用によって3種類に分けられる（表4)．腸管からのカルシウムの吸収促進，骨形成促進，骨吸収抑制と目的により薬剤を使い分け，または組み合わせる．

　ASCOのガイドラインは①65歳以上の女性，②アロマターゼ阻害薬の投与を受

第4章 ■ホルモン関連症状

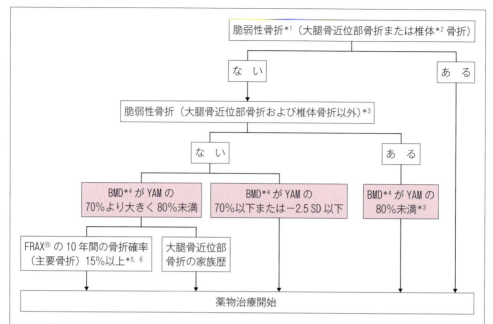

*1：軽微な外力によって発生した非外傷性骨折．軽微な外力とは，立った姿勢からの転倒か，それ以下の外力をさす．
*2：形態椎体骨折のうち，3分の2は無症候性であることに留意するとともに，鑑別診断の観点からも脊椎エックス線像を確認することが望ましい．
*3：その他の脆弱性骨折：軽微な外力によって発生した非外傷性骨折で，骨折部位は肋骨，骨盤（恥骨，坐骨，仙骨を含む），上腕骨近位部，橈骨遠位端，下腿骨．
*4：骨密度は原則として腰椎または大腿骨近位部骨密度とする．また，複数部位で測定した場合にはより低い％値またはSD値を採用することとする．腰椎においてはL1〜L4またはL2〜L4を基準値とする．ただし，高齢者において，脊椎変形などのために腰椎骨密度の測定が困難な場合には大腿骨近位部骨密度とする．大腿骨近位部骨密度には頸部またはtotal hip（total proximal femur）を用いる．これらの測定が困難な場合は橈骨，第二中手骨の骨密度とするが，この場合は％のみ使用する．
*5：75歳未満で適用する．また，50歳代を中心とする世代においては，より低いカットオフ値を用いた場合でも，現行の診断基準に基づいて薬物治療が推奨される集団を部分的にしかカバーしないなどの限界も明らかになっている．
*6：この薬物治療開始基準は原発性骨粗鬆症に関するものであるため，FRAX®の項目のうち糖質コルチコイド，関節リウマチ，続発性骨粗鬆症にあてはまる者には適用されない．すなわち，これらの項目がすべて「なし」である症例に限って適用される．

図4　原発性骨粗鬆症のための薬物治療開始基準
［骨粗鬆症の予防と治療ガイドライン　2015年版，骨粗鬆症の予防と治療ガイドライン作成委員会（編），ライフサイエンス出版，東京，2015，p.63 図25 原発性骨粗鬆症の薬物治療開始基準　より引用］

ける患者，③60〜64歳でリスク因子のある患者，④乳がん治療により早発閉経をきたした患者を骨粗鬆症の高リスクとしている．このようなリスクのある患者群にはDXA法による骨密度の年1回のスクリーニング，ライフスタイルの改善（アルコール摂取制限，禁煙，適度な運動），カルシウム1,200〜1,500 mg/日，活性型ビタミン

2 骨量減少

表4 骨粗鬆症の作用別治療薬

作用	薬剤
腸管からのカルシウムの吸収促進	活性型ビタミン D_3
骨形成促進	活性型ビタミン D_3 ビタミン K_2
骨吸収抑制	ホルモン剤（エストロゲン） ビスフォスフォネート SERM（塩酸ラロキシフェン） カルシトニン

D 400〜800 IU/日の摂取が推奨される．さらに骨量の程度により，T-score が −2.5 未満の場合はさらにビスフォスフォネートによる治療を開始することが推奨される[6]．

国内では 2006 年に「骨粗鬆症の予防と治療ガイドライン」が策定されている．同ガイドライン 2015 年版では薬物療法開始の基準を① 50 歳以上で脆弱性既存骨折のある場合，②骨密度 YAM70％未満の場合，③ YAM80％未満の閉経後女性でリスク因子（過度のアルコール摂取，喫煙者，大腿骨頸部骨折の家族歴のいずれか 1 つ）を有する場合としている[2]．

日本乳癌学会乳癌診療ガイドラインでは「アロマターゼ阻害薬使用患者における骨粗鬆症の予防・治療にビスフォスフォネートやデノスマブは勧められるか」という clinical question に推奨グレードは B となっている．アロマターゼ阻害薬使用患者で，骨粗鬆症を合併する場合および骨粗鬆症の危険が高いと考えられる場合には，ビスフォスフォネートやデノスマブの投与および年 1 回の骨密度測定が勧められる[7]．

一方，SERM であるラロキシフェンは閉経後女性における骨粗鬆症の治療薬として多く使用されるが，ATAC 試験においてタモキシフェンとアナストロゾールの併用で有害事象が増加し，アナストロゾールの乳がん再発抑制効果を阻害することが示された．このため，ラロキシフェンもアロマターゼ阻害薬の効果を阻害する可能性があるため，アロマターゼ阻害薬使用時にラロキシフェンを併用することは推奨されない．

以上より，アロマターゼ阻害薬使用患者に対し，①骨密度を投与前に測定，②治療開始後も YAM 80％未満であればカルシウムやビタミン D の投与を開始，③ 70％未満の場合，ビスフォスフォネート投与を開始することが推奨される．

167

第 4 章 ■ ホルモン関連症状

おわりに

　骨量の減少, 骨粗鬆症は QOL だけでなく, 生存率までを落とす重大な合併症を引き起こす可能性がある. 適切な食事と運動, さらには除去しうる危険因子への対策が, 骨量だけでなく骨質の改善, つまり骨強度の維持に重要である. 適切な問診とライフスタイルの改善を指導することが非常に重要になる. さらに各々のリスクと現在の骨強度の状況に合わせて, 適宜薬物投与を行うことで骨折を避け, QOL を保つことができると考えられる.

（林　直輝）

文献

1) NIH Consensus Statement. JAMA 17(1): 1-45, 2000
2) 骨粗鬆症の予防と治療ガイドライン　2015 年版, (骨粗鬆症の予防と治療ガイドライン作成委員会/編), ライフサイエンス出版, 東京, 2015
3) Bullamore JR, Gallagher JC, Wilkinson R, et al: Effect of age on calcium absorption. The Lancet 296: 535-537, 1970
4) Marshall D, Johnell O, Wedel H: Meta-analysis of how well measures of bone mineral density predict occurrence of osteoporotic fractures. BMJ 312: 1254, 1996
5) Chien AJ, Goss PE: Aromatase inhibitors and bone health in women with breast cancer. J Clin Oncol 24(33): 5305-5312, 2006.
6) Hillner BE, Ingle JN, Chlebowski RT, et al: American Society of Clinical Oncology 2003 update on the role of bisphosphonates and bone health issues in women with breast cancer. J Clin Oncol 21(21): 4042-4057, 2003
7) 2015 年 Web 版ガイドライン　科学的根拠に基づく乳癌診療ガイドライン. 日本乳癌学会(編), 金原出版, 東京, 2015　URL：jbcs.gr.jp/guidline/

3 ホットフラッシュ，のぼせ

はじめに

　ホットフラッシュは，頸部に熱感が生じた後に，急激に顔面ならびに四肢に広がるもので，その持続時間は1〜2分，長くても5分程度である．心拍数や末梢血流量の増加はみられるが，血圧は通常変化しない．ただし，個人差が大きい．このようなホットフラッシュがみられる原因として，エストロゲンの減少が大きく関与する．

　周閉経期には，急激なエストロゲン減少によって男性のエストロゲン濃度よりも低くなり[1]，ホットフラッシュ，のぼせ，発汗をはじめとするさまざまな更年期症状がみられる．また，両側の卵巣を摘出した場合にも自然閉経と同様，図1のようにさまざまな更年期症状がみられるが，その中でもホットフラッシュの割合は高く，手術後早期からみられる（図2）．また，子宮筋腫の逃げ込み療法や子宮内膜症の治療として GnRH アゴニストを使用した場合，乳がん治療でアロマターゼ阻害剤を用いた場合，骨粗鬆症治療として選択的エストロゲン受容体調整薬を用いた場合にもホットフラッシュがみられる．このように，周閉経期だけではなく，さまざまな疾患の治療中にもみられ，我慢していると QOL の低下や種々の疾患の発生にも関係するため，必要に応じて適切な治療が必要である．

1. ホットフラッシュ，のぼせの病因

1）エストロゲン欠乏による直接的な影響

　エストロゲンの減少によってゴナドトロピンが増加することから，luteinizing hormone パルス状分泌がホットフラッシュと関係する可能性や，エストロゲンの減少が中枢におけるカテコールエストロゲンの低下をきたし，カテコラミンの合成を増加させることでホットフラッシュがみられることが報告されている[2]．さらに，エストロゲンの減少が視床下部におけるカルシトニン遺伝子関連蛋白の放出を促進し，その血管拡張作用によってホットフラッシュがみられることも報告されている[2]．しかし，いずれの因子によるものかは明確にされていない．また，エストロゲン減少によるセロトニンの低下はセロトニン受容体の感受性の亢進を引き起こ

第4章 ホルモン関連症状

し，周閉経期に生じたストレス刺激により放出されたセロトニンがその受容体を介して体温調節中枢に働くことが推測されている．中枢では深部体温のセットポイン

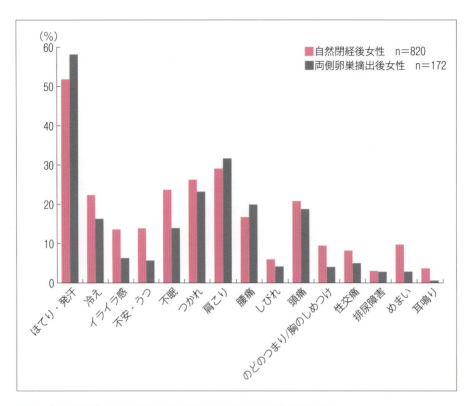

図1　自然閉経後および両側卵巣摘出後女性の症状別頻度の比較

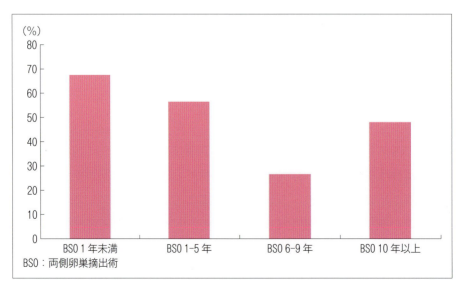

BSO：両側卵巣摘出術

図2　両側卵巣摘出後年数とホットフラッシュの割合

トが変化し，その差が少なくなるためにホットフラッシュや冷えを感じることが想定されている[3].

一方，ホットフラッシュがみられる部位では血管拡張がみられ，サイトカインが変化していることが推測される．私たちの検討では，強いホットフラッシュを有する女性の interleukin（IL）-8 値は，ホットフラッシュがみられない女性に比べて有意に高かった[4]. このことは両側卵巣摘出後にみられるホットフラッシュについても同様であった．ラットにおいても，両側卵巣摘出術後に脳室内に LH 放出ホルモンを投与すると 30 分後に皮膚温の上昇すなわちホットフラッシュがみられ，1 時間後に視床下部において cytokine induced neutrophil chemoattractant（CINC：ヒトの IL-8 に相当）mRNA の増加が，2 時間後には血中 CINC の増加がみられた．CINC の産生部位は視床下部の第三脳室であり，CINC を投与すると皮膚温は低下し，深部体温は上昇した[5]. すなわち，ホットフラッシュを抑えるために，視床下部の第三脳室で IL-8 が産生され，IL-8 は深部体温を上昇させて皮膚温を下げようとする働きが存在する可能性が推察される．IL-8 は本来，好中球や T リンパ球に選択的に働く走化性因子であり，白血球の血管内皮細胞への接着の増加，好中球機能活性化を有しており，IL-8 の増加は動脈硬化の初期段階に影響するものと考えられる．

2) エストロゲンの欠乏による間接的な影響

更年期にみられるさまざまな症状は独立してみられるわけではなく，お互いに関連している．ホットフラッシュを我慢することにより不眠になり，不眠が続くことで翌日に疲れがたまり，疲れが続くと人に会うのも億劫になり，次第に抑うつ状態に進行する「血管運動神経症状から精神神経症状へのドミノ倒し現象」は有名である[6]. また，周閉経期にみられる抑うつ症状は，血管運動神経症状が同時に存在することによって拍車がかかることも報告されている[7]. したがって，ホットフラッシュからのドミノ倒し現象によりさまざまな不定愁訴がみられたり，ホットフラッシュの存在によって他の不定愁訴の程度が強くなる可能性が考えられる．これらの場合，ホットフラッシュやのぼせをエストロゲンによって改善することがさまざまな不定愁訴の改善に結びつく．

3) エストロゲン欠乏以外の原因

更年期障害の主たる原因は卵巣機能の低下であり，これに加齢に伴う身体的変化，精神・心理的な要因，社会文化的な環境因子などが複合的に影響することにより症状が発現する．すなわち，更年期障害はエストロゲン低下によってのみみられるものではなく，環境の変化も影響する．周閉経期女性の生活環境を考えると，子供の進学や就職，親の介護の問題などがみられ，さまざまな種類のストレスが増えてく

第4章■ホルモン関連症状

る時期である．これらのストレスが何らかの機序を介して，ホットフラッシュを誘発している可能性が考えられる．

2. ホットフラッシュ，のぼせの実態

　ホットフラッシュの頻度は報告者によって異なる．九嶋らは更年期女性において熱感は24.5％，のぼせは22.3％にみられると報告[8]，日本産科婦人科学会によれば，ホットフラッシュならびに発汗は25〜30％にみられると報告している[9]．徳島大学病院で更年期外来を受診した患者を対象とすると，ホットフラッシュを訴えた割合は51.7％であった．また，アジア諸国におけるホットフラッシュの発現頻度を比較した報告によれば，韓国で約40％，マレーシアや台湾は20〜30％，シンガポールや香港は10〜15％であり[10]，国によっても頻度は異なる．

　では，ホットフラッシュは周閉経期のどの時期に多くみられるのであろうか．Mishraらは47歳から徐々に増加し53歳にピークがみられると報告している[11]．私たちの検討では，稀発月経のときに多くみられた[12]．ホットフラッシュは，エストロゲン濃度が完全に低値となった閉経後よりも月経周期が不規則な段階でみられることが推測される．一方，両側卵巣摘出術後では，術後1年以内に67.4％と早い段階からホットフラッシュやのぼせが認められた．

3. ホットフラッシュ，のぼせの診察

　ホットフラッシュを有する女性を診察する際の注意点をまとめる．

1）症状の重みづけを行う

　ホットフラッシュ以外にも多彩な症状を訴えるが，どの症状が今一番困っているのかを確認する．

2）訴えない症状を聞き出す

　治療を開始すると，症状が次々と変化し，当初みられたホットフラッシュは消失したにもかかわらず，別の症状が出現することがある．実は，これらの症状も最初から存在していたが，ホットフラッシュが強かったためにあえて訴えなかった可能性がある．最初にすべての症状を把握しておく．

3）症状を分類する

　ホットフラッシュ以外に訴えた症状を血管運動神経系症状，精神神経系症状，運動器系症状，感覚器系症状など分類しておく．

4) エストロゲン減少と関連があるかどうかを考える

閉経後10年以上も経過してからホットフラッシュを訴えることがある. 家庭や職場などで生じたストレスとの関係も考慮する. また, ホットフラッシュはほとんどなく, 他の不定愁訴を訴えることがあるが, ホットフラッシュが原因でドミノ倒し現象のために生じたものでないかどうかを考える.

5) 既往歴, 治療歴について

乳がんや子宮内膜がんの既往, 乳がんの家族歴, 血栓症の既往は必ず聞く. 過去に更年期障害の治療を行ったことがある場合, どのような薬剤を用いて治療を受けたか, どの薬剤に効果があり, どの薬剤では効果がなかったか, あるいは副作用がみられたかを聞く.

6) 甲状腺疾患との鑑別

ホットフラッシュや発汗がみられる場合, 甲状腺機能亢進症との鑑別が必要となることがある. 診察の際に甲状腺の腫大などがないかどうかチェックする.

4. ホットフラッシュ, のぼせのケア

更年期障害の治療は画一的ではなく一人ひとり異なるため, 個別化治療を考えなくてはならない.

1) 薬物療法

(1) ホルモン補充療法 (hormone replacement therapy : HRT)

　①HRTの目的およびアルゴリズム

HRTの目的には, 1) エストロゲン欠乏に起因する症状の緩和や疾患の治療と2) 無症状の閉経後女性においてエストロゲン欠落に伴う諸疾患のリスク低下やヘルスケアの2つの側面がある[13]. ホットフラッシュやのぼせが存在する場合は1) の目的により, 図3のようなアルゴリズムに沿って治療を行う.

　②禁忌および慎重投与

HRTには表1のような禁忌ならびに慎重投与例が存在する[13]. がん患者にHRTを考慮する場合, これらを充分に理解しておく必要がある. 現在, 乳がん, 子宮内膜がん, 低悪性度子宮内膜間質肉腫の患者にHRTは禁忌である. また, 既往歴として乳がんがある場合, 現状ではルーチンのHRTは禁忌である. 子宮内膜がんや卵巣がんの既往がある場合には慎重に投与する. また, 静脈血栓塞栓症, 心筋梗塞, 脳卒中といった既往がある女性に対してHRTは禁忌である. BMIが25以上の肥満女性は, 結合型エストロゲン (conjugated equine estrogen：CEE) によって静脈血

第4章 ■ ホルモン関連症状

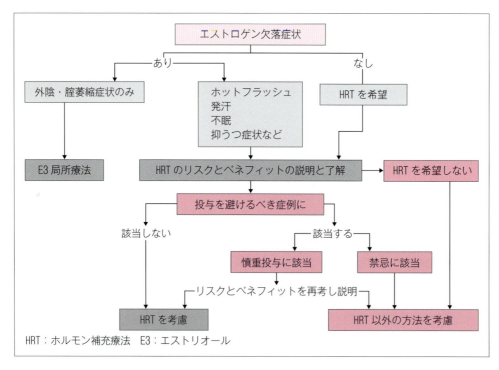

図3 ホルモン補充療法の適応と管理のアルゴリズム

[ホルモン補充療法ガイドライン2012年度版，日本産科婦人科学会・日本女性医学学会（編・監），日本産科婦人科学会事務局，東京，2012，p.82 CQ7 HRTの適応と管理のアルゴリズムは？ より一部引用]

表1 ホルモン補充療法の禁忌症例ならびに慎重投与症例

禁忌症例	慎重投与ないしは条件付きで投与が可能な症例
・重度の活動性肝疾患 ・現在の乳がんとその既往 ・現在の子宮内膜がん，低悪性度子宮内膜間質肉腫 ・原因不明の不正性器出血 ・妊娠が疑われる場合 ・急性血栓性静脈炎または静脈血栓塞栓症とその既往 ・心筋梗塞および冠動脈に動脈硬化性病変の既往 ・脳卒中の既往	・子宮内膜がんの既往 ・卵巣がんの既往 ・肥満 ・60歳以上または閉経後10年以上の新規投与 ・血栓症のリスクを有する場合 ・冠攣縮および微小血管狭心症の既往 ・慢性肝疾患 ・胆嚢炎および胆石症の既往 ・重症の高トリグリセリド血症 ・コントロール不良な糖尿病 ・コントロール不良な高血圧 ・子宮筋腫，子宮内膜症，子宮腺筋症の既往 ・片頭痛 ・てんかん ・急性ポルフィリン血症 ・全身性エリテマトーデス（SLE）

[ホルモン補充療法ガイドライン2012年度版，日本産科婦人科学会・日本女性医学学会（編・監），日本産科婦人科学会事務局，東京，2012，p.58 CQ3 HRTの禁忌症例と慎重投与症例は？ より引用]

3 ホットフラッシュ，のぼせ

栓塞栓症のリスクが増加することから慎重に投与する．

③HRT を行う場合の検査および管理

HRT を開始する前には，血圧，身長，体重測定，血算，生化学検査，血糖検査，婦人科がん検診，乳がん検診を必ず行っておく．HRT 中は，症状の問診を行い，投与前検査を 1 年に 1～2 回繰り返す．

④薬剤の種類と使い方

HRT として本邦で用いることができるエストロゲン製剤および黄体ホルモン製剤を表2，表3に示したが，これらのホルモン製剤の使い分けが必要である．投与経路から経口と経皮に分けられ，経皮製剤にはパッチとゲルが存在する．また，経口製剤には含まれる成分によって，17β エストラジオール（E2），CEE，エストリオールに分類される．これらの薬剤の特徴を充分に理解し，HRT の目的，年齢や合併症の有無を考慮して，投与薬剤の種類，投与経路，投与量，投与方法を決定する．

表2　エストロゲン製剤およびエストロゲン・黄体ホルモン配合剤の種類と特徴

商品名	エストロゲンの種類	投与経路	用量	備考
プレマリン	結合型エストロゲン	経口	0.625 mg/錠	
ジュリナ	E2	経口	0.5 mg/錠	
ウェールナラ	E2	経口	1.0 mg/錠	黄体ホルモン（LNG）配合
エストラーナ	E2	経皮パッチ	放出量約 50 μg	
メノエイドコンビパッチ	E2	経皮パッチ	放出量約 50 μg	黄体ホルモン（NETA）配合
ル・エストロジェル	E2	経皮ジェル	0.54 mg/プッシュ	
ディビゲル	E2	経皮ジェル	1.0 mg	
エストリール	エストリオール	経口・経腟	0.1 mg，0.5 mg，1.0 mg	

E2：17β エストラジオール，LNG：レボノルゲストレル，NETA：酢酸ノルエチステロン

表3　黄体ホルモン製剤の種類と特徴

	黄体ホルモンの種類	投与経路	薬剤名	用量
黄体ホルモン製剤	酢酸メドロキシプロゲステロン	経口	プロベラ ネルフィン プロゲストン メドキロン	2.5 mg
		経口	ヒスロン	5.0 mg
	ジドロゲステロン	経口	デュファストン	5 mg
エストロゲン・黄体ホルモン配合剤	レボノルゲストレル	経口	ウェールナラ	放出量 140 μg 含有量 2.70 mg
	酢酸ノルエチステロン	経皮	メノエイドコンビパッチ	0.04 mg

175

第4章 ■ ホルモン関連症状

また，子宮を摘出した女性ではエストロゲン製剤を単独で用いるが，子宮を有する女性ではエストロゲン製剤の単独投与により子宮内膜増殖症や子宮内膜がんのリスクが高まるため，黄体ホルモンの併用が必要である．

⑤ホットフラッシュに対する効果

a. 投与薬剤の種類および投与経路による影響

ホットフラッシュに対する効果は経口 E2，経皮 E2，CEE いずれの薬剤でもほぼ同等である[14]．経皮製剤として，パッチ（放出量 50 μg）とゲル（1 mg）を比較した検討でも，ホットフラッシュに対する効果は同等である[15]．薬剤の種類や投与経路が異なっても，ホットフラッシュには同等の効果が得られる．

b. 投与量による影響

通常量では，不規則な性器出血や乳房緊満感といったマイナートラブルが生ずることがある．この場合，通常量を減らし低用量を用いる．ただし，若年女性で両側卵巣摘出が行われた場合，低用量では効果が得られないことがあり，注意が必要である．

c. 黄体ホルモン併用による影響

子宮を有する女性では黄体ホルモンの併用が必要である．しかし，エストロゲン単独であってもエストロゲン・黄体ホルモン併用であっても，ホットフラッシュに対する効果に違いはみられない[16]．

⑥ホットフラッシュ以外における効果

a. 抑うつ気分または抑うつ症状

抑うつ気分に対して，エストロゲンは中等度以上の改善効果を有する[17]．ただし，黄体ホルモンを併用するとエストロゲンによる効果が減弱するため，注意が必要である．

b. 疲労感

周閉経期の女性が易疲労感を訴えることは少なくない．HRT は疲れに効果を認めなかったが，カウンセリングや行動療法を併用すると有効であったことが報告されている[18]．周閉経期には，エストロゲンとともに男性ホルモンが減少するため，不快な気分（dysphoric mood），性欲の低下，疲労感（persistent unexplained fatigue）が生ずることが報告されており[19]，男性ホルモンが含有されているデポー剤などを投与すると症状の改善がみられる可能性が考えられるが，充分なエビデンスが得られていない．

c. 睡眠障害

睡眠障害に対して HRT が有効であることが報告されている[20]．しかし，HRT 単

独では効果がなく，精神療法の併用により効果がみられた報告もある[18]．のぼせ，ほてり，発汗を伴う睡眠障害ではHRTが有用であることから[21]，ホットフラッシュが原因とされる睡眠障害の場合は有効であるといえる．

(2) 抗不安剤および選択的セロトニン再取込み阻害剤

精神神経症状には必ずしもHRTの効果がみられないことがある．不安が中心の場合には抗不安作用が強いクロチアゼム（リーゼ®）など，不安とともに肩こりや頭痛などの運動器系症状を伴う場合は筋弛緩作用を有するエチゾラム（デパス®）など，抑うつが中心の場合には選択的セロトニン再取り込み阻害剤（selective serotonin reuptake inhibitor：SSRI）を用いる．SSRIは種類も増えており，それぞれの特徴を理解して使用することが必要である．

(3) 睡眠障害改善剤，睡眠誘導剤，睡眠薬

ホットフラッシュが原因で睡眠障害をきたしている場合にHRTは有効であるが，効果がみられない場合には睡眠障害改善剤，睡眠誘導剤，睡眠薬などを用いる．その際，これらの薬剤の作用を理解して使用する．

①入眠障害：短時間作用型であるゾピクロン（アモバン®）やゾルピデム（マイスリー®）などを用いる．

②中途覚醒や早朝覚醒：催眠作用が強く，半減期が比較的短い塩酸リルマザホン（リスミー®）などを用いる．

③不安による睡眠障害：筋弛緩作用，抗不安作用，抗うつ作用を併せもつエチゾラム（デパス®）などを用いる．

④熟眠障害：半減期が長いエスタゾラム（ユーロジン®）などを用いる．ただし，目覚めの悪さやふらつきなどの持ち越し効果があるため，注意が必要である．

(4) 漢方治療

ホットフラッシュに対して頻用される漢方製剤は，桂枝茯苓丸，加味逍遥散，当帰芍薬散である．HRTが禁忌の症例に対して用いることができる．がん患者で精神的なストレスが強い場合には加味逍遥散を考慮する．ホットフラッシュのみの場合は桂枝茯苓丸や桃核承気湯などを考慮し，ホットフラッシュとともにむくみや頭痛がある場合には当帰芍薬散を用いる．また，ホットフラッシュとともに喉のつまり，めまい，冷えなどがみられる場合には漢方製剤を併用する．たとえば，

①「のどのつまり」を訴える場合：HRTに半夏厚朴湯

②「めまい」を訴える場合：HRTに半夏白朮天麻湯

③「冷え」を訴える場合：HRTに当帰四逆加呉茱萸生姜湯

を併用する．

第4章 ■ ホルモン関連症状

2）心理面でのケア

ホットフラッシュやのぼせを含む更年期障害の治療には，薬物治療とともに心理療法をバランスよく行う．ポイントは，発症要因を探るために患者を取り巻いている種々の因子を聞き出すことである．患者の訴えを受け身的に聞くのではなく，訴えの中から何が原因となっているかを分析しながら聞く姿勢が必要である．その上で，「ひと休みをすること」「自分のおかれている状況を受けいれること」「前向きな考え方に近づけること」など，患者の状態に合わせてケアを行う．

3）生活面でのケア

食事や運動がホットフラッシュをはじめとする更年期障害を改善させるのかどうかについての明確なエビデンスはみられない．しかし，周閉経期女性ではエストロゲン減少とともに代謝も変化するため，運動や食事も充分注意することが必要である．

①運動：積極的に体を動かすことは，気分も爽快となり，生活習慣病の予防にも結びつく．無理なく継続できる運動を始めることを指導する．

②食事：更年期症状が強くみられる女性では，カルシウムやビタミン摂取が不足していることも報告されており，バランスのとれた食事摂取を指導する[22]．

おわりに

ホットフラッシュを放置しておくと，

①ドミノ倒し現象によって次々と他の更年期症状がみられる．

②骨粗鬆症や心血管系疾患などの疾患発生のリスクに関係する．

したがって，適切な治療を行い，治療後も定期的に経過をみていくことが必要である．ホットフラッシュの程度がひどい女性ほど骨密度の減少が著しいこと[23]，寝汗がひどい女性では心血管系疾患のリスクが増加すること[24]，うつの程度がひどくなると心血管系疾患発生に影響すること[25]などが報告されている．前述したようにホットフラッシュとサイトカインは関係し，動脈硬化や骨粗鬆症の発生や進展にもサイトカインは関係する．したがって，症状と疾患を結びつける因子としてサイトカインの存在が考えられる．神経・内分泌・免疫の間には密接なクロストークが存在しており，周閉経期にみられる急激な内分泌学的変化は神経や免疫，すなわちサイトカインの産生や分泌に影響を与えることが想定される．

がんを含め婦人科疾患によって両側卵巣摘出術を施行した場合，ホットフラッシュだけではなく，骨粗鬆症や心血管系疾患などの疾患の発生にも注意が必要であ

る．閉経前に両側卵巣摘出術を施行した女性では，うつや不安などのリスクと関係すること[26]，骨折の発生に影響すること[27] が報告されている．

ホットフラッシュは放置するのではなく，HRT を始めとするさまざまな治療を考慮することが，女性の一生におけるトータルヘルスケアを考えることになる．

（安井敏之，松井寿美佳）

文献

1) Yasui T, Matsui S, Tani A, et al: Androgen in postmenopausal women. J Med Invest 59: 12-27, 2012
2) 安井敏之，山田正代，上村浩一，他：ホットフラッシュとサイトカイン．産婦人科の世界 59：37-42，2007
3) Berendsen HH: The role of serotonin in hot flushes. Maturitas 36: 155-164, 2000
4) Yasui T, Uemura H, Tomita J, et al: Association of interleukin-8 with hot flashes in premenopausal, perimenopausal, and postmenopausal women and bilateral oophorectomized women. J Clin Endocrinol Metab 91: 4805-4808, 2006
5) Noguchi M, Yuzurihara M, Kase Y, et al: Involvement of cytokine-induced neutrophil chemoattractant in hypothalamic thermoregulation of luteinizing hormone-releasing hormone. Endocrinology 149: 2899-2906, 2008
6) Shifren JL, Schiff I: Role of hormone therapy in the management of menopause. Obstet Gynecol 115: 839-55, 2010
7) Cohen LS, Soares CN, Vitonis AF, et al: Risk for new onset of depression during the menopausal transition: the Harvard study of moods and cycles. Arch Gen Psychiatry 63: 385-90, 2006
8) 九嶋勝司：更年期障害．産婦人科治療 49：47-51，1984
9) 廣井正彦，麻生武志，相良祐輔，他：生殖・内分泌委員会報告（更年期障害に関する一般女性へのアンケート調査報告），日産婦誌 49(7)：433-439，1997
10) 高松潔，高橋香織，小林佑介，他：更年期の不定愁訴．産婦人科治療 94：241-249，2007
11) Mishra GD, Kuh D: Health symptoms during midlife in relation to menopausal transition: British prospective cohort study. BMJ 344: e402-412, 2012
12) 安井敏之，上村浩一，苛原稔：中高年女性のトータルヘルスケア　更年期障害—その実態とケア．臨床婦人科産科 61：877-881，2007
13) HRT に期待される作用・効果はなにか？　ホルモン補充療法ガイドライン 2012 年度版，日本産科婦人科学会・日本女性医学学会（編），杏林舎，東京，6-24，58-65，75-78，2012
14) Nelson HD: Commonly used types of postmenopausal estrogen for treatment of hot flashes. JAMA 29: 1610-1620, 2004
15) Hievonen E, Cacciatore B, Wahlstrom F, et al: Effects of transdermal oestrogen therapy in postmenopausal women: a comparative study of an oestradiol gel and an oestradiol delivery patch. Br J Obstet Gynecol 104: 26-31, 1997
16) Utian WH, Shoupe D, Bachmann G, et al: Relief of vasomotor symptoms and vaginal atrophy with lower doses of conjugated equine estrogens and medroxyprogesterone acetate. Fertil Steril 75: 1065-1079, 2001
17) Zweifel JE, O'Brien WH: A meta-analysis of the effect of hormone replacement therapy upon depressed mood. Psychoneuroendocrinol 22: 189-212, 1997
18) Anarte MT, Cuadros JL, Herrera J: Hormonal and psychological treatment: therapeutic alternative for menopausal women? Maturitas 29: 203-213, 1998
19) Gotmar A, Hammar M, Fredrikson M, et al: Symptoms in peri- and postmenopausal women in relation to testosterone concentrations: data from The Women's Health in the Lund Area (WHILA) study. Climacteric 11: 304-314, 2008
20) Gambacciani M, Ciaponi M, Cappagli B, et al: Effects of low-dose, continuous combined hormone replacement therapy on sleep in symptomatic postmenopausal women. Maturitas 50: 91-97, 2005
21) 睡眠障害の対応と治療ガイドライン．内山真（編），じほう，東京，160-161，2002
22) 柴田みち，川島由起子，中村丁次，他：更年期の不定愁訴と栄養．産婦人科治療 87：318-322，2003

第 4 章 ■ ホルモン関連症状

23) Gast GC, Grobbee DE, Pop VJ, et al: Vasomotor symptoms are associated with a lower bone mineral density. Menopause 16: 231-238, 2009

24) Gast GC, Pop VJ, Samsioe GN, et al: Vasomotor menopausal symptoms are associated with increased risk of coronary heart disease. Menopause 18: 146-151, 2011

25) Ariyo AA, Haan M, Tangen CM, et al: Depressive symptoms and risks of coronary heart disease and mortality in elderly Americans. Cardiovascular Health Study Collaborative Research Group. Circulation 102: 1773-1779, 2000

26) Rocca WA, Grossardt BR, Geda YE, et al: Long-term risk of depressive and anxiety symptoms after early bilateral oophorectomy. Menopause 15: 1050-1059, 2008

27) Melton LJ IIIrd, Crowson CS, Malkasian GD, et al: Fracture risk following bilateral oophorectomy. J Clin Epidemiol 49: 1111-1115, 1996

4 関節痛，筋肉痛

はじめに

　がん治療における内分泌療法や化学療法などの薬物療法により一時的もしくは永久的に卵巣機能が抑制されて閉経状態となり[1,2]，それに伴って起こる血中女性ホルモンの減少は，がん患者の術後生活における QOL にさまざまな影響を及ぼしている[3]．化学療法で誘導される閉経により筋・関節痛が起こることは以前より知られていたが，軽い痛みであることがほとんどでとくに問題とならなかった[4,5]．しかし，アロマターゼ阻害薬（AI）の登場によって内分泌療法中に高頻度で関節痛が起こるようになり，治療が中止となる原因としてもっとも多くなっている[6]．この節では，女性ホルモン関連症状としての関節痛の機序と頻度，その対処法について述べる．

1. 関節痛発症のメカニズム

1）エストロゲンが関節に与える影響

　エストロゲン受容体（ERα，ERβ）は関節の軟骨細胞や滑膜上皮細胞，繊維芽細胞に存在している[7]．血中のエストロゲンは骨や血中の IL-6 を抑えており[8〜10]，抗炎症作用を有することが示唆されている．

　女性ホルモンと関節炎との関連を検討した臨床研究のシステマティックレビューでは，両者の明らかな関連は見い出せなかったが[11]，年齢や BMI などの既知の交絡因子を調整して検討した質の高い前向きコホート研究（n＝842）においては，血中・尿中エストロゲン濃度と膝の関節炎との有意な関連が認められている[12]．

　ホルモン補充療法（hormone replacement therapy：HRT）の有用性を検討した2つのランダム化比較試験（RCT）において，関節痛に対する HRT の効果を評価している．Women's Health Initiative において50歳以上の閉経女性1万6千人を対象にエストロゲン/プロゲステロン併用療法の有用性を検討した RCT が行われた．関節痛は年齢と共に増加し，エストロゲン/プロゲステロン併用療法によって新たな関節痛の発症が抑えられたが，もともと関節痛を有する女性に対する改善効果は認めなかった[13]．Heart and Estrogen/Progestin Replacement Study においても，HRT

第4章 ■ ホルモン関連症状

による膝関節痛の改善は認めなかった[14]．この試験で効果を認めなかった理由として，もともと関節痛を有する女性に対しては治療効果を認めない可能性や，参加女性の平均年齢が66歳と高齢でほとんどの女性が閉経から10年以上経過しているため除痛効果が少なかったことなどが考えられる．

2）閉経と関節炎

女性は男性と比較して関節炎や関節痛の罹患率が高く[15]，今まで数多くの臨床研究においてエストロゲンの減少が関節症状を引き起こしていることが示唆されている．早期閉経や子宮摘出術・両側卵巣摘出術の既往がある女性が，手根管症候群（carpal tunnel syndrome：CTS）・関節痛などの罹患率が高く[16〜19]，また早期閉経や出産が関節リウマチの誘因となることも報告されている[20]．しかし逆に臨床研究やシステマティックレビューにおいて閉経と関節症状との関連性は低いという結果もでている[13, 21, 22]．

このように結果が一致しない理由は，関節症状が外傷の既往や体重増加による関節軟骨の摩耗や加齢に伴う痛み，自己免疫疾患などのさまざまな要素が関与しているためである（図1）[23]．したがって試験結果を解釈する際には，BMIや年齢を調整し，卵巣摘出手術の種類（片側，両側），HRTの有無などの情報を揃えた質の高い

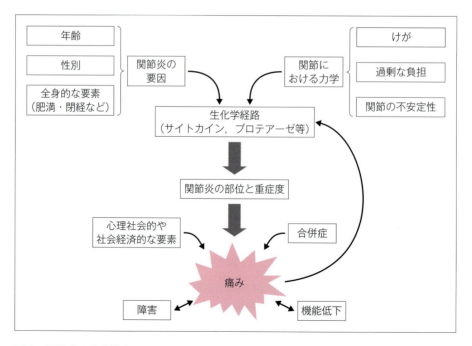

図1　関節痛の発症機序

［Dieppe PA, et al: Pathogenesis and management of pain in osteoarthritis. Lancet 365: 965-973, 2005 より引用・改変］

臨床研究であるかを確認する必要がある.

2. 乳がんに対する内分泌療法による筋・関節症状

1) 内分泌療法による筋・関節症状の実際

　タモキシフェン（TAM）は臓器の ER に結合しエストロゲンとの結合を阻害し，乳がん細胞においては抗エストロゲン作用を示し乳がんの増殖を抑制する．一方 AI は，脂肪においてアンドロゲンからエストロゲンへ変換する酵素であるアロマターゼを阻害し，血中エストロゲン濃度を大幅に減少させることによって乳がん細胞の増殖を抑えている．NSABP P-1（n＝11,064）において，TAM 内服が女性の QOL に与える影響を検討しているが，TAM はプラセボと比較して関節症状の増加は認めなかった[24].

　AI は大規模 RCT において筋・関節症状の増加が多く報告されている（表1）．AI によって起こる筋・骨格症状で代表的なものとして①朝方や暫く静止した状態から立ち上がる時などの動作を行う際，おもに手指や膝に起こるこわばり，②手指の痛みやしびれ，握力減少を伴う手根管症候群，③手指の伸展時や屈曲時に引っ掛かりが生じるばね指などがある．

　関節痛や関節症，関節炎，頸椎症，椎間板ヘルニア等の関節症状が治療前になかった女性を対象に，アナストロゾール（ANA）による新たな関節症状の発症に関する検討が ATAC 試験において行われた[25].関節症状の発症は ANA 群 35%，TAM 群 30%であり，ANA 群で有意に多かった．発症時期はほとんどが内服後 3 カ月〜2 年以内で，徐々に関節症状は改善してくることが多い（図2）．関節症状の約半数が軽度，約 1 割が高度であり，関節症状を認めた約 6 割の症例で NSAID などの鎮痛剤を内服する等の保存的加療を受けた．レトロゾール（LET）を内服した患者における関節痛の頻度は 2 割で，痛みの程度は軽度が約半数，身の回りの日常生活の制限が必要な高度の痛みが 9%であった．また筋肉痛は 7%に認め，痛みの程度は軽度のものが 64%，高度の痛みが 8%であった[26].日本人を対象に行われた N-SAS BC04（n＝242）では，エキセメスタン（EXE），ANA，TAM の健康関連 QOL や有害事象の比較検討が行われた[27].AI は TAM と比較して関節痛と疲労の頻度を 3 倍以上認め，健康関連 QOL が低い傾向であった．1 年以内に治療が中断となったのは EXE 群 9%，ANA 群 11%，TAM 群 7.1%で，関節痛と肝機能上昇が AI の中止理由であった．

　下痢や嘔吐の回数などの客観的な事象と比較して，疲労感や呼吸困難感などの主

第4章 ■ ホルモン関連症状

表1 大規模無作為化比較試験におけるAIによる関節症状の発症頻度

臨床試験名	治療内容	治療症例数	症状の種類	症状の頻度（%）アロマターゼ阻害薬	症状の頻度（%）TAM or プラセボ	p値
ATAC	ANA（5年） TAM（5年）	3,092 3,094	関節痛 手根管症候群	35.6 3.0	29.4 1.0	<0.0001 <0.0001
ABCSG8/ ARNO95	TAM（2-3年） →ANA（3年） TAM（5年）	1,120 1,117	骨痛	19.0	16.0	0.0546
ITA	TAM（2-3年） →ANA（3年） TAM（5年）	223 225	筋骨格症状・ 骨折	9.9	6.7	0.2
BIG 1-98	LET（5年） TAM（5年）	3,975 3,988	関節痛 筋肉痛	20.0 7.1	13.5 6.1	<0.001 0.19
MA17	TAM（5年） →LET（5年） TAM（5年） →プラセボ（5年）	2,154 2,145	関節痛 関節炎 筋肉痛 骨痛	6.0 25.0 15.0 5.0	5.0 21.0 12.0 6.0	0.07 <0.001 0.004 0.67
IES	TAM（2-3年） →EXE（3-2年） TAM（5年）	2,362 2,380	関節炎 関節痛 手根幹症候群 筋骨格痛 筋けいれん こわばり	14.1 18.6 2.8 21.0 2.3 1.9	12.0 11.8 0.3 16.1 4.2 1.0	0.03 <0.001 <0.001 <0.001 0.0002 0.009
NSABP B33	TAM（5年） →EXE（5年） TAM（5年） →プラセボ（5年）	783 779	骨痛 関節痛	0.5 1.0	0.7 0.5	NA

TAM：タモキシフェン，ANA：アナストロゾール，EXE：エキセメスタン，NA：not available

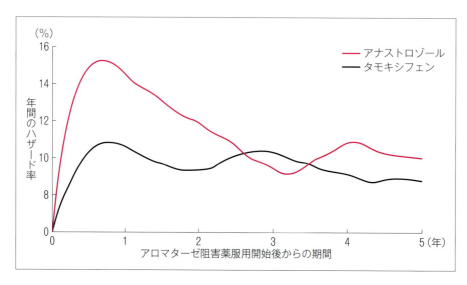

図2 アロマターゼ阻害薬による関節症状発症率の経時的変化

[Sestak I, et al: Risk factors for joint symptoms in patients enrolled in the ATAC trial: a retrospective, exploratory analysis. Lancet Oncol 9: 866-872, 2008 より引用・改変]

観的な事象は Common Terminology Criteria for Adverse Events（CTCAE）を用いて医療者が評価すると過小評価される傾向があるため，あらかじめ質問表を作成して有害事象を報告してもらう方がより患者の状態を反映することが知られている[28]．Brief Pain Inventory[29]を改変した質問表を用いて AI 3 剤の関節症状に関する横断研究が行われた[30]．AI に関連した関節痛を 47％，こわばりを 44％に認め，関節症状の約 4 割が中等度，約 2 割が高度であった．好発部位は手と膝であり，約 2 割程度は背中に痛みやこわばりを認めた．各 AI 間に血中エストロゲンの抑制程度には差があるが[31]，薬剤による関節症状の頻度の差は認めなかった．また，関節炎の評価で用いられる Health Assessment Questionnaire（HAQ）[32]と VAS score による質問表を用いて AI 内服が有害事象で中止となる予測因子を明らかにすることを目的としたプロスペクティブ研究（n＝503）が行われている[6,33]．45％の症例でHAQ や VAS score の上昇を認め，2 年以内（中央値：6.1 カ月，範囲：0.1〜21.2 カ月）に 24.3％（n＝122）の症例が筋・骨格関連症状にて中止となった．55 歳以下やタキサンの治療歴がある，ベースラインの VAS score の高い女性が AI 内服中止となる傾向が高かった．これらの臨床研究によって，実臨床においては大規模 RCT で報告されてきたよりも AI の筋・骨格症状の罹患率が高く，内分泌療法が中止となる割合が高いことが明らかとなった．

2）手根管症候群（Carpal tunnel syndrome：CTS）

手根管症候群（CTS）は手首前面の手根骨と横手根靭帯を通る正中神経の圧迫によって起こる．初期には示指，中指がしびれ，痛みを訴え，最終的には母指から環指の母指側の 3 本半の指がしびれてくることがある．急性期には明け方に症状が強く，手のしびれや痛み，手のこわばり感がある．ひどくなると母指の付け根（母指球）がやせて母指と示指できれいな丸（OK サイン）ができなくなる．縫い物がしづらくなり，細かいものがつまめなくなるといった症状が起こる．

CTS の頻度は AI 2.6〜2.8％，TAM 0.3〜0.7％で，AI において有意に頻度が高い[34,35]．発症時期は 6 カ月前後がピークで，内服後 1 年以内がほとんどである．両側性を約半数に認め，症状の程度は軽度〜中等度が多く，症状が緩和されるまでの期間の中央値は 6〜9.7 カ月であった．超音波検査や MRI において，手根管部の腱の肥厚や腱滑膜への浸出液貯留が症状と有意に関連していることが報告されており，この局所的な変化が CTS の原因となっている（図 3）[36,37]．

3）ばね指（Trigger finger）

指の付け根で屈筋腱と靱帯性腱鞘の間で炎症が起こる "腱鞘炎" の状態となると，腱鞘の部分で腱の動きが悪くなる．進行するとばね現象が生じて "ばね指" となり，

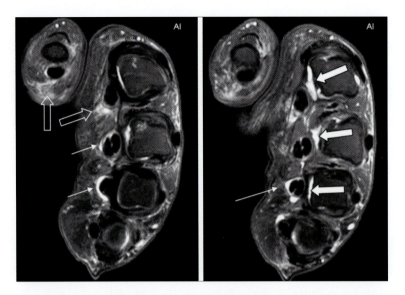

図3 アロマターゼ阻害薬による手根管症候群患者の手関節MRI像（Axial T2強調脂肪抑制画像）

手根中手骨関節レベルにおいて，手の腫脹，皮下の浮腫，指屈筋腱鞘の浮腫や腱鞘周囲軟部組織の浮腫，関節液の貯留をきたしている．

[Morales L, et al: Debilitating musculoskeletal pain and stiffness with letrozole and exemestane: associated tenosynovial changes on magnetic resonance imaging. Breast Cancer Res Treat 104: 87-91, 2007 より引用]

さらに悪化すると指が動かない状態となる．AI内服中におけるばね指もCTSと同様に遭遇する関節症状である[36, 38]．CTSと同様にMRI等の画像検査において腱滑膜への浸出液貯留が症状と有意に関連していることが報告されている．外傷性の捻挫や骨折との鑑別診断も重要である．

4）AI内服中の関節症状発症に関するリスク因子

AI内服期間中における関節症状発症のリスク因子は，HRT治療歴，化学療法施行歴，肥満（BMI>30 kg/m^2）等であり，年齢や喫煙歴等との関連は認めなかった[25]．CTS発症のリスク因子は，HRT治療歴，化学療法施行歴，60歳未満であった．CTS発症はAI内服後に関節症状を発症した患者に起こることがほとんどで，両者には密接な関連性があることが示唆される．

化学療法施行と関節症状の発症の関連は以前から知られている[4, 5]．閉経周期の女性が化学的な閉経となり血中エストロゲンが低下することが要因の1つと考えられている．AC療法で16％，TC療法で32％に筋・関節痛が起こり，タキサン系抗がん剤の使用によってさらに筋・関節痛の発現頻度が増える[39]．化学療法による関節痛症状はほとんどが軽度もしくは身の回り以外の日常生活動作の制限を伴う中等度

のものであるが，AI の治療継続に影響を与えている[6]．

遺伝子レベルでの関節症状の原因解析も行われている．T-cell leukemia 1A（TCL1A）はエストラジオール（E2）によって発現が促進され，IL-17 等のサイトカインや NF-κB の転写を制御している遺伝子である[40]．術後の ANA5 年と EXE5 年の有効性と安全性を比較した MA-27 において，関節症状の発症に関するケース・コントロール研究（n＝878）が行われた[41]．遺伝子解析によって第 14 番染色体に位置している 4 つの遺伝多型が AI による筋・関節症状の副作用発症に関連していることが明らかとなった．この遺伝子多型は TCL1A 遺伝子の発現に大きく関与しており，この遺伝子多型を持たない女性と比較し，2 倍以上の確率で重篤な関節症状を発症した．

5）血液所見

関節リウマチと異なり，AI による関節症状を認めたほとんどの症例において，血液中のサイトカインの変化や CRP 上昇，自己抗体の発現等はみられない[42,37]．したがって，AI による関節症状は自己免疫に関連した血中サイトカインの関与は少なく，局所的な要因によるものと考えられている．

3. アロマターゼ阻害薬に起因する関節痛の治療

1）薬物療法

（1）他の内分泌療法への変更

AI で関節痛が発症した場合，時間の経過と共に症状は軽減してくることが多いが[25]，他の AI に変更することによっても 4～7 割の症例で症状が軽減する[6,43]．また，AI から TAM への変更によっても関節痛の軽減が得られる．日常生活に支障が出る程度の関節症状が続く場合には，まず他の内分泌療法への変更を考慮すべきである．

（2）NSAID

NSAID の内服によって AI で起こる関節痛の改善が報告されているが[30]，関節痛に対する NSAID の効果は一時的であり長期的な効果に乏しい[44]．長期使用によって胃・十二指腸潰瘍等の副作用が増えるため，NSAID は限定的に使用すべきである．

（3）ビタミン D

ビタミン D の不足は筋・関節痛の原因となるが[45]，IBIS-Ⅱ試験（n＝416）における関節痛と血中 25（OH）VitD との関連を検討した結果，ANA 開始前の血清中

第4章 ■ ホルモン関連症状

25（OH）VitD 値と関節痛発症との関連を認めなかった[46]．しかし，LET 内服中の関節痛に対するビタミン D 内服の予防効果を検討するプラセボコントロール RCT では，30,000 IU/週のビタミン D 内服によって関節痛の発症が約4割抑えられた[47]．摂取量が高用量で長期の安全性が不明なため，エビデンスが蓄積されるまでは臨床における使用を控えるべきである．

(4) グルコサミン・コンドロイチン

現在本邦ではコンドロイチンやグルコサミンが一種のブームとなっており，広く使用されている．関節痛に対するグルコサミンやコンドロイチンの内服の効果に関する臨床試験がいくつか行われているが，質の高い臨床試験ではその有効性は示せておらず[48,49]，企業等がスポンサーとなって行われた臨床試験においてその効果を認めている[50]．メタアナライシスにおいてはグルコサミンやコンドロイチンの有効性は明らかになっていない[49,51]．この両剤の関節痛の改善・予防効果のエビデンスは乏しく，現時点での使用は勧められない．

2) 運動療法や食事療法

膝の関節炎に関しては，肥満等の加重による関節への負担も要因の1つであるため，食事療法と運動療法等のライフスタイルの改善は有効である[52~54]．AI による関節痛を有する女性に対しても，運動療法が推奨される．AI による関節痛を有する女性（n=121）に対する運動療法の効果を検討するために RCT が行われた．週150分の有酸素運動と監督下での週2回の筋力トレーニングによる運動群は通常診療群と比較して，試験開始12カ月後の関節痛やそれに伴う障害の改善を認めている[55]．

3) 鍼治療

AI によって起こる関節症状に対する鍼治療の効果を検討する RCT（n=43）が行われている[56]．コントロール群ではプラセボとして皮膚に刺入しないシャム鍼を用いている．鍼治療によって，治療開始6週間後の関節痛の重症度や生活における影響が改善されている．

4) 代表的な関節症状に対する治療

(1) 手根管症候群（CTS）

ATAC trial において，術後 ANA5 年内服中に CTS を発症した症例（80人）のうち77%（60人）は無治療で経過観察のみであった[35]．手術を行った症例が13%（11人）で，その他は NSAID，ステロイドの局所注入などの保存的加療が行われた．一方，IES trial では TAM2～3 年内服後，EXE を2～3年内服中に CTS を発症した症例（58人）のうち，ほとんどの症例（40人）で手術が行われ，無治療で経過観察のみであったのは6.9%（4人）のみであった[34]．治療経過はおおむね良好である．

188

CTS に対する保存的加療の有効性を検討したシステマティックレビューが行われており[57,58]、結果は以下のようになっている。①ステロイドの局所注射は一時的ではあるが症状の緩和に有効である。②ビタミン B6 の内服や運動療法やリハビリテーションは有効ではない。③ステロイド内服は NSAID よりも効果はあるが、長期内服による副作用に気をつけなければならない。④シーネ固定などの安静は有効である。

上記の保存的加療における長期的な効果を検討した臨床試験は少ない。一方で手術療法は CTS の長期の症状軽減に有効であるとの報告が多く[59,60]、経過観察や内分泌療法の変更を行っても日常生活に支障が出るような症状が続く場合には、手術が選択肢の 1 つとなる。

(2) ばね指に対する治療

急性期（4〜6 週）においては固定等による指の安静を勧め、日常生活に支障がある場合や症状が続く場合にはステロイドの局所注射が必要となる。ばね指に対するステロイドの局所注射は長期的な効果があり[61,62]、症状改善後は指のストレッチなどのリハビリが再発予防に有効である。保存的加療で症状が改善しない場合には腱鞘切開術が適応となる。手術後のばね指の再発率は 3% 程度と、治癒率が高い[63]。

まとめ

AI 内服中の関節痛は、治療アドヒアランスに大きく影響している。内分泌療法の中断は患者の生存率低下に繋がるため[64〜66]、関節痛の頻度や経過、病態生理を理解し、エビデンスに基づいた治療選択と実践ができるようにしなければならない。

（相良安昭）

文献

1) Bines J, Oleske DM, Cobleigh MA: Ovarian function in premenopausal women treated with adjuvant chemotherapy for breast cancer. J Clin Oncol 14: 1718-1729, 1996
2) Goodwin PJ, Ennis M, Pritchard KI, et al: Risk of menopause during the first year after breast cancer diagnosis. J Clin Oncol 17: 2365-2370, 1999
3) Knobf MT: The influence of endocrine effects of adjuvant therapy on quality of life outcomes in younger breast cancer survivors. Oncologist 11: 96-110, 2006
4) Loprinzi CL, Duffy J, Ingle JN: Postchemotherapy rheumatism. J Clin Oncol 11: 768-770, 1993
5) Siegel JE: Postchemotherapy rheumatism: is this a menopausal symptom? J Clin Oncol 11: 2051, 1993
6) Henry NL, Azzouz F, Desta Z, et al: Predictors of aromatase inhibitor discontinuation as a result of treatment-emergent symptoms in early-stage breast cancer. J Clin Oncol 30: 936-942, 2012
7) Claassen H, Hassenpflug J, Schunke M, et al: Immunohistochemical detection of estrogen receptor

第 4 章 ■ ホルモン関連症状

alpha in articular chondrocytes from cows, pigs and humans: in situ and in vitro results. Ann Anat 183: 223-227, 2001

8) Stein B, Yang MX: Repression of the interleukin-6 promoter by estrogen receptor is mediated by NF-kappa B and C/EBP beta. Mol Cell Biol 15: 4971-4979, 1995

9) Yasui T, Maegawa M, Tomita J, et al: Changes in serum cytokine concentrations during the menopausal transition. Maturitas 56: 396-403, 2007

10) Lakoski SG, Herrington DM: Effects of hormone therapy on C-reactive protein and IL-6 in postmenopausal women: a review article. Climacteric 8: 317-326, 2005

11) de Klerk BM, Schiphof D, Groeneveld FP, et al: No clear association between female hormonal aspects and osteoarthritis of the hand, hip and knee: a systematic review. Rheumatology (Oxford) 48: 1160-1165, 2009. Epub 2009 Jul 16.

12) Sowers MR, McConnell D, Jannausch M, et al: Estradiol and its metabolites and their association with knee osteoarthritis. Arthritis Rheum 54: 2481-2487, 2006

13) Barnabei VM, Cochrane BB, Aragaki AK, et al: Menopausal symptoms and treatment-related effects of estrogen and progestin in the Women's Health Initiative. Obstet Gynecol 105: 1063-1073, 2005

14) Nevitt MC, Felson DT, Williams EN, et al: The effect of estrogen plus progestin on knee symptoms and related disability in postmenopausal women: The Heart and Estrogen/Progestin Replacement Study, a randomized, double-blind, placebo-controlled trial. Arthritis Rheum 44: 811-818, 2001

15) Muraki S, Akune T, Oka H, et al: Incidence and risk factors for radiographic knee osteoarthritis and knee pain in Japanese men and women: a longitudinal population-based cohort study. Arthritis Rheum 64: 1447-1456, 2011

16) Spector TD, Hart DJ, Brown P, et al: Frequency of osteoarthritis in hysterectomized women. J Rheumatol 18: 1877-1883, 1991

17) Michelsen TM, Dorum A, Dahl AA: A controlled study of mental distress and somatic complaints after risk-reducing salpingo-oophorectomy in women at risk for hereditary breast ovarian cancer. Gynecol Oncol 113: 128-133, 2009

18) Kaplan Y, Kurt SG, Karaer H: Carpal tunnel syndrome in postmenopausal women. J Neurol Sci 270: 77-81, 2008

19) Szoeke CE, Cicuttini F, Guthrie J, et al: Self-reported arthritis and the menopause. Climacteric 8: 49-55, 2005

20) Pikwer M, Bergstrom U, Nilsson JA, et al: Early menopause is an independent predictor of rheumatoid arthritis. Ann Rheum Dis 71: 378-381, 2011

21) Mitchell ES, Woods NF: Symptom experiences of midlife women: observations from the Seattle Midlife Women's Health Study. Maturitas 25: 1-10, 1996

22) de Klerk BM, Schiphof D, Groeneveld FP, et al: No clear association between female hormonal aspects and osteoarthritis of the hand, hip and knee: a systematic review. Rheumatology (Oxford) 48: 1160-1165, 2009

23) Dieppe PA, Lohmander LS: Pathogenesis and management of pain in osteoarthritis. Lancet 365: 965-973, 2005

24) Cella D, Land SR, Chang CH, et al: Symptom measurement in the Breast Cancer Prevention Trial (BCPT) (P-1): psychometric properties of a new measure of symptoms for midlife women. Breast Cancer Res Treat 109: 515-526, 2008

25) Sestak I, Cuzick J, Sapunar F, et al: Risk factors for joint symptoms in patients enrolled in the ATAC trial: a retrospective, exploratory analysis. Lancet Oncol 9: 866-872, 2008

26) Coates AS, Keshaviah A, Thurlimann B, et al: Five years of letrozole compared with tamoxifen as initial adjuvant therapy for postmenopausal women with endocrine-responsive early breast cancer: update of study BIG 1-98. J Clin Oncol 25: 486-492, 2007. Epub 2007 Jan 2.

27) Takei H, Ohsumi S, Shimozuma K, et al: Health-related quality of life, psychological distress, and adverse events in postmenopausal women with breast cancer who receive tamoxifen, exemestane, or anastrozole as adjuvant endocrine therapy: National Surgical Adjuvant Study of Breast Cancer 04 (N-SAS BC 04). Breast Cancer Res Treat 133: 227-236, 2012. Epub 2012 Jan 11.

28) Basch E, Iasonos A, McDonough T, et al: Patient versus clinician symptom reporting using the National Cancer Institute Common Terminology Criteria for Adverse Events: results of a questionnaire-based study. Lancet Oncol 7: 903-909, 2006

29) Cleeland CS, Ryan KM: Pain assessment: global use of the Brief Pain Inventory. Ann Acad Med Singapore 23: 129-138, 1994

4 関節痛，筋肉痛

30）Crew KD, Greenlee H, Capodice J, et al: Prevalence of joint symptoms in postmenopausal women taking aromatase inhibitors for early-stage breast cancer. J Clin Oncol 25: 3877-3883, 2007

31）Folkerd EJ, Dixon JM, Renshaw L, et al: Suppression of plasma estrogen levels by letrozole and anastrozole is related to body mass index in patients with breast cancer. J Clin Oncol 30: 2977-2980, 2012. Epub 012 Jul 16.

32）Fries JF, Spitz P, Kraines RG, et al: Measurement of patient outcome in arthritis. Arthritis Rheum 23: 137-145, 1980

33）Henry NL, Giles JT, Ang D, et al: Prospective characterization of musculoskeletal symptoms in early stage breast cancer patients treated with aromatase inhibitors. Breast Cancer Res Treat 111: 365-372, 2008

34）Mieog JS, Morden JP, Bliss JM, et al: Carpal tunnel syndrome and musculoskeletal symptoms in postmenopausal women with early breast cancer treated with exemestane or tamoxifen after 2-3 years of tamoxifen: a retrospective analysis of the Intergroup Exemestane Study. Lancet Oncol 13: 420-432, 2012

35）Sestak I, Sapunar F, Cuzick J: Aromatase inhibitor-induced carpal tunnel syndrome: results from the ATAC trial. J Clin Oncol 27: 4961-4965, 2009

36）Morales L, Pans S, Verschueren K, et al: Prospective study to assess short-term intra-articular and tenosynovial changes in the aromatase inhibitor-associated arthralgia syndrome. J Clin Oncol 26: 3147-3152, 2008

37）Dizdar O, Ozcakar L, Malas FU, et al: Sonographic and electrodiagnostic evaluations in patients with aromatase inhibitor-related arthralgia. J Clin Oncol 27: 4955-4960, 2009

38）Morales L, Pans S, Paridaens R, et al: Debilitating musculoskeletal pain and stiffness with letrozole and exemestane: associated tenosynovial changes on magnetic resonance imaging. Breast Cancer Res Treat 104: 87-91, 2007. Epub 2006 Oct 24.

39）Jones SE, Savin MA, Holmes FA, et al: Phase III trial comparing doxorubicin plus cyclophosphamide with docetaxel plus cyclophosphamide as adjuvant therapy for operable breast cancer. J Clin Oncol 24: 5381-5387, 2006

40）Liu M, Wang L, Bongartz T, et al: Aromatase inhibitors, estrogens and musculoskeletal pain: estrogen-dependent T-cell leukemia 1A (TCL1A) gene-mediated regulation of cytokine expression. Breast Cancer Res 14: R41, 2012

41）Ingle JN, Schaid DJ, Goss PE, et al: Genome-wide associations and functional genomic studies of musculoskeletal adverse events in women receiving aromatase inhibitors. J Clin Oncol 28: 4674-4682, 2010. Epub 2010 Sep 27

42）Henry NL, Pchejetski D, A'Hern R, et al: Inflammatory cytokines and aromatase inhibitor-associated musculoskeletal syndrome: a case-control study. Br J Cancer 103: 291-296, 2010

43）Briot K, Tubiana-Hulin M, Bastit L, et al: Effect of a switch of aromatase inhibitors on musculoskeletal symptoms in postmenopausal women with hormone-receptor-positive breast cancer: the ATOLL (articular tolerance of letrozole) study. Breast Cancer Res Treat 120: 127-134, 2010. Epub 2009 Dec 25

44）Bjordal JM, Ljunggren AE, Klovning A, et al: Non-steroidal anti-inflammatory drugs, including cyclo-oxygenase-2 inhibitors, in osteoarthritic knee pain: meta-analysis of randomised placebo controlled trials. Bmj 329: 1317, 2004. Epub 2004 Nov 23

45）Tague SE, Clarke GL, Winter MK, et al: Vitamin D deficiency promotes skeletal muscle hypersensitivity and sensory hyperinnervation. J Neurosci 31: 13728-13738, 2011

46）Singh S, Cuzick J, Mesher D, et al: Effect of baseline serum vitamin D levels on aromatase inhibitors induced musculoskeletal symptoms: results from the IBIS-II, chemoprevention study using anastrozole. Breast Cancer Res Treat 132: 625-629, 2012. Epub 2011 Dec 25

47）Khan QJ, Kimler BF, Reddy PS, et al: Randomized trial of vitamin D3 to prevent worsening of musculoskeletal symptoms and fatigue in women with breast cancer starting adjuvant letrozole: The VITAL trial. ASCO Meeting Abstracts 30: 9000, 2012

48）Clegg DO, Reda DJ, Harris CL, et al: Glucosamine, chondroitin sulfate, and the two in combination for painful knee osteoarthritis. N Engl J Med 354: 795-808, 2006

49）Towheed TE, Anastassiades TP, Shea B, et al: Glucosamine therapy for treating osteoarthritis. Cochrane Database Syst Rev: CD002946, 2001

50）Pavelka K, Gatterova J, Olejarova M, et al: Glucosamine sulfate use and delay of progression of knee osteoarthritis: a 3-year, randomized, placebo-controlled, double-blind study. Arch Intern Med 162:

第 4 章 ■ ホルモン関連症状

2113-2123, 2002

51) Wandel S, Juni P, Tendal B, et al: Effects of glucosamine, chondroitin, or placebo in patients with osteoarthritis of hip or knee: network meta-analysis. BMJ 341: c4675, 2010. doi:10.1136/bmj.c4675.

52) Tuah NA, Amiel C, Qureshi S, et al: Transtheoretical model for dietary and physical exercise modification in weight loss management for overweight and obese adults. Cochrane Database Syst Rev: CD008066, 2011

53) Messier SP, Loeser RF, Miller GD, et al: Exercise and dietary weight loss in overweight and obese older adults with knee osteoarthritis: the Arthritis, Diet, and Activity Promotion Trial. Arthritis Rheum 50: 1501-1510, 2004

54) Roddy E, Doherty M: Changing life-styles and osteoarthritis: what is the evidence? Best Pract Res Clin Rheumatol 20: 81-97, 2006

55) Irwin ML, Cartmel B, Gross CP, et al: Randomized Exercise Trial of Aromatase Inhibitor-Induced Arthralgia in Breast Cancer Survivors. J Clin Oncol 33(10): 1104-1111, 2015

56) Crew KD, Capodice JL, Greenlee H, et al: Randomized, blinded, sham-controlled trial of acupuncture for the management of aromatase inhibitor-associated joint symptoms in women with early-stage breast cancer. J Clin Oncol 28: 1154-1160, 2010. Epub 2010 Jan 25

57) Piazzini DB, Aprile I, Ferrara PE, et al: A systematic review of conservative treatment of carpal tunnel syndrome. Clin Rehabil 21: 299-314, 2007

58) Page MJ, O'Connor D, Pitt V, et al: Exercise and mobilisation interventions for carpal tunnel syndrome. Cochrane Database Syst Rev 6: CD009899, 2012

59) Verdugo RJ, Salinas RS, Castillo J, et al: Surgical versus non-surgical treatment for carpal tunnel syndrome. Cochrane Database Syst Rev: CD001552, 2003

60) Huisstede BM, Randsdorp MS, Coert JH, et al: Carpal tunnel syndrome. Part II: effectiveness of surgical treatments--a systematic review. Arch Phys Med Rehabil 91: 1005-1024, 2010

61) Peters-Veluthamaningal C, van der Windt DA, Winters JC, et al: Corticosteroid injection for trigger finger in adults. Cochrane Database Syst Rev: CD005617, 2009

62) Peters-Veluthamaningal C, Winters JC, Groenier KH, et al: Corticosteroid injections effective for trigger finger in adults in general practice: a double-blinded randomised placebo controlled trial. Ann Rheum Dis 67: 1262-1266, 2008. Epub 2008 Jan 7

63) Bain GI, Wallwork NA: Percutaneous A1 Pulley Release a Clinical Study. Hand Surg 4: 45-50, 1999

64) Hershman DL, Shao T, Kushi LH, et al: Early discontinuation and non-adherence to adjuvant hormonal therapy are associated with increased mortality in women with breast cancer. Breast Cancer Res Treat 126: 529-537, 2011

65) Nekhlyudov L, Li L, Ross-Degnan D, et al: Five-year patterns of adjuvant hormonal therapy use, persistence, and adherence among insured women with early-stage breast cancer. Breast Cancer Res Treat 130: 681-689, 2011

66) Hershman DL, Kushi LH, Shao T, et al: Early discontinuation and nonadherence to adjuvant hormonal therapy in a cohort of 8,769 early-stage breast cancer patients. J Clin Oncol 28: 4120-4128, 2010

5 女性ホルモンと認知機能，アルツハイマー病

5 女性ホルモンと認知機能，アルツハイマー病

はじめに

　女性ホルモンのエストロゲンは，記憶，認知機能，脳血流などの脳機能に深く関わりがあるとともに，女性のアルツハイマー病（Alzheimer's disease：AD）発症の予防にも密接に関与していることが，多くの基礎および臨床医学的研究や疫学的調査研究から明らかにされている．エストロゲンは，閉経後女性の認知機能を改善すると報告されている．しかし，最近のエストロゲンと認知機能に関するメタアナリシスによると，エストロゲン補充療法（estrogen replacement therapy：ERT）の短期投与では認知機能の改善効果が認められるが，長期持続投与ではその効果が認められないだけでなく，エストロゲン＋黄体ホルモンの併用持続投与では閉経後の年齢にかかわらず認知機能はかえって悪化することが報告されている[1,2]．これらのことについては後述するが，本節では，ホルモン補充療法（hormone replacement therapy：HRT）が認知機能に及ぼす影響や，HRT の AD 発症予防に関する理論的根拠を示すとともに，その開始年齢や使用期間が，認知機能の改善や AD 発症の予防にどのようにかかわっているかについて述べる．

1. 女性ホルモンと認知機能

　Women's Health Initiatives（WHI）報告のサブスタディである WHI Memory Study で，2003 年［結合型エストロゲン（CEE）＋酢酸メドロキシプロゲステロン（MPA）の併用持続投与[3]］と 2004 年（CEE 単独の持続投与[4]）に，65～79 歳の高齢女性を対象にして前述の HRT を施行すると認知症が増加すると報告され，関係者を驚かせた．それまでは，年齢にかかわらずエストロゲンは認知機能を改善すると考えられてきたからである．もっとも，2003 年の併用持続投与による認知症発症の相対危険度（RR）＝2.05（p＝0.01）で統計的に有意であったが，2004 年の CEE の単独投与では RR＝1.49（p＝0.18）であり，統計的に有意ではなかった．しかし，両者を合わせて処理すると RR＝1.76（p＝0.005）となった．そこで Maki[5] は 2005 年に，HRT が認知機能に及ぼす影響を検討した無作為化比較対照試験（RCT）の

193

第4章 ■ ホルモン関連症状

システマティックレビューを行い，平均65歳未満では効果が認められるが，平均65歳以上では効果がなく，認知機能が悪化する例もあると報告した．このように開始年齢がHRTの効果に決定的な影響を与えるので，閉経周辺期の早い時期にHRTを開始するのが最適であるという仮説はcritical period hypothesisと呼ばれる．さらに，Makiら[1]は2009年に再びHRTと認知機能に関するRCTのシステマティックレビューを行った．将来のAD発症を予測するもっとも感度の高い心理テストは言語性エピソード記憶検査である．Makiら[4]は，32編のRCT論文の中から言語性エピソード記憶検査を行った17編について検討した．それによると，65歳未満の女性に行ったERTの効果は認められたが，CEE＋MPAの併用持続投与では年齢にかかわらず認知機能は悪化した．一方，2010年にはHogervorstら[2]がHRTと認知機能に関するRCTのメタアナリシスを報告した．これによると，HRTが開始された時の年齢や閉経後年数は効果に影響を与えなかったが，HRTの治療期間が効果に影響した．つまり，エストロゲンの長期持続投与では効果が認められず，4カ月未満の短期投与で効果が認められた．その理由の1つとして，エストロゲンの持続投与による脳内エストロゲンレセプターのダウンレギュレーション[6]が考えられるという．さらに，エストロゲン＋黄体ホルモンの併用持続投与は効果にマイナスに作用したと報告している．このことについてはMakiら[1]も同じことを報告しており，CEE＋MPAの併用持続投与は，認知機能を悪化させた．筆者はAD[7, 8]や脳血流に対する長期HRTの経験から，脳機能に関する限り，エストロゲンの持続投与法よりも休薬期間を置いた周期的投与法または周期的順次投与法（黄体ホルモン併用の場合）が好ましいことを主張してきた．やはり，認知機能に関する長期HRTでは，脳内エストロゲンレセプターのダウンレギュレーションを避けるために，毎月一定期間（5〜7日間）の休薬期間が必要であると考える．

2. ホルモン補充療法によるアルツハイマー病の予防

1）ADの予防に関するHRTの理論的根拠

ADは男性よりも女性に多く発症する．平均50歳で閉経して卵巣からのエストロゲンの分泌が停止することが脳機能に悪影響を及ぼすと考えられている．エストロゲンが脳神経細胞に及ぼす基礎医学的事項（表1の1〜6）と臨床医学的事項（表1の7〜13）をまとめて，ADの予防に関するHRTの理論的根拠とした[9]．これらの事項は，いずれも論文等ですでに報告されている事実である．このように，エストロゲンが脳神経細胞に及ぼす影響や，HRTが認知機能および脳血流に及ぼす影響

194

5 女性ホルモンと認知機能，アルツハイマー病

表1　アルツハイマー病の予防に関するホルモン補充療法（HRT）の理論的根拠

1. コリン作動系に対する作用
　　エストロゲンは，コリンアセチルトランスフェラーゼ（ChAT），神経成長因子（NGF），脳由来神経栄養因子（BDNF）の活性や発現を増加させる．
2. 海馬に対する作用
　　エストロゲンは，海馬の神経細胞の構造と機能に影響を与える．
3. 神経細胞の損傷軽減と修復促進作用
　　エストロゲンは，アミロイド前駆蛋白（APP）の分解を促進して，βアミロイドの蓄積を減少させ，神経細胞の損傷を軽減させるだけでなく，NGFやBDNFなどを介して神経損傷の修復を促進させると考えられる．
4. エストロゲンには，抗酸化作用があり，神経細胞の老化を防止する．
5. 糖輸送と糖代謝に対する作用
　　エストロゲンは，脳内の糖輸送と糖利用を高める．
6. エストロゲンはヒト大脳皮質ミクログリアによるβアミロイドの取り込みを促進する．
7. アルツハイマー病に特徴的な，タウ蛋白の過剰リン酸化を抑制する作用
8. HRTは，閉経後女性の記憶や認知機能を改善する．
9. 脳血流改善作用
　　HRTは，閉経後女性の脳血流量（大脳・小脳および局所脳血流）を増加させる．
10. 脳血流増加と記憶改善との関連
　　HRTによる脳血流増加とともに記憶も改善する．
11. HRTによるコリン作動性ニューロンの維持
　　HRTの年数が長いほどコリン作動性神経末端シナプス小胞はより多くは維持される．
12. アポリポ蛋白E（ApoE）抑制作用
　　HRTは，老人斑の主成分であるβアミロイドの沈着を促進するApoEの血中濃度を低下させる．
13. HRTは，βアミロイドの沈着を促進する高LH血症を抑制する．

［大藏健義：女性ホルモンと認知機能．女性心身医学 16：264-267，2012 より引用］

と，脳内βアミロイドの蓄積およびタウ蛋白の過剰リン酸化などのADに特徴的な病態をすべて考慮に入れると，加齢による卵巣からのエストロゲン分泌の減少や永久的停止（閉経）が，多面的にAD発症の促進因子として関与していることが推察できる．逆に，閉経後女性にHRTを早期に行うことにより，ADの発症を減らすことが可能ではないかと推論できる．

2）HRTとADに関する疫学的調査研究

　観察研究のメタアナリシスを行なった報告では，HRTによりAD発症のリスクは34〜44％減少した[10,11]．これらのメタアナリシス後に発表された観察研究では，HRTによりAD発症のリスクは不変[12]，41％減少[13]，および30％減少[14]したと報告されている．また，HRTの開始年齢[13]または施行年齢[14]，および使用期間[13,15]はAD発症のリスクに影響した．これらの報告のうち，米国ユタ州のキャッシュ郡スタディとして有名なZandiら[13]の論文で，HRTの施行期間を考慮しない時のRR＝0.59だが，HRTの施行期間によってそれぞれのRRを計算すると，HRT3年未満のRR＝0.82，3〜10年のRR＝0.60，10年以上のRR＝0.41であった（図1, 表2）．

195

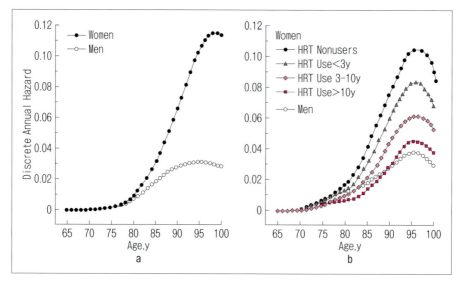

図1 加齢によるアルツハイマー病の年間発生リスクの比較
a：男女別
b：HRTを施行した期間別
[Zandi PP, et al: Hormone replacement therapy and incidence of Alzheimer's disease in old women. The cache County Study. JAMA 288: 2128, 2002 より引用]

表2 ホルモン補充療法（HRT）の使用期間別および使用時期別のアルツハイマー病（AD）発症の相対危険度

HRT	総数 （AD症例数）	年齢 平均（SD）歳	相対危険度（95%信頼区間）		
			使用期間	実施時期	実施時期別期間
HRT使用（年）					
<3	310（10）	73.6（5.8）	0.82（0.38-1.57）	…	…
3-10	319（8）	72.3（5.8）	0.60（0.26-1.22）	…	…
>10	427（7）	72.8（5.7）	0.41（0.17-0.86）	…	…
HRT使用					
過去	490（9）	74.5（5.9）		0.33（0.15-0.65）	
現在	576（17）	71.9（5.4）		1.08（0.59-1.91）	
HRT使用（年）					
過去					
<3	252（6）	73.8（5.7）			0.58（0.22-1.27）
3-10	146（1）	74.9（6.0）			0.32（0.08-0.68）
>10	83（1）	75.4（6.3）			0.17（0.01-0.80）
現在					
<3	58（4）	73.0（6.2）			2.41（0.70-6.34）
3-10	173（7）	70.9（5.0）			2.12（0.83-4.71）
>10	344（6）	72.1（5.3）			0.55（0.21-1.23）

各分析の対照はHRT未使用群
[Zandi PP, et al: Hormone replacement therapy and incidence of Alzheimer's disease in old women. The cache County Study. JAMA 288（17）: 2128, 2002 より引用・一部改変]

しかも，閉経後早期に開始した過去の使用群では使用年数により RR＝0.58 から 0.17
までリスクは低下するが，閉経後遅く開始して現在も使用中の場合には，HRT 10
年未満ではリスクは 2 倍程度に増加している（表 2）．このように平均 70 歳を超え
る高齢者に HRT を行ったときのリスクの増加は，WHI Memory Study の報告[3, 4]
とよく似ている．また，Henderson ら[14] の論文では，HRT の施行年齢を 50〜63 歳，
64〜71 歳，72〜99 歳の 3 つの年代層に分けた場合，AD 発症のリスクは 50〜63 歳
の年代層でのみ有意に低下し，RR＝0.35 で減少率は 65％であった．さらに，最近，
新しい疫学調査が報告された[16]．これによると，Medical Care Program に登録して
いる高齢女性の長期間のフォローアップで，中年期（平均 48 歳）に HRT を受けた
群における認知症の発症は非 HRT 群に比べて 26％減少したが，老年期（平均 76 歳）
のみに HRT を受けた群では 48％増加した．中年期と老年期の両方に HRT を受け
た群では，認知症発症のリスクは非 HRT 群と同じであった．やはり AD の予防に
は，閉経後早期に HRT を施行するほうが良い．

3. もの忘れの鑑別と評価法；良性健忘，悪性健忘，認知症

　更年期に好発するもの忘れの大部分は良性健忘である．その特徴は，重要ではな
い体験の一部を忘れることはあっても体験自体は覚えている．忘れる事柄は最近の
ことよりも，遠い昔のことが多い．時や場所などの見当識障害がなく，進行性では
ない．もの忘れがひどいと訴えるときには，まず三宅式記銘力検査[17] や，ウエクス
ラー記憶検査法の日本語版[18] の下位検査である論理的記憶 I，II を用いる．これら
の検査でもの忘れのおおよその程度を知ることができるが，このうち三宅式記銘力
検査は保険診療に採用されていて，実施法は慣れれば難しくはない．有関係対語の
正答数では，第 1 回目や第 2 回目で 1 つか 2 つの誤答があっても，第 3 回目にはほ
とんどの女性がほぼ全問正答できる．しかし，無関係対語では第 1 回目で多くを正
答するのは難しく，2 回，3 回と回数を増やすごとに学習効果が出てきて，正答数が
増える[19]．無関係対語でまったく正答できない場合や，有関係対語の成績が悪い場
合には，何らかの記憶障害が疑われるので認知症スクリーニングテスト（後述）を
行う[20]．また，体験自体をすっかり忘れてしまうような場合には悪性健忘や認知症
が疑われるので，知的機能検査の手引き[21] にある改訂長谷川式簡易知能評価スケー
ルや国立精研式認知症スクリーニングテストを行う．これらのスクリーニングテス
トになれていなければ，直接専門医に紹介する．更年期外来では，もの忘れを強く
訴える女性でも記憶検査は正常で，病的でないことが多いが，老年期に入ると悪性

健忘や認知症も現れてくる．なお，前述した論理的記憶I，IIとは，短い（30〜40秒）物語を読んで聞かせ，それぞれ直後と30分後にどのくらい覚えているかを話してもらう（再生させる）ことにより採点する方法である．

おわりに

閉経後女性にエストロゲンを投与すると，記憶などの認知機能が改善される．しかし，最近のメタアナリシスによると，エストロゲンの長期持続投与では，脳内エストロゲンレセプターのダウンレギュレーションにより認知機能の改善効果は認められなくなるので，毎月一定期間休薬する周期投与法が必要であると考えられる．さらに，エストロゲン＋黄体ホルモンの併用持続投与では，年齢にかかわらず認知機能が悪化することが明らかにされたので，子宮がある症例には毎月休薬期間を置いた，エストロゲンと黄体ホルモンの周期的順次投与法が良いと考えられる．閉経移行期または閉経後早期にHRTを開始することにより，認知機能の改善はもちろんのこと，ADの発症をある程度まで予防することが可能であると考える．最後にもの忘れの鑑別（良性健忘，悪性健忘，認知症）について言及したので参考にしていただきたい．

（大藏健義）

文献

1) Maki PM, Sundermann E: Hormone therapy and cognitive function. Hum Reprod Update 15: 667-681, 2009
2) Hogervorst E, Bandelow S: Sex steroids to maintain cognitive function in women after the menopause: a meta-analysis of treatment trials. Maturitas 66: 56-71, 2010
3) Shumaker SA, Legault C, Rapp SR, et al: Estrogen plus progestin and the incidence of dementia and mild cognitive impairment in postmenopausal women: a randomized controlled trial. The Women's Health Initiative Memory Study. JAMA 289: 2651-2662, 2003
4) Shumaker SA, Legault C, Kuller L, et al: Conjugated equine estrogens and incidence of probable dementia and mild cognitive impairment in postmenopausal women: Women's Health Initiative Memory Study. JAMA 291: 2947-2958, 2004
5) Maki PM: A systemic review of clinical trials of hormone therapy on cognitive function: effects of age at initiation and progestin use. Ann NY Acad Sci 1052: 182-197, 2005
6) Brown TJ, Scherz B, Hochberg RB, et al: Regulation of estrogen receptor concentrations in the rat brain: effects of sustained androgen and estrogen exposure. Neuroendocrinology 63: 53-60, 1996
7) Ohkura T, Isse K, Akazawa K, et al: Low-dose estrogen replacement therapy for Alzheimer disease in women. Menopause 1: 125-130, 1994
8) Ohkura T, Isse K, Akazawa K, et al: Long-term estrogen replacement therapy in female patient with dementia of the Alzheimer type: 7 case reports. Dementia 6: 99-107, 1995
9) 大藏健義：女性ホルモンと認知機能．女性心身医学 16：264-267，2012
10) Hogervorst E, Williams J, Budge M, et al: The nature of the effect of female gonadal hormone replace-

ment therapy on cognitive function in post-menopausal women: a meta-analysis. Neuroscience 101: 485-512, 2000

11) LeBlanc ES, Janowsky J, Chan BK, et al: Hormone replacement therapy and cognition: systematic review and meta-analysis. JAMA 285: 1489-1499, 2001

12) Seshadri S, Zornberg GL, Derby LE, et al: Risk of Alzheimer disease is not reduced by estrogen replacement therapy. Arch Neurol 58: 435-440, 2001

13) Zandi PP, Carlson MC, Plassman BL, et al: Hormone replacement therapy and incidence of Alzheimer's disease in older women: The Cache County Study. JAMA 288: 2123-2129, 2002

14) Henderson VW, Benke KS, Green RC, et al: Postmenopausal hormone therapy and Alzheimer's disease risk: interaction with age. J Neurosurg Psychiatry 76: 103-105, 2005

15) Tang MX, Jacobs D, Stern Y, et al: Effect of oestrogen during menopause on risk and age at onset of Alzheimer's disease. Lancet 348: 429-432, 1996

16) Whitmer RA, Quesenberry CP, Zhou J, et al: Timing of hormone therapy and dementia: The critical window theory revisited. Ann Neurol 69: 163-169, 2011

17) 三宅紘一, 内田勇三郎：記憶機能に関する実験成績(上・中・下). 神経学雑誌 23：458-488, 23：523-565, 24：12-15, 1923

18) Wechsler D (杉下守弘訳)：日本版ウエクスラー記憶検査法, 東京, 日本文化科学社, 2001

19) 大藏健義, 一瀬邦弘, 田中邦弘, 他：女性の記憶機能に関する知見補遺とエストロゲンが記憶機能に及ぼす影響について. 日更年医誌 6：36-42, 1988

20) 大藏健義, 一瀬邦弘, 渡部秀樹, 他：三宅式記銘力検査と痴呆スクリーニング・テストの相関性について―更年期・閉経外来での三宅式テストのすすめ―. 日更年医誌 1：114-119, 1993

21) 大塚俊男, 本間　昭：高齢者のための知的機能検査の手引き, 東京, ワールドプランニング, 1991

第4章■ホルモン関連症状

6 うつ

はじめに

　女性ホルモンとうつ症状が密接に関連することはこれまでもさまざまな研究で報告されてきている．この節では，女性ホルモンとうつ症状に関して述べたのちに，女性ホルモンへの影響をきたす乳がんや婦人科がんとうつ症状の関連や，うつ症状に対する介入方法について述べる．

1. 女性ホルモンとうつ症状

　一般的に，女性はうつ病に罹患しやすいと言われており，2008年の厚生労働省・患者調査によると，女性のうつ病患者は男性の約2倍となっている．男女差が明確に現れるのは第二次性徴が現れる思春期以降であり，女性では初潮が始まる10～13歳くらいから生理周期に合わせて情緒不安定になるなど男性よりも気分が変動しやすくなり，15～18歳くらいの発達年齢になると，うつ病の発症率が成人と同様男性の約2倍の水準にまで高まる．

　うつ症状をきたす原因は単一ではなく，ホルモン分泌など生物学的要因，社会的経済的要因，対人関係や喪失体験など精神的要因が相互に複雑に絡み合ったものと言われており，包括的に調査されたものの1つにKendlerの双生児研究がある．これは，女性の双生児約1,942組を対象に，うつ病のリスク要因がどのような相互関係にあるのかを調査したもので，遺伝的にうつ病になるリスクが高い人は，幼少期に虐待にあう，神経症的な性格を形成する，思春期に不安障害やアルコール・薬物乱用に走る，成人後の生活苦や，大きなストレスを伴う出来事にあうといった環境に身を置く傾向があり，これらすべてが最終的にうつ病を発症するリスクになると報告されている[1]．

　また，上記Kendlerの研究には触れられていないが，もう1つの大切な要因として，女性ホルモンの影響が示唆されている．各種統計調査では，うつ病発症率と女性のエストロゲンやプロゲステロンの濃度との間に相関関係があることが確認されており，女性ホルモンであるエストロゲンは，脳内のセロトニン系神経の機能と密

200

接な関係があり，エストロゲン分泌が増加すると，セロトニンの情報伝達が活発になり抑うつや無気力などの精神運動抑制を起こりにくくさせるが，逆にエストロゲン濃度の低下は，セロトニンの分泌を抑制し，抑うつ気分・意欲低下・活動性低下・悲観的思考などといった抑うつ症状をもたらすという機序が仮説として考えられている．実際に，女性の「月経周期，妊娠・出産，更年期」と「気分変動」の間にも有意な関係性がみられており，Gavin らの産後の女性を対象とした研究では，うつ病の有病率は産後 3 カ月において 12.8％とピークを迎えたのち，産後 6 カ月以内では 10％前後の高いレベルで推移しているという報告[2] があり，女性一般の有病率よりも高い傾向にある．

　女性ホルモンの増減が，女性の気分変動と密接に関係しているのに対し，男性ホルモンであるテストステロンの増減は，高揚感や抑うつ気分といった男性の気分変動と有意な関連性をもっていない．一般に，男性は加齢とともにテストステロンの分泌量と濃度が低下するが，テストステロンが少なくなったからといってうつ病発症リスクが高まるわけではない．

2. 乳がんとうつ

1）乳がんとうつ症状

　乳がん患者においてはうつ病や適応障害などの精神症状を合併するケースが多いことが知られている．国立がん研究センターにおける有病率調査においては，早期乳がんの術後においてうつ病レベルのストレスを有する患者は全体の 5％，適応障害レベルの患者は 18％存在したことが示されている[3]．また，再発告知後においては，うつ病レベルのストレスを有する患者が全体の 7％，適応障害レベルの患者が 35％というデータがあり[4]，再発告知は初回のがん診断以上の強い心理的衝撃を患者に与えていることがわかる．

　乳がんはがん検診などによる早期発見・早期治療など，医療技術の進歩により治療成績は改善傾向であり，全体の 5 年生存率は 90％近い．しかしながら，手術療法，化学療法，放射線療法，ホルモン療法（内分泌療法）など長期にわたる集学的治療によるストレスは大きく，倦怠感や認知機能障害，更年期症状に悩むケースも少なくない．これらの複合的な苦痛から，うつ病などの精神症状が出現することもよくみられる．

　また，不安や抑うつ状態発現の危険因子を検討した研究報告からは，乳がんに対する術式は精神症状の発現に寄与しない一方で，年齢（若年）や婚姻状態，健康に

第4章 ■ ホルモン関連症状

問題のある子どもの存在，神経症的性格傾向などの患者背景が重要であることや，乳がん診断後の精神症状がその後の精神症状に大きく影響することが示唆されている[5]．

2) 乳がんにおけるホルモン療法とうつ症状

乳がんの60～70％がその増殖進展にエストロゲンが関与していると言われている．乳がんのホルモン療法はホルモン受容体陽性乳がんに適応であり，閉経前の患者にはLH-RHアゴニスト製剤や抗エストロゲン薬が推奨され，閉経後の患者にはアロマターゼ阻害薬が一次治療として，抗エストロゲン薬が二次治療として推奨されている．

過去にはホルモン療法の中心的な薬剤の1つである抗エストロゲン薬のタモキシフェンとうつ病の関連が疑われ，うつ病はタモキシフェンの副作用とみなされることもあった．しかし，信頼性の高い研究デザインにおいて，化学療法およびエストロゲン受容体陽性状態とうつ病発症との関連[6]，治療薬剤と治療経過中のうつ病増悪との関連[7]が報告されているが，それらはタモキシフェン使用の有無によらないとされている．したがって，タモキシフェンとうつ病の発症や増悪との関連を過剰に心配する必要はないと考える．

一方，タモキシフェンは，CYP2D6を介して代謝された物質のもつ抗エストロゲン作用により抗腫瘍効果をもたらすことが知られており，CYP2D6によって代謝される他の薬剤との併用は，薬効が互いに影響を与える可能性があり十分注意する必要がある．タモキシフェンを投与されている患者は，しばしばホットフラッシュや性器出血などの身体症状，気力低下や気分不安定などの精神的問題を経験するが，これらの副作用に対して選択的セロトニン再取り込み阻害薬（SSRI）を使用した場合，併用期間が長いほど乳がん死亡リスクが高まるという研究結果[8]がある一方で，近年にはそのような影響はないとの研究結果も報告されている[9]．タモキシフェンで治療中に，ホットフラッシュや抑うつの治療でSSRIが必要になった場合の薬剤選択には議論がある．

また，タモキシフェンによる前述の副作用の発症率や重症度はタモキシフェン治療期間の長さによらないとの報告[10]があり，投与初期から注意が必要である．一方，タモキシフェン不耐性の閉経後乳がん患者に対して，タモキシフェンをアロマターゼ阻害薬に変更したところ，ホットフラッシュ，気分，QOLが改善したとの報告があり[11]，副作用の出現が軽度となる治療を選択することで，がん関連ストレス増を回避できる可能性がある．

3. 婦人科がんとうつ

　婦人科がんは，最近の治療の進歩により，手術療法のみならず，化学療法や放射線療法を組み合わせた集学的な治療が行われるようになったが，疾患の経過や治療の影響で閉経，不妊，性機能障害などが出現し，患者はさまざまな女性性の喪失に伴う葛藤に直面させられる．

　このように婦人科がん罹患に伴う心理的ストレスは大きいことが予想され，婦人科がん患者を対象とした精神疾患，精神症状の有病率に関する調査が過去にいくつか行われている[12~18]．他のがん種と同様にうつ病，適応障害の有病率が高く，とくに不安障害の合併があることが明らかになっている．抑うつの有病率は約20〜30%という結果が比較的多数であり，婦人科がんに罹患したことによる心理的衝撃は大きいことが示されている．しかしながら，婦人科がんは乳がんに比べ頻度が低いため，婦人科がん特有の精神面の問題やそのサポートについて十分に検討されているとは言いがたい現状がある．国立がん研究センター中央病院精神科コンサルテーションデータベース解析による婦人科がん患者の精神疾患の実態調査では，精神科紹介となった婦人科がん患者219名のうち，合併した精神疾患は適応障害（95名；43.4%），うつ病（35名；16.0%），せん妄（22名；10.0%）の順で多かった．うつ病，適応障害の診断に該当したものの関連要因について，婦人科がん以外のがん種の患者と比較したところ，年齢，婚姻状況，職業，教育歴，痛み，performance status に関しては有意差を認めず，早期がん患者の割合は婦人科がん患者に有意に高かった．婦人科がん患者に対しては，身体・社会面に十分配慮しつつ，早期からうつ症状の存在を念頭に置いたケアを行うことが求められると示唆された[19]．

4. うつ症状を有する患者のケア

　乳がんや婦人科がんに限らず，がん患者におけるうつ症状に関する臨床的な問題として，主治医や看護師がこれらの精神症状を見逃しやすいことがいくつかの研究で報告されている．がん診断後早期から個人の生活背景や精神症状についてきちんと評価し，必要に応じて迅速に適切なケアを提供することが重要である．治療としては，精神療法と薬物療法があげられる．精神療法のうち，不安，孤独感などの患者の思いを批判・解釈することなく受容し，支え続ける介入である支持的精神療法が一般的に行われ，がんが患者にもたらす苦痛がどのようなものであるかについて理解しようとする姿勢が大切であり，まずは患者の苦悩に十分傾聴することが重要

第4章 ■ ホルモン関連症状

である．また，うつ病や適応障害の適切な評価は精神医学的トレーニングを受けないと難しいため，つらさと支障の寒暖計のようなスクリーニングを用い，ストレスレベルが高いと判断される場合は精神保健の専門家に相談することが望ましい．

おわりに

これまで述べてきたように，乳がんや婦人科がん患者は高頻度で精神症状を合併するので，治療者は罹患に伴う心理的ストレスの大きさを理解することが求められる．また，うつ症状に早期に気付き介入することで精神的苦痛の軽減を図ることが，がん治療を進めていくうえで肝要である．

（橋本知実，清水　研）

文献

1) Kendler KS, Gardner CO, Prescott CA, et al: Toward a comprehensive developmental model for major depression in women. Am J Psychiatry 159: 1133-1145, 2002
2) Gavin NI, Gaynes BN, Lohr KN, et al: Perinatal depression: a systematic review of prevalenceand incidence. Obstet Gynecol 106: 1071-1083, 2005
3) Okamura H, Watanabe T, Nakabayashi M, et al: Psychological distress following first recurrence of disease in patients with breast cancer: prevalence and risk factors. Breast Cancer Res Treat 61: 131-137, 2000
4) Akechi T, Okuyama T, Imoto S, et al: Biomedical and psychosocial determinants of psychiatric morbidity among postoperative ambulatory breast cancer patients. Breast Cancer Res Treat 65: 195-202, 2001
5) Reich M, Lesur A, Perdrizet-Chevallier: Depression, quality of life and breast cancer-a review of the literature. Breast Cancer Res Treat 110: 9-17, 2008
6) Lee KC, Ray GT, Hunkeler EM, et al: Tamoxifen treatment and new-onset depression in breast cancer patients. Psychosomatics 48: 205-210, 2007
7) Day R, Ganz PA, Costantino JP: Tamoxifen and depression: more evidence from the National Surgical Adjuvant Breast and Bowel Projects Breast Cancer Prevention（P-1）Randomized study. J Natl Cancer Inst 93: 1615-1623, 2001
8) Kelly CM, Juurlink DN, Gomes T, et al: Selective serotonin reuptake inhibitors and breast cancer mortality in women receiving tamoxifen ―a population based cohort study. BMJ 340: c693, 2010
9) Donneyong MM, Bykov K, Bosco-Levy P, et al: Risk of mortality with concomitant use of tamoxifen and selective serotonin reuptake inhibitors: multi-database cohort study. BMJ 354: i5014, 2016
10) Boehm DU, Lebrecht A, Eckhardt T, et al: Quality of life and adjuvant tamoxifen treatment in breast cancer patients. Eur J Cancer Care 18: 500-506, 2009
11) Thomas R, Williams M, Marshall C, et al: et al: Switching to letrozole or exemestane improves hot flushes, mood, and quality of life in tamoxifen intolerant women. Br J Cancer 98: 1494-1499, 2008
12) Evans DL, McCartney CF, Nemeroff CB, et al: Depression in women treated for gynecological cancer: clinical and neuroendocrine assessment. Am J Psychiatry 143: 447-452, 1986
13) Golden RN, McCartney CF, Haggerty JJ, et al: The detection of depression by patient self-report in women with gynecologic cancer. Int J Psychiatry Med 21: 17-27, 1991
14) Cull A, Cowie VJ, Farquharson DI, et al: Early stage cervical cancer: psychosocial and sexual outcomes of treatment. Br J Cancer 68: 1216-1220, 1993
15) Cerfolio N: Psychiatric liaison to gynecological oncology. Psycho-Oncol 4: 143-147, 1995

6 うつ

16) Cain E, Kohorn E, Quinlan D, et al: Psychosocial reactions to the diagnosis of gynecological cancer. Obstet Gynecol 62: 635-641, 1983

17) Paraskevaidis E, Kitchener HC, Walker LG: Doctor patient communication and subsequent mental health in women with gynecological cancer. Psycho-Oncology 2: 195-200, 1993

18) Norton TR, Manne SL Rubin S, et al: Prevalence and Predictors of Psychological Distress Among Women With Ovarian Cancer. J Clin Oncol 22: 919-926, 2004

19) 清水　研，梅澤志乃，藤井光恵，他：婦人科がんにおける心理的問題と精神疾患．総合病院精神医学 19：174-179，2007

第4章■ホルモン関連症状

7　脂質代謝

はじめに

　卵巣ホルモンであるエストロゲンは，生殖機能のみならず，血管機能や骨および脂質代謝などにも影響する．女性は閉経するとエストロゲン濃度の低下に伴い，脂質代謝に乱れを生じ，脂質異常症の頻度が急増することが報告されている．若年女性が婦人科悪性疾患に罹患した場合，外科的に子宮のみならず両側卵巣摘出を余儀なくされる症例や，卵巣が温存されても化学療法や放射線療法により卵巣機能が廃絶される症例も少なくない．このような外科的，医原的閉経の場合でも自然閉経の場合と同様にエストロゲン濃度の低下から脂質異常症へと発展する可能性が高い．

　血中にLDLコレステロール（LDL-C）が蓄積すると，男性のみならず女性も心筋梗塞や脳卒中などの心血管疾患リスクの上昇することが報告されている[1]．また，女性は男性の場合とは異なり，閉経後に心血管疾患の発症が急増することが知られており，脂質異常症の管理が重要である．しかし若年期の悪性疾患の治療は基礎疾患の生命予後のみに焦点がおかれており，低エストロゲン環境に伴う悪影響については管理されていないのが現状である．

　本節では，低エストロゲン環境に伴う脂質異常症の発症機序のみならず，2012年の動脈硬化性疾患予防ガイドラインを参考に，その管理方法についても概説する．

1.　低エストロゲン環境と脂質代謝

　卵巣がんや子宮体がん，さらには子宮頸部腺がんなどの症例では悪性疾患の進行度にもよるが，若年期でも原則的に両側卵巣を摘出することが多く，卵巣が温存された場合でも，化学療法や放射線療法を行うこともある．多くの抗がん剤には卵巣毒性を有し，投与量や投与期間にもよるが卵巣機能が低下する可能性があり，また卵巣への放射線照射で卵巣機能は廃絶することが知られている．自然閉経後女性の場合，エストロゲン濃度の低下が脂質異常症の頻度を上昇させることがわかっているが，若年女性で外科的，医原的に閉経した場合でも脂質代謝は大きく変化する．

　自然閉経女性と，有経女性と年齢をマッチした外科的に閉経した若年女性の脂質

206

濃度を測定してみたわれわれの以前の臨床試験によると，自然閉経と外科的閉経いずれの群も，血中 LDL 粒子数と中性脂肪（TG）濃度が同程度に上昇することがわかった[2]．この要因として，エストロゲン濃度が低下すると，肝の LDL 受容体が減少するため，LDL の肝内への取り込みが低下し，血中に LDL 粒子が停滞するためと考えられる[3]．また LDL の律速酵素の 1 つであるリポ蛋白リパーゼ活性がエストロゲン濃度の低下により亢進することも報告されている[4]．したがって，自然閉経であれ，外科的閉経であれ，年齢には関係なく低エストロゲン環境になると，リポ蛋白リパーゼ活性の亢進による LDL 合成系の亢進と，肝 LDL 受容体減少による異化系の低下が原因で血中に LDL 粒子が蓄積すると考えられる．

　自然閉経群と外科的閉経群の血中 HDL コレステロールは有経群と差はないが，TG は両群とも高値を示す．これはおそらく低エストロゲンに起因した内臓脂肪の増加によると推測される[2]．高 TG 血症は，より動脈硬化に促進的な小型の LDL 粒子を産生することが注目されている．小型 LDL が動脈硬化の進行に際し，超悪玉である理由として，肝の LDL 受容体との親和性に乏しいため血中に LDL が停滞しやすいことや[5]，容易に活性酸素に酸化変性され，マクロファージに取り込まれやすいことなどがある[6]．3 群において LDL 粒子サイズを測定してみると，エストロゲン濃度が低下して TG が上昇した自然閉経群と外科的閉経群の LDL は酸化されやすい小型粒子に変化していることがわかった[2]．

　化学療法や放射線療法による低エストロゲン環境と脂質代謝を検討した臨床試験は少ないが，医原的閉経も外科的閉経の場合と同様にエストロゲン濃度の低下に伴い，小型 LDL 粒子が血中に蓄積し，動脈硬化に促進的に作用すると考えられる．

2. 脂質異常症と冠動脈疾患

　久山町研究では，LDL-C が 102 mg/d*l* 以下の群と比較し，126〜150 mg/d*l* の群では男女とも冠動脈疾患のリスクが増加すると報告されている[7]．the Ibaraki Prefectural Health Study では，男性の LDL-C の平均は 110.5 mg/d*l*，女性は 123.9 mg/d*l* で，男性では LDL-C が 80 mg/d*l* 未満に比較して，140 mg/d*l* 以上の場合，冠動脈疾患死のハザード比は 2.06 と有意に高くなるが，女性でのハザード比は 1.16 と LDL-C 値と冠動脈疾患死との間に有意な関連性は認めなかった[8]．また，NIPPON DATA 80 によると，男性では総コレステロール（TC）上昇と虚血性心疾患死の増加に明らかな相関が認められるのに対し，女性では TC が 279 mg/d*l* に上昇するまでその関係は認めなかった[9]．しかし The Circulatory Risk in Communities Study

第4章 ■ ホルモン関連症状

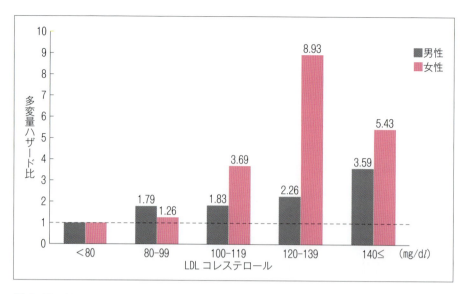

図1 The Circulatory Risk in Communities Study（CIRCS）による男女別のLDLコレステロールと心筋梗塞のリスク

（CIRCS）によると（図1）[1]，総虚血性心疾患発症および非致死性心筋梗塞発症の多変量ハザード比は，LDL-C値が80 mg/dl未満を1.0とした場合，男女ともにLDL-Cの上昇に伴い増加し，男性でLDL-Cが140 mg/dl以上の場合のハザード比は各々2.90と3.59，女性では3.05と5.43と報告されている．

このようにわが国の臨床成績によると，男性ではLDL-Cと虚血性心疾患の発症や死亡との関連性はあることは明白である．一方，女性では報告により差はあるが，高LDL-C血症と虚血性心疾患の死亡率との関連性は低い可能性がある．しかし，虚血性心疾患の発症率との因果関係はあると考えられる．

3. 動脈硬化性疾患予防ガイドライン2012年版と悪性疾患治療後の管理方法

悪性疾患の治療後においては，まず脂質異常症の診断が重要である．診断基準として，10〜12時間以上の絶食後に採血し，LDL-Cが140 mg/dl以上を高LDL-C血症，120〜139 mg/dlを境界域高LDL-C血症，HDL-Cが40 mg/dl未満を低HDL-C血症，TGが150 mg/dl以上を高TG血症と診断する．TGが400 mg/dl以上や，食後の場合にはnon HDL-C（TC−HDL-C）を使用し，基準はLDL-C＋30 mg/dlとする[10]．脂質異常症と診断された場合には図2のようにまず，冠動脈疾患の既往について問診する．既往があれば二次予防の治療が必要になるが，なければ糖尿病，

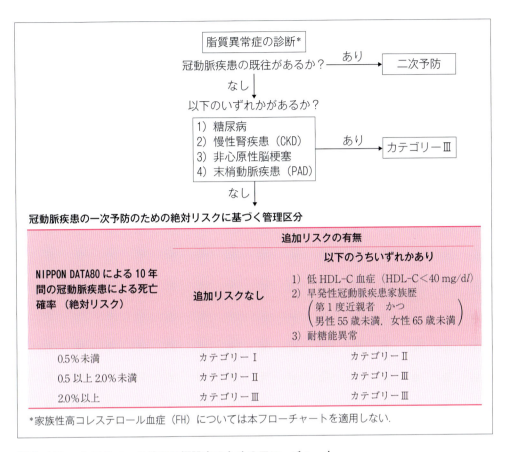

図2　LDL-コレステロール管理目標設定のためのフローチャート

　慢性腎疾患，非心原性脳梗塞，末梢動脈疾患の有無を確認し，これらの1つでも存在すれば，カテゴリーⅢの管理区分となる．なければ，NIPPON DATA80による冠動脈疾患による10年間の死亡確率が0.5％未満，0.5～2.0％未満，2％以上に分類され，各々カテゴリーⅠからⅢに分類される．このなかで低HDL-C血症，早発性冠動脈疾患家族歴，耐糖能異常などの追加リスクが存在する場合，管理基準はさらに厳しく設定されている[10]．リスク区分別の脂質管理目標値は一次，二次予防の場合に記載されており，一次予防の場合にはカテゴリーⅠからⅢまでにおいてLDL-C，HDL-C，TG，non HDL-Cの値が設定されている（表1）．

4．悪性疾患治療後，脂質異常症と診断された場合の治療方法

1）生活習慣の改善

　女性に関して長期予後をみた米国の試験では，危険因子のない集団（TC値

第４章 ■ ホルモン関連症状

表1 リスク区分別脂質管理目標値

治療方針の原則	管理区分	脂質管理目標値（mg/d*l*）			
		LDL-C	HDL-C	TG	non HDL-C
一次予防 まず生活習慣の改善を行った後，薬物療法の適用を考慮する	カテゴリーⅠ	<160			<190
	カテゴリーⅡ	<140			<170
	カテゴリーⅢ	<120	≧40	<150	<150
二次予防 生活習慣の是正とともに薬物治療を考慮する	冠動脈疾患の既往	<100			<130

200 mg/d*l* 未満，血圧 120/80 mmHg 未満，現在喫煙していない）は，40〜59 歳の中年女性であっても危険因子のある集団に比べ虚血性心疾患の発症リスクが 0.27 ときわめて小さく，死亡リスクも有意に低いことが示されている[11]．その結果も踏まえ，米国で出された女性のための虚血性心疾患予防指針 2011[12] では，女性の脂質異常症患者には，まず生活習慣の改善（禁煙・運動習慣・食事療法）が優先されるとしている．

2）薬物治療

（1）スタチン製剤

本邦で行われた無作為・2 重盲検法の Management of Elevated Cholesterol in the Primary Prevention Group of Adult Japanese Study（MEGA Study）[13] によれば，軽度から中等度の高コレステロール血症（平均 TC：243 mg/d*l*）の対象者に対しスタチンを投与した場合，冠動脈疾患および冠動脈疾患と脳梗塞のイベント発生率がそれぞれ 33％と 30％低下することが示されている．さらに女性を対象としたサブ解析では冠動脈疾患単独では有意差がないが，冠動脈疾患と脳梗塞，脳卒中は 55 歳以上で有意なリスク減少が認められ，その効果は 60 歳以上で顕著であることも示されている．一方，女性の心血管疾患発症リスクは男性に比較して低いものの，MEGA Study の結果より，脂質異常症を合併した女性へのスタチン製剤による介入のメリットはあると考えられるが，絶対リスクを考慮して薬物療法の開始を決断すべきである．

（2）フィブラート製剤

Fenofibrate Intervention and Event Lowering in Diabetes（FIELD）Trial 試験では，2 型糖尿病患者にフェノフィブラートを投与すると，非致死性心筋梗塞と全

心血管イベントの発症率が各々24％と11％低下することが示されており，サブ解析ではとくに女性における効果が証明されている[14]．しかしながら，Action to Control Cardiovascular Risk in Diabetes（ACCORD）試験ではスタチンで治療中の2型糖尿病女性に対してフェノフィブラート追加によるベネフィットは得られなかった[15]．厚生労働省によると，50歳以後の女性における高コレステロール血症の頻度が約50％で，耐糖能異常の頻度は36％と報告されている．糖尿病は高率に高LDL-C血症や高TG血症を合併することから，外科的，医原的閉経後には積極的にLDL-CのみならずTGも検査する必要がある．

(3) ホルモン補充療法（hormone replacement therapy：HRT）

　HRTは更年期障害の治療に効果的であるが，それ以外にもLDL-CやLp(a)を低下させ，HDL-Cを増加させる脂質代謝改善効果を有し，HRTが虚血性心疾患の発症や死亡率を減少すると考えられてきた．しかし，健康女性を対象として行われたRCTのWomen's Health Initiative（WHI）によれば，HRT群で心筋梗塞と脳卒中リスクが有意に上昇する結果となった[16]．しかし，その後の研究で心血管疾患への悪影響は経口エストロゲンの場合で，経皮エストロゲンではむしろ抗動脈硬化的に作用し，疫学試験でも経皮エストロゲンで心筋梗塞リスクは有意に低下すると報告されている[17]．また，WHIのサブ解析でHRTの開始年齢が閉経後比較的早期であると，冠動脈疾患のリスクはないことや，酢酸メドロキシプロゲステロンなどの合成型黄体ホルモンはテストステロン作用を有し，エストロゲンの血管内皮機能改善作用やHDL-C上昇作用を相殺する一方，テストステロン作用のない天然型黄体ホルモンにはこれらの悪影響のないこともわかっている．このように心血管疾患に対するHRTの影響としてはエストロゲンの投与ルートと投与量，併用する黄体ホルモンの種類やHRTの開始年齢で大きく異なる可能性があり，今後さらなる検討が必要である．

　悪性疾患の治療で外科的あるいは医原的に閉経した若年女性の場合，脂質異常症が高率になるだけではなく，QOLが著しく低下する症例が多い．脂質異常症のみにHRTを使用することには疑問があるが，QOL改善にはきわめて効果的である．しかし，基礎疾患に対する悪影響を考慮して，使用されていない症例も少なくない．ホルモン補充療法ガイドライン2012年版では，子宮頸部扁平上皮がんではHRTによる影響がないことや，子宮内膜がんや卵巣がんの治療後ではさまざまな報告があるものの，必ずしも禁忌ではないことが述べられており，HRTの適応に関しては，症例ごとに考えるべきである．

第4章 ■ ホルモン関連症状

おわりに

　若年女性で悪性疾患に罹患し，外科的にあるいは医原的に閉経する症例は少なくない．この場合の多くの症例は脂質異常症に進展すると考えられる．しかし，現状では悪性疾患の再発予防のみに管理の焦点がおかれ，低エストロゲンが要因となる疾患群に対しての関心はきわめて少ない．女性の死亡率は心疾患と脳血管障害とを合わせた心血管疾患の死亡ががんよりも多いことが統計学的にわかっている．今後，悪性疾患の治療後の管理方法について，女性医学のなかで医学的，医療的両面から積極的に関与し，女性の QOL 向上に努める必要がある．

（若槻明彦）

文献

1) Imano H, Noda H, Kitamura A, et al: Low-density lipoprotein cholesterol and risk of coronary heart disease among Japanese men and women: The Circulatory Risk in Communities Study (CIRCS). Prev Med 52: 381-386, 2011
2) Ikenoue N, Wakatsuki A, Okatani Y: Small low-density lipoprotein particles in women with natural or surgically induced menopause. Obstet Gynecol 93: 566-570, 1999
3) Arca M, Vega GL, Grundy SM: Hypercholesterolemia in postmenopausal women. Metabolic defects and response to low-dose lovastatin. JAMA 271: 453-459, 1994
4) Wakatsuki A, Sagara Y: Lipoprotein metabolism in postmenopausal and oophorectomized women. Obstet Gynecol 85: 523-528, 1995
5) Nigon F, Lesnik P, Rouis M, et al: Discrete subspecies of human low density lipoproteins are heterogeneous in their interaction with the cellular LDL receptor. J Lipid Res 32: 1741-1753, 1991
6) Tribble DL, Holl LG, Wood PD, et al: Variations in oxidative susceptibility among six low density lipoprotein subfractions of differing density and particle size. Atherosclerosis 93: 189-199, 1992
7) Imamura T, Doi Y, Arima H, et al: LDL cholesterol and the development of stroke subtypes and coronary heart disease in a general Japanese population: the Hisayama study. Stroke 40: 382-388, 2009
8) Noda H, Iso H, Irie F, et al: Gender difference of association between LDL cholesterol concentrations and mortality from coronary heart disease. J Intern Med 267: 576-587, 2010
9) NIPPON DATA80 Research Group: Risk assessment chart for death from cardiovascular disease based on a 19-year follow-up study of a Japanese representative population. Circ J 70: 1249-1255, 2006
10) 動脈硬化性疾患予防ガイドライン 2012 年版，日本動脈硬化学会，2012
11) Stamler J, Stamler R, Neaton JD, et al: Low risk-factor profile and long-term cardiovascular and noncardiovascular mortality and life expectancy: findings for 5 large cohorts of young adult and middle-aged men and women. JAMA 282: 2012-2018, 1999
12) Mosca L, Benjamin EJ, Berra K, et al: Effectiveness-Based Guidelines for the Prevention of Cardiovascular Disease in Women-2011 Update: A Guideline From the American Heart Association. Circulation 123: 1243-1262, 2011
13) Nakamura H, Arakawa K, Itakura H, et al: Primary prevention of cardiovascular disease with pravastatin in Japan (MEGA Study): a prospective randomized controlled trial. Lancet 368: 1155-1163, 2006
14) Keech A, Simes RJ, Barter P, et al: Effects of long-term fenofibrate therapy on cardiovascular events in 9795 people with type 2 diabetes mellitus (the FIELD study): randomised controlled trial. Lancet 366: 1849-1861, 2005

7 脂質代謝

15) Ginsberg HN, Elam MB, Lovato LC, et al: Effects of combination lipid therapy in type 2 diabetes mellitus. N Engl J Med 362: 1563-1574, 2010

16) Writing Group for the Women's Health Initiative Investigators: Risks and benefits of estrogen plus progestin in healthy postmenopausal women: principal results From the Women's Health Initiative randomized controlled trial. JAMA 288: 321-333, 2002

17) Løkkegaard E, Andreasen AH, Jacobsen RK, et al: Hormone therapy and risk of myocardial infarction: a national register study. Eur Heart J 29: 2660-2668, 2008

第4章 ■ ホルモン関連症状

8　泌尿生殖器（腟乾燥，性器出血，おりもの，排尿障害）

はじめに

　婦人科がん患者の治療後や化学療法等による卵巣機能低下に伴う泌尿生殖器症状は，原疾患や治療方法および患者の年齢により出現の症状や程度が異なる．性器症状の要因は手術操作に伴う腟の形態変化によるものと卵巣摘出や薬剤による卵巣障害に伴うエストロゲン欠落による症状に区別できるが，両者は混在して発症し得る．ここでは，子宮全摘術および両側卵巣摘出術を必要とした症例を念頭に置いて，泌尿生殖器症状について記載する．

1.　子宮内膜，腟，外陰，尿路系に対するエストロゲン作用

　エストロゲンは雌動物に発情を促すホルモンの総称と定義されるホルモンで，ヒトでは主として卵巣で産生分泌される．エストロゲンは全身の組織で生物効果を示すことが知られているが，とくに性器に対しては表1に示すような作用が知られている．逆にエストロゲンが欠乏した状態では，これらの効果が消失し，いわゆる閉経後のエストロゲン欠落は外陰，腟および尿路系においてもさまざまな症候をもたらすようになる．これらの変化は自然閉経後においてはむろんのこと，両側卵巣摘出あるいは放射線療法など人工的に卵巣機能が低下することによっても認められる．

表1　エストロゲンの性器に対する作用

腟	上皮細胞の増殖，多層化
子宮頸管	頸管粘液の分泌亢進
子宮内膜	増殖
子宮筋層	肥大，オキシトシンに対する感受性亢進
卵管	運動亢進，卵管内膜の分泌亢進，線毛の再生など
卵巣	FSH 受容体の増加，FSH に対する感受性亢進
乳腺	乳管の増加，PRL に対する感受性低下
外陰	陰唇発育促進，陰毛発育促進

FSH：卵胞刺激ホルモン，PRL：プロラクチン

2. エストロゲン低下に起因する泌尿生殖器系の変化

1）外陰

思春期以降にみられた外性器の発育と逆の変化が観察される．すなわち，陰毛数の減少，大陰唇の萎縮，外陰の皮膚細胞のグリコーゲン含有量の低下と菲薄化などである．

2）腟

腟粘膜はエストロゲンの影響を受けやすい代表的な組織であり，エストロゲン欠乏に伴い，腟粘膜は皺が消失し平滑となる（図1）[1]．組織学的には上皮細胞のグリコーゲン含有量が低下し菲薄化しており，外的刺激に対しきわめて脆弱となり，また容易に出血しやすい状態，いわゆる萎縮性腟炎の状態を惹起する．

3）尿路系

広汎性子宮全摘術や放射線療法を受けた症例では，膀胱神経の損傷により膀胱機能障害は程度の差こそあれ必発する．一方，エストロゲン欠乏は残尿量の増加や膀胱容量の減少をはじめとして下部尿路の機能に少なからず影響し，エストロゲン補充はこれを代償する可能性が指摘されている（表2）[2]．

4）帯下

子宮内膜，子宮頸管，腟からの分泌物が生理的，病的に増加したものを言い，おりものが多いと自覚される．子宮のない女性では原因としては萎縮性腟炎が考えられるが，出血が混じる場合や膿汁性の場合には炎症や原疾患の再発なども考慮する．

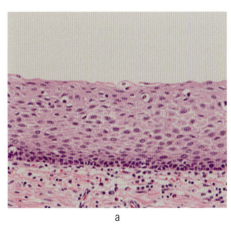 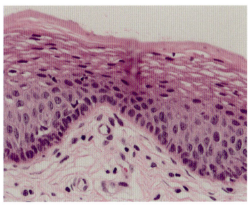

a　　　　　　　　　　　　　　b

図1　エストロゲン低下と腟粘膜の変化
a：閉経後女性
b：未閉経女性

第4章 ■ ホルモン関連症状

表2　閉経後エストロゲン欠乏による外陰・泌尿生殖器症状

外陰萎縮症状	腟萎縮症状	泌尿器系萎縮症状
外陰痛	性交痛	頻尿
外陰掻痒感	潤滑不全	夜尿
性交痛	易出血	尿意切迫感
	萎縮性腟炎	尿失禁
	易感染	易尿路感染
	骨盤臓器下垂	

なお，膀胱腟瘻孔による尿漏れを帯下と誤診してはならない．

3. 婦人科性器がん治療と泌尿生殖器系症状

　閉経前の症例では急激なエストロゲンの低下により，急性症状として顔面徴候や発汗，あるいは気分の落ち込みに代表されるエストロゲン欠落症状などエストロゲンの性器外の欠落症状を伴うことがある．一般的なエストロゲン欠落に伴う腟粘膜の変化に加えて，手術そのものの操作により，腟の短縮・狭小化，腟断端の瘢痕化，弾力性の低下などもみられる．これらの変化は腟壁摘出度が多いほど，また術後の放射線療法を受けた症例ほど出現率も程度も高くなる．

　閉経後女性では，自然閉経に伴った腟や外陰の萎縮がすでに進行しているので，エストロゲンの低下による変化よりも治療に伴う操作の影響が強い．

4. 泌尿生殖器系症状の種類と性機能

　表3にエストロゲン欠乏にみられる泌尿生殖器系の症状をあげた．女性性器がん

表3　下部尿路機能におけるエストロゲンの影響

Hypoestrogenism	Estrogen replacement therapy
・残尿量の増加	・排尿筋におけるムスカリン受容体調節
・膀胱用量の減少	・膀胱筋へのカルシウムイオンの流入低下
・最大排尿筋圧の低下	・膀胱の自発的収縮の頻度と強度の低下
・尿流量の低下	・排尿反射閾値の低下
・urethral syndrome	・尿道閉鎖圧の上昇
・排尿困難	・尿道括約筋における α-adrenergic 受容体の感受性調節
・尿失禁	・尿道周囲静脈叢の血流量増加
・尿路系感染	・コラーゲン産生刺激

[Rechberger T, et al: The controversies regarding the role of estrogens in urogynecology. Folia Histochemica et Cytobiologica 45(Supp. 1): 17-21, 2007 より引用]

治療後の外性器にみられる症状は症候学的には萎縮性腟炎で認められる症状と基本的に同じである．すなわち，腟粘膜の萎縮に伴い易出血性，易感染性となり，出血あるいは若年者では卵巣欠落症状として腟の乾燥感等がみられるようになる．また，放射線療法を受けた症例ではほぼ例外なく，腟粘膜は蒼白化，脆弱化し，毛細血管の拡張像，潰瘍形成，腟壁の癒着が認められる[3]．このため，性的に活動性の高い世代や症例では性交痛，出血などの出現によりQOLの低下もみられる．事実，Aertsら[4]の報告では性的に活発な世代において婦人科悪性腫瘍の治療が施行された女性では同世代の女性に比べて性的欲求，腟の潤滑性（lubrication），絶頂感の程度等において有意に低下していたとしている．

一方，帯下は萎縮性腟炎の一症状としてみられる以外に広汎性子宮全摘術の後遺症としてみられる場合がある．この場合，機序は明らかではないが放射線療法や骨盤神経温存を考慮されなかった群でとくに発生が高かったとする報告もある[5]．

膀胱機能に関してはエストロゲン欠乏に比べ膀胱神経の損傷による影響の方が遥かに大きな影響をもたらす．また，放射線療法後には膀胱症状は高頻度に出現する．

5. 婦人科がん治療後の泌尿生殖器症状に対するエストロゲン補充療法

エストロゲン欠落症状に対するエストロゲン補充療法には基本的に全身投与（経口，経皮投与）と経腟にエストロゲンを投与する局所投与法があるが，泌尿生殖器症状に対しては基本的には局所投与を行う．とくに，尿路系の症状に対しては全身投与よりも局所投与の方が優れているとされている．

用いる製剤はエストリオールの腟剤1mg/日を基本とするが，症状により適宜増減すると良い．

おわりに

悪性腫瘍の治療法の進歩によりその生存率が大幅に改善され，いわゆるがん生存者の健康管理のありかたが問われる時代になっている．手術操作や卵巣摘出に起因する生殖器症状もそれが再発兆候でなければ軽視するという対応も改められる時期にきていると考えられる．命が助かったのだから我慢せよではなく，治療前の状態に戻すことを強く意識して対応を行うことが重要である．

（水沼英樹）

第4章 ■ ホルモン関連症状

文献

1) http://www.menopause.org/for-women/-em-sexual-health-menopause-em-online/changes-at-midlife/changes-in-the-vagina-and-vulva

2) Rechberger T, Skorupski P: The controversies regarding the role of estrogens in urogynecology. Folia Histochem Cytobiol 45(Suppl 1): S17-21, Review, 2007

3) Kirchheiner K, Fidarova E, Nout RA, et al: Radiation-induced morphological changes in the vagina. Strahlenther Onkol 188(11): 1010-1017, 2012

4) Aerts L, Enzlin P, Verhaeghe J, et al: Sexual and psychological functioning in women after pelvic surgery for gynaecological cancer. Eur J Gynaecol Oncol 30(6): 652-656, 2009

5) Ditto A, Martinelli F, Borreani C, et al: Quality of life and sexual, bladder, and intestinal dysfunctions after class III nerve-sparing and class II radical hysterectomies: a questionnaire-based study. nt J Gynecol Cancer 19(5): 953-957,

9 血圧，凝固異常

はじめに

　女性が患うがんの中で，ホルモン受容体陽性乳がんおよび高分化型子宮体がんの治療においては内分泌療法が大きな位置を占める．一般に毒性が軽微とされる内分泌療法薬であるが，その一部は凝固能を亢進させ血栓症のリスクを上昇させる．血栓症は瞬時にして重篤となる可能性があるだけでなく，その後の患者の QOL あるいは原病の治療に負の影響を与えかねない．したがって，個々の患者の血栓症のリスク，治療が及ぼしうる影響，治療中のマネジメントについて正しく理解することが求められる．また，女性は閉経を境に血圧上昇を経験するケースが多く，一部の内分泌療法薬では血圧への影響も示唆されている．

1. エストロゲンと血圧，凝固

　女性における血栓症のリスクには，エストロゲンが深く関わっている．ホルモン補充療法が明らかに脳卒中や静脈血栓症のリスクを上昇させるほか[1]，閉経時期が遅れるほど静脈血栓症のリスクが上昇するとの報告もある[2]．

　一方血圧に関しては，閉経前の女性では同年代の男性に比べて高血圧の有病率は低いにもかかわらず，閉経後の女性ではその傾向が逆転する．実際，エストロゲンの減少が動脈壁，あるいはレニン-アンギオテンシン系や交感神経系に直接作用し，血圧上昇に関与することも示唆されている．しかし血圧は，体重増加や動脈硬化などの加齢に伴う他の因子にも強く影響を受けるため，閉経そのものが血圧に及ぼす影響は明らかではない[3]．

2. 内分泌療法が凝固系に及ぼす影響とその機序

1）選択的エストロゲン受容体調節薬（SERM）

　凝固系への影響がもっとも知られている内分泌療法薬は，選択的エストロゲン受容体調節薬（selective estrogen receptor modulator：SERM）である．代表的な

第 4 章 ■ ホルモン関連症状

SERM であり乳がん治療に用いられるタモキシフェンは，凝固系を亢進し静脈血栓症のリスクを上昇させる．健常人を対象に，乳がんの発がん予防薬としてタモキシフェンとプラセボとを比較した臨床試験においては，タモキシフェン群の深部静脈血栓または肺塞栓症の頻度が 1,000 人年あたり 2.03〜2.92 であり，プラセボとの odds ratio（OR）は 1.89〜2.26 であった[4,5]．タモキシフェンが凝固能を亢進させる機序については明らかになっていないが，タモキシフェンがもつエストロゲン様作用が影響していると推測されている．

一方，動脈血栓症に関して，タモキシフェンは脳卒中のリスクを上昇，逆に心筋梗塞のリスクを低下させる方向に働く．後者は，タモキシフェンのもつエストロゲン様作用により LDL コレステロールが低下するためと説明されている．しかし，静脈血栓症に対する影響に比べ，これら動脈血栓症のリスクに対する影響は小さく，研究によって統計学的有意性は一貫しない．最近の Early Breast Cancer Trialists Collaborative Group（EBCTCG）の報告（20 試験，n＝21,457）でも，乳がん術後補助療法としてのタモキシフェンによる 15 年の脳卒中死亡のリスク増加および心原性死亡のリスク低下はいずれも 3/1,000 人であり，いずれも統計学的有意差に至っていない[6]．

2）黄体ホルモン製剤

転移・再発乳がんの三次以降の内分泌療法として黄体ホルモン製剤が用いられることがある．海外で行われた臨床試験では megestrol acetate（MA）がおもに用いられてきたが，本邦では未承認でありそのアナログ製剤である酢酸メドロキシプロゲステロン（medroxyprogesterone acetate：MPA）が使用される．また同剤は，進行高分化型子宮体がんの内分泌治療薬としては第 1 選択となる．

閉経後の健康女性を対象にした the Women's Health Initiative（WHI）の一部として，conjugated equine estrogen（CEE）0.625 mg または CEE 0.625 mg＋MPA 2.5 mg の心血管イベントの予防効果を問うた 2 つのプラセボ比較試験が行われた．その結果，CEE＋MPA 群ではプラセボ群に比して有意に冠動脈疾患，脳卒中，静脈塞栓症の頻度が高かったため，試験は早期中止となった．一方，CEE 群とプラセボ群の比較では，脳卒中のリスク上昇が CEE＋MPA と同等に観察されやはり試験は早期中止になった．しかし，冠動脈疾患リスクはむしろ低下する傾向にあり，静脈血栓症リスクは増加するものの有意差に至らなかった[1]．これらから，MPA はエストロゲンと独立して，静脈血栓症や冠動脈疾患のリスクを上昇させると考えられる．

3）その他の内分泌療法薬

　その他の内分泌療法薬としては，LH-RH アゴニスト，選択的エストロゲン受容体抑制薬であるフルベストラントがあり，いずれも乳がんの治療に用いられる．LH-RH アゴニストは，本邦ではゴセレリンまたはリュープロレリンがおもに用いられるが，いずれの添付文書にも血栓症が重大な副作用として記載されている．しかし，乳がんの術後補助療法としてこれらの薬と化学療法との比較試験が複数行われてきた中で，血栓症の頻度が高かったとの報告はされていない．したがって，LH-RH アゴニストの投与によりベースラインの血栓症リスクをどの程度上昇させるかは不明である．フルベストラントは，転移・再発乳がんを対象にアナストロゾールやエキセメスタンとの比較試験が行われたが，対象群に比して血栓症の頻度が上昇したとの報告はない．

3. がん患者における内分泌療法による凝固異常

1）がん患者におけるタモキシフェンと静脈血栓症

　乳がんの術後補助療法として，タモキシフェンを含むレジメンと，含まないレジメンを比較した NSABP による 13 の臨床試験の pooled analysis によると，タモキシフェン治療を受けた群の深部静脈血栓症の頻度は 1,000 人年あたり 4.80〜6.07 と，受けなかった群の 1.95〜2.85 よりも有意に高かった[7]．

　さらに転移・再発例では，担がん状態であることから，ベースラインのリスクを高く見積もる必要がある．乳がんや子宮がんでは，腫瘍が局所に留まる場合に比べて転移を有する例では，静脈血栓症のリスクが 5〜6 倍高いとされる[8]．転移・再発例では，治療期間が術後療法に比べて短いが，絶対リスクが高い分，タモキシフェンによるリスクの上乗せも大きい可能性を念頭におくべきである．実際，タモキシフェン治療を受けた転移・再発乳がん患者では，アロマターゼ阻害薬（aromatase inhibitor：AI）を受けた患者よりも静脈血栓症の頻度が高かったことが報告されている[9,10]．

2）トレミフェン vs. タモキシフェン

　トレミフェンはタモキシフェンと同じく SERM に分類される薬で，閉経後乳がんの治療に用いられる．術後補助療法と転移・再発治療のセッティングで，タモキシフェンとの比較試験が行われてきたが，いずれの試験においても，トレミフェン群とタモキシフェン群で，ほぼ同等の頻度で血栓症が観察されている[11〜14]．そのため，トレミフェンについてもタモキシフェンと同様の注意が払われるべきである．

第4章 ■ ホルモン関連症状

3) AI vs. タモキシフェン

閉経後乳がんの内分泌療法は，タモキシフェンに替わり AI が第1選択になっている．術後補助療法，転移・再発治療のいずれにおいても AI の効果は，おもにタモキシフェンとの比較試験を通じて示されたため，AI 自体がベースラインの血栓症リスクに与える影響は明らかではない．

術後補助療法として，タモキシフェンと AI またはタモキシフェンと AI の遂次的投与とを比較した7つの臨床試験のメタアナリシスの結果が報告されている[15]．静脈血栓症については，タモキシフェン群で 2.8%，AI で 1.6% の発症率（OR = 0.55，95% CI 0.46〜0.64，p < 0.001）であった．その他，脳血管病（脳卒中および一過性虚血）については両群間に差がなかったが，心血管病（心筋梗塞，狭心症，心不全）に関しては，AI 群がタモキシフェン群と遂次投与群を合わせた群に比べて有意に頻度が高かった（OR = 1.26，95% CI 1.10〜1.43，P < .001）[15]．心血管病に関する差は，AI が負の影響を与えるためであるのか，前述のタモキシフェンの冠動脈イベント抑制効果を反映するのか，現時点では明らかではない．

転移・再発乳がんを対象とした，タモキシフェンと AI の大規模な比較臨床試験は4つ報告されているが，そのうち2つの試験においては AI 群に比して，タモキシフェン群で静脈血栓症が高い傾向にあったと報告している（0.6% vs. 3.0%[9]；1.2% vs. 2.2%[10]）．

これらの結果から，AI 治療自体の凝固系への影響は必ずしも明らかではないが，少なくともタモキシフェン治療に比べて凝固系への影響は少ないと考えられる．

4) がん患者における黄体ホルモン製剤と血栓症

がん患者においては，黄体ホルモン製剤を含む大規模な臨床試験は少ないが，乳がんにおいては，MA と AI との比較試験が複数行われている．Dombernowsky らの試験では，進行乳がん患者 551 例を対象に，レトロゾール 2.5 mg 群，レトロゾール 0.5 mg 群，MA 160 mg が比較されたが，MA 群 189 例の内，5 例に血栓性静脈炎，血栓症，心筋梗塞，脳卒中，肺塞栓が起こったのに対し，レトロゾール群では2群を合わせても2例に過ぎなかった[16]．

高分化型子宮体がんに対しては，296 例を MPA 200 mg/day 群と 1,000 mg/day 群とに無作為化割り付けし比較した臨床試験の結果が報告されている．そこでは，併せて 14 例（5%）が血栓性静脈炎を経験し，そのうち6例は grade 3 以上であり，4 例（1.4%）が肺塞栓症を経験した[17]．

以上から，MA と MPA の違い，MPA のホルモン補充療法で用いられる量とがん治療に用いられる量の違いを考慮しても，MPA を用いる際には静脈血栓症と動脈

血栓症のリスク上昇を十分認識すべきであるといえる.

4. 内分泌療法中の凝固異常への対策

　内分泌療法開始前には,血栓症のベースラインリスクを評価する必要がある.血栓症が実際にある,あるいはその既往のある患者では MPA は禁忌と考えるべきである.MPA(ヒスロン H^{TM})の添付文書でも次のような患者では禁忌としている:①手術後 1 週間以内の患者,②脳卒中,心筋梗塞,血栓静脈炎等の血栓性疾患またはその既往歴のある患者,③動脈硬化症の患者,④心臓弁膜症,心房細動,心内膜炎,重篤な心不全等の心疾患のある患者,⑤ホルモン剤投与中(黄体ホルモン,卵胞ホルモン,副腎皮質ホルモン等)の患者.タモキシフェンについては,添付文書上の縛りはないものの,静脈血栓症の既往があり,そのリスクが取り除かれていない場合には,できる限り避けるのが妥当である.静脈血栓症の既往がない場合でも,高齢,PS 不良,血小板/白血球増多,貧血,中心静脈留置,肥満,喫煙,骨盤内手術の既往,などのリスクファクターをもつ場合はとくに注意が必要である.

　内分泌療法による血栓症を抗凝固療法で予防できるとのエビデンスはない.したがって,早期発見がきわめて重要であり,治療が始まった後には,詳細な問診,診察が重要となる.片側性の下肢浮腫,中心静脈カテーテルが留置されている場合には留置側上肢の浮腫,他に原因のない呼吸困難感,胸痛にはとくに注意を要する.また,患者教育も重要である.とくに,術後補助療法で用いる場合は,外来への受診頻度が低いため,上記のような症状が出現した際にはすぐに連絡をするように指導する.

　タモキシフェンに関連した静脈血栓症は,手術,骨折,長期臥床があげられるため,手術を予定する場合や,長時間の航空機での移動などの場合は,内服を数日前から中断することを考慮する.

5. 内分泌療法と血圧

　内分泌療法薬が血圧に及ぼす影響については必ずしも明らかではない.前述の健常人を対象とした,乳がんの発がん予防薬としてタモキシフェンとプラセボとを比較した大規模臨床試験においては,タモキシフェンによる高血圧のリスク上昇は報告されていない[4,5].乳がんの術後療法,転移・再発治療として,タモキシフェンと他の内分泌療法薬との比較試験が行われているが,血圧に関する報告は一貫してい

第4章 ■ ホルモン関連症状

ない．たとえば，術後療法としてエキセメスタン5年とタモキシフェン2～3年から
エキセメスタン2～3年にスイッチする治療を比較したTEAM試験においては，エ
キセメスタン群で高血圧の頻度が統計学的に有意に高かったのに対して[18]，転移・
再発の一次治療としてタモキシフェンとアナストロゾールを比較したTARGET試
験においては，むしろタモキシフェン群に高血圧の頻度が高かったと報告されてい
る[9]．したがって，乳がん，子宮体がんに用いられる内分泌療法に関する限り，薬
物有害反応としての血圧上昇については，過度の懸念は不要と思われる．しかし，
血圧の上昇は心血管イベントのリスクを上昇させるため，薬との因果関係の有無に
かかわらず適切にコントロールされるべきである．

まとめ

　血圧，凝固系はエストロゲンの影響を受けることが示唆され，閉経状態により高
血圧，血栓症のベースラインのリスクは変化しうる．さらに，担がん状態か否か，
体重，喫煙の有無，血球数，手術の既往の有無などによっても，リスクが変化する．
内分泌療法を選択する際には，これらのリスクを総合的に評価し，リスク・ベネ
フィット比を個々に評価していく必要がある．とくにSERM，MPAでは血栓症リ
スクの上昇が明らかであり，ベースラインのリスクが高い患者では，他剤での治療
を含め慎重に考慮すべきである．

（向原　徹）

文献

1) Anderson GL, Limacher M, Assaf AR, et al: Effects of conjugated equine estrogen in postmenopausal women with hysterectomy: the Women's Health Initiative randomized controlled trial. JAMA 291: 1701-1712, 2004

2) Simon T, Beau Yon de Jonage-Canonico M, Oger E, et al: Indicators of lifetime endogenous estrogen exposure and risk of venous thromboembolism. J Thromb Haemost 4: 71-76, 2006

3) Leuzzi C and Modena MG: Hypertension in postmenopausal women: pathophysiology and treatment. High Blood Press Cardiovasc Prev 18: 13-18, 2011

4) Fisher B, Costantino JP, Wickerham DL, et al: Tamoxifen for prevention of breast cancer: report of the National Surgical Adjuvant Breast and Bowel Project P-1 Study. J Natl Cancer Inst 90: 1371-1388, 1998

5) Cuzick J, Forbes J, Edwards R, et al: First results from the International Breast Cancer Intervention Study (IBIS-I): a randomised prevention trial. Lancet 360: 817-824, 2002

6) Davies C, Godwin J, Gray R, et al: Relevance of breast cancer hormone receptors and other factors to the efficacy of adjuvant tamoxifen: patient-level meta-analysis of randomised trials. Lancet 378: 771-784, 2011

7) McCaskill-Stevens W, Wilson J, Bryant J, et al: Contralateral breast cancer and thromboembolic events in African American women treated with tamoxifen. J Natl Cancer Inst 96: 1762-1769, 2004

9 血圧，凝固異常

8) Chew HK, Wun T, Harvey D, et al: Incidence of venous thromboembolism and its effect on survival among patients with common cancers. Arch Intern Med 166: 458-464, 2006

9) Bonneterre J, Thurlimann B, Robertson JF, et al: Anastrozole versus tamoxifen as first-line therapy for advanced breast cancer in 668 postmenopausal women: results of the Tamoxifen or Arimidex Randomized Group Efficacy and Tolerability study. J Clin Oncol 18: 3748-3757, 2000

10) Nabholtz JM, Buzdar A, Pollak M, et al: Anastrozole is superior to tamoxifen as first-line therapy for advanced breast cancer in postmenopausal women: results of a North American multicenter randomized trial. Arimidex Study Group. J Clin Oncol 18: 3758-3767, 2000

11) Hayes DF, Van Zyl JA, Hacking A, et al: Randomized comparison of tamoxifen and two separate doses of toremifene in postmenopausal patients with metastatic breast cancer. J Clin Oncol 13: 2556-2566, 1995

12) Pyrhonen S, Valavaara R, Modig H, et al: Comparison of toremifene and tamoxifen in post-menopausal patients with advanced breast cancer: a randomized double-blind, the 'nordic' phase III study. Br J Cancer 76: 270-277, 1997

13) Lewis JD, Chagpar AB, Shaughnessy EA, et al: Excellent outcomes with adjuvant toremifene or tamoxifen in early stage breast cancer. Cancer 116: 2307-2315, 2010

14) Pagani O, Gelber S, Price K, et al: Toremifene and tamoxifen are equally effective for early-stage breast cancer: first results of International Breast Cancer Study Group Trials 12-93 and 14-93. Ann Oncol 15: 1749-1759, 2004

15) Amir E, Seruga B, Niraula S, et al: Toxicity of adjuvant endocrine therapy in postmenopausal breast cancer patients: a systematic review and meta-analysis. J Natl Cancer Inst 103: 1299-1309, 2011

16) Dombernowsky P, Smith I, Falkson G, et al: Letrozole, a new oral aromatase inhibitor for advanced breast cancer: double-blind randomized trial showing a dose effect and improved efficacy and tolerability compared with megestrol acetate. J Clin Oncol 16: 453-461, 1998

17) Thigpen JT, Brady MF, Alvarez RD, et al: Oral medroxyprogesterone acetate in the treatment of advanced or recurrent endometrial carcinoma: a dose-response study by the Gynecologic Oncology Group. J Clin Oncol 17: 1736-1744, 1999

18) van de Velde CJ, Rea D, Seynaeve C, et al: Adjuvant tamoxifen and exemestane in early breast cancer (TEAM): a randomised phase 3 trial. Lancet 377: 321-331, 2011

第4章■ホルモン関連症状

10 皮膚の乾燥，脱毛

はじめに

　がんの薬物療法の進歩は目覚ましく，新規薬剤の開発に伴い新しいエビデンスが次々と創出され，従来の抗がん薬やホルモン療法（内分泌療法）に加え，分子標的薬も広く用いられるようになった．また，放射線治療と薬物療法を併用して行うことも，しばしばみられる．これらの治療に伴い表れる皮膚に関連する副作用は，日常生活を送るうえで苦痛と感じられることが多いため，治療継続のためにも十分な対応が必要とされている．本節では患者の QOL に影響を与える皮膚の乾燥と脱毛について，ホルモン療法との関連性をふまえて述べる．

1. 皮膚の乾燥

1) 皮膚の構造と働き

　皮膚は人間の臓器の中で最大の器官であり，体重の約 16 % を占める．生体のうちと外を分け，細菌・真菌・ウイルスなどの病原体や，紫外線，化学・物理的刺激から生体を保護するバリア機能が最大の役割である．また，免疫作用，外界からの物理的刺激に反応する知覚作用，汗などの分泌作用，体温の調節，ビタミン D の合成作用など，生命維持に必要なさまざまな役割を果たす．

　皮膚は外側から「表皮」「真皮」「皮下組織」の 3 層構造となっており，各層は固有の機能を有す．付属器として皮脂を分泌する「脂線」，汗を分泌する「汗腺」などがある．表皮は皮膚の 3 層構造のもっとも外側にあり，0.2 mm 程度の薄くて丈夫な層で皮膚膜に被われ，「角質層」「淡明層」「顆粒層」「有棘層」「基底層」の複数の層に分かれている（図 1）．表皮には，角化するケラチノサイトの他に，メラニンを作るメラノサイト，免疫を司る Langerhans 細胞，知覚に関するメルケル細胞などがある．表皮最下層の「基底層」のおもな構成細胞であるケラチノサイトは，細胞分裂により次々に新しい細胞を作りだし，最上層の「角質層」で剥がれ落ちる．このプロセスを角化（新陳代謝＝ターンオーバー）といい，正常に機能することで，表皮の厚さを一定に保つ．表皮の下の真皮には，真皮樹状細胞，T 細胞，肥満細胞，

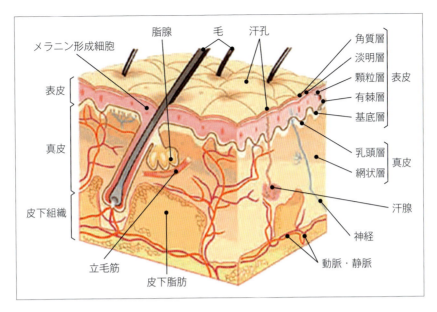

図1 皮膚の構造
[竹内修二:皮膚の構造.最新版家庭医学大全科,高久史麿,他（監修）,法研,東京,2004年より転載]

好酸球,好中球,血管,リンパ管,脂腺などの細胞が存在する.真皮の70%を占める繊維成分であるコラーゲン蛋白質と2%ほどのエラスチン線維により,皮膚は弾力性や強靱性を保っている.表皮におけるLangerhans細胞は高密度に分布しており,真皮には全末梢血中の約2倍ともいわれるT細胞が存在している.皮膚は人体最大の免疫臓器であり,多彩な免疫応答を誘導することが可能であるといわれている[1]．

2) 皮膚の乾燥

皮膚の一番外側の部分の硬いケラチン繊維からできている「角質層」の細胞と細胞の間では,角質細胞間脂質（セラミド類,遊離脂肪酸,コレステロール,コレステロールエステルなど複数の脂質で組成）が,水分を蓄える働きをしている.また,細胞内には天然保湿因子（natural moisturizing factor：NMF）があり,水分を取り込む働きをしている.この角質層の表面を覆い,水分の蒸発を防いでいるのが,皮脂と汗が混ざり合った「皮脂膜」である（図2）．皮脂膜・脂質・保湿因子のうちいずれかが,何らかの原因で減少したり壊れたりして,水分が抜けた状態の皮膚を乾燥肌という.皮膚の乾燥,角質水分量減少がさらに進み,粗造化した状態を,乾皮症＝皮脂欠乏症という.先天性の乾皮症のうち,色素性乾皮症では紫外線傷害の修復能に関与する遺伝子欠損に関係して起こり,先天性魚鱗癬は角化異常によって起

227

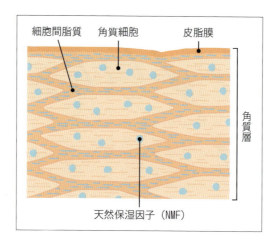

図2 角質層の構造

表1

保清	入浴やシャワーは熱いお湯を避ける．石鹸を泡立て，皮膚を摩擦しないよう泡で洗浄する．洗浄後は十分にすすぐ．
保湿	手洗い後や入浴直後，就寝前に保湿薬（白色ワセリン，ヘパリンや尿素含有の軟膏等）を十分量塗布*する．湿疹やそう痒，掻破が伴う場合は，保湿剤に加え，ステロイド外用薬の塗布や，抗アレルギー剤の内服を行う．
保護	室内の湿度を保つ．肌に刺激のある繊維の服は着用しない．

*人差し指先端から第一関節に伸ばした量（約0.5g）が手掌2枚分

こる．一方，後天性の乾皮症では加齢皮膚にもっとも顕著にあらわれる．加齢に伴う皮膚保湿能の低下（皮脂分泌や角質細胞間脂質の低下）に加え，脱脂習慣を伴うライフスタイル，生活住環境の低湿化なども原因としてあげられる．また，肌はホルモンバランスの変化により影響を受ける．女性ホルモンのエストロゲンの減少は，真皮層のコラーゲンやエラスチン，ヒアルロン酸の生成力や角質層の水分保持能力低下を招き，プロゲステロン減少は，皮脂腺による皮脂合成能を低下させる．他にも運動不足や不規則な生活は，ホルモンバランスの乱れを誘発する．長期のストレスは，角化周期の乱れを招き，角質層の水分量が減少することで乾燥肌を招く．乾燥肌を悪化させないためには，日常生活における保清，保湿，保護を中心としたスキンケアが大切である[2]（表1）．

2. 脱毛

脱毛は抗がん薬の副作用のなかでもっとも知られている副作用の1つである．頭

髪のみならず，眉毛，睫毛，鼻毛，体毛などにも影響が及び，身体的苦痛以上の心理的負荷が及ぶ場合もある．また，紫外線によるダメージも受けやすくなり，鼻や眼では，熱や寒気による粘膜症状を呈することもある．

1）脱毛のメカニズム

　毛は表皮から上の部分の「毛幹」，下の部分の「毛根」に分けられる（図3）．毛根部の先のふくらんだ部分が「毛球」で，この先端部にある毛乳頭が毛細血管から栄養を取り込み，毛を作る指示を毛母細胞に出すことで，毛母細胞が分裂し毛が成長する．毛母細胞は細胞分裂が非常に活発で，成長期（2〜6年），退行期（1〜2週間），休止期（3〜4カ月）の毛周期を繰り返す．毛周期は体の部位によって異なり，頭髪はその85〜90％が細胞分裂の活発な成長期にある．毛幹は，外側から内側に向かって毛表皮，毛皮質，毛髄質で構成されている．化学療法による脱毛は，毛皮質の分裂細胞の働きが阻害され，毛幹が細くなり根元で折れることや，毛根から抜け落ちたりすることにより，引き起こされると考えられている．化学療法による脱毛は可逆的であり，化学療法終了後3〜6カ月程度で発毛がみられる．脱毛の程度は，抗がん薬の種類や量によっても異なり，さらに同じ薬剤でも脱毛・発毛のスピードには個人差がある．ホルモン療法における脱毛の発現については，女性ホルモンの低下により毛周期が退行期，休止期に入るため，抜け毛や薄毛を招くと考えられる．

2）脱毛の予防法

　抗がん薬による脱毛については，現時点で有効な予防法は確立されていない．頭

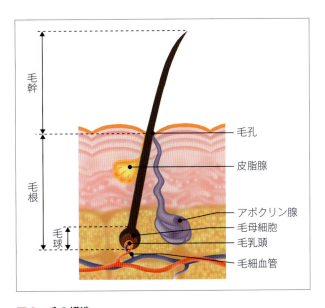

図3　毛の構造

第4章 ■ ホルモン関連症状

皮への血流を減少させることにより，毛母細胞への抗がん薬の影響を少なくしようという頭部冷却（ダンクールキャップ）法については，多数の臨床研究が実施され報告されている．頭部冷却自体は脱毛抑制効果があると考えられているが[3,4]，頭部冷却を行った 56 試験の 2,500 人の患者のうち，0.36％に頭皮への転移が生じており[5]，皮膚に転移しやすい血液悪性腫瘍では頭部冷却法を用いてはいけないと考えられている．脱毛を予防する薬剤についても研究が続けられているが，現在臨床で使用できる薬剤は認められていない[6]．

3）脱毛対策と毛髪ケア

育毛剤は成長期の毛髪がないと効果はなく，脱毛期には皮膚の刺激になるため使用は控える．マッサージも毛の成長期以降に実施する方が効果的である．治療前には，毛髪や爪は短く切り，ケアをしやすくしておく．脱毛期を乗り越えるアイテム（ウイッグ，帽子，バンダナなど）を用意し積極的に取り組み，心理的なストレスを最小限に食い止めることも大切である．脱毛中は，細菌の繁殖や皮脂による皮膚炎を起こさないよう頭皮と毛髪を清潔に保つ．洗髪は低刺激性の弱酸性シャンプーやリンスを使用し，こすらずに洗い，ぬるま湯で十分にすすぐ．洗髪後は頭皮を刺激しないようタオルに水分を吸収させるよう包み込み，ドライヤーは低温・弱風で使用し，できるだけ使用は控える．ブラシは目が粗く先が丸いものを用い，頭皮を刺激しないようにする．外出時はかつらや帽子を着用し，紫外線などの刺激から頭皮を守る．睫毛が抜けている場合は，サングラスなどでの保護，鼻毛が抜けている場合は，マスクで乾燥やほこりから守るなどの対策が必要である[7]．化学療法による脱毛は，終了後約 1 年程度で回復するが，毛質や太さの変化もみられることや，発毛の速度には個人差があるため，元の状態になるには 2 年程度かかる場合もある．

3. ホルモン療法（内分泌療法）に用いられる薬剤による皮膚障害と脱毛

皮膚や脱毛に関する添付文書中の副作用報告においては，薬剤別に発生頻度の差はなく 0.1〜5％未満の発現率であった．このうち，重篤な皮膚障害や皮膚筋炎，未回復の脱毛についての報告を紹介する．

1）皮膚障害

タモキシフェンとアナストロゾールでは皮膚粘膜眼症候群（Stevens-Johnson 症候群：SJS），レトロゾールでは中毒性表皮壊死症（toxic epidermal necrolysis：TEN）の報告がある．SJS，TEN 共にその発生はまれではあるが，いったん発症すると多臓器障害の合併症等により致命的な転帰をたどることもある．また皮膚症状が軽快

230

した後も眼や呼吸器官等に障害を残したりする．医薬品投与後に高熱を伴う発疹等が生じて SJS，TEN の発症が疑われる場合は，ただちに被疑薬の投与を中止し皮膚科の専門医との連携をとり処置にあたるべきである[8]．タモキシフェン，アナストロゾール，エキセメスタンでは術後補助療法および再発治療中に発生した皮膚血管炎の報告があり，症状の発現時期は 2 週間〜半年後と幅広い[9~12]．血管炎は免疫複合体が血管壁に沈着することにより組織障害を起こすアレルギー反応であり[13]，被疑薬の中止やステロイド薬の投与にて改善しているが，再開により再出現した報告もみられる[14]．タモキシフェン 4 年服用後に皮膚エリテマトーデスを発症した84歳の女性は，投与中止 2 カ月後に回復した[15]．発現機序は角化細胞表面の抗体合成と発現の促進に関連すると言われており，自己免疫的機序によって生ずる[16]．また，タモキシフェン 3 年服用後に晩発性皮膚ポルフィリン症（肝のウロポルフィリノーゲン脱水酵素活性低下による代謝異常）を発症した53歳の女性は，投与中止後 6 カ月後に尿ポルフィリンおよび肝酵素が正常化した後も，皮膚病変は治癒しなかった[17]．日光過敏症による露出部皮膚の色素沈着，水泡および肝障害を合併し，誘因としてアルコール，鉄過剰，およびエストロゲンなどの関与が推定されている[18]．NCIC MA17 trial においてレトロゾール投与 3 カ月後に結節性紅斑が発現した51歳の女性は，薬剤投与中止とステロイドにより回復した[19]．また，レトロゾール 1 年服用後に皮膚筋炎を発症した症例においては，TNFα の分泌の抑制による皮膚筋炎の誘発の可能性についても考察されている[20]．

2) 脱毛

タモキシフェン服用開始 3 カ月後にこめかみ部分に脱毛が発現した62歳の女性（高脂血症薬併用）は，中止後も未回復であった[21]．また，前頭部の髪の後退および広範な薄毛が発現した女性では，投与終了後においても脱毛は回復していない[22]．服用 3 カ月後に前頭部とうなじ部分に軽度の薄毛が発現した53歳女性では，13 カ月後に完全に脱毛したとの報告がある[23]．LH-RH とレトロゾール併用療法 6 カ月後に頭頂部分の脱毛が発現した37歳の女性は，ミノキシジルによる治療で回復している[24]．これらはアンドロゲンに関連した脱毛と考察されている．

まとめ

乳がんにおけるホルモン療法の副作用については，更年期症状による QOL の低下がよく知られているが，脱毛や皮膚障害においても，同様に注意が必要である．ホルモン薬服用中の皮膚の乾燥については，適切なスキンケアで重症化を防ぐこと

第4章■ホルモン関連症状

ができるため，情報の提供を行うことが大切である．また，重篤な皮膚障害については，統計的な発現率は低くとも，出現時の対策を十分に熟知することが重要である．

（奥山裕美）

文献

1) 椛島健二：皮膚免疫学．医学のあゆみ 242(10)：771-773，2012
2) 清原祥夫：分子標的薬による皮膚障害とその対策．臨床外科 67(7)：869-877，2012
3) Grevelman EG, Breed WP: Prevention of chemotherapy-induced hair loss by scalp cooling. AnnOncol 16: 352-358, 2005
4) Nangia J, Wang T, Osborne C, et al: Effect of a scalp cooling device on alopecia in women undergoing chemotherapy for breast cancer: the SCALP randomized clinical trial. JAMA 317: 596-605, 2017
5) Witman G, et al: Misuse of scalp hypothermia. Cancer Treat Rep 65: 507-508, 1981
6) 河野　勤：抗悪性腫瘍薬の副作用対策．Nippon Rinsho 67(suppl 1): 513-517, 2009
7) 清原祥夫：Q＆Aで綴るレジデント・ノート　抗がん剤による脱毛，ちゃんとまた生えてきますか？　どのぐらいたてば元通りになるのでしょうか？　大腸癌FRONTIER 5(3)：74-76，2012
8) 医薬品・医療機器等安全性情報 No.290 医薬品による重篤な皮膚障害について 2012年4月
9) Baptista MZ, Prieto VG, Chon S, et al: Tamoxifen-Related Vasculitis. Journal of Clinical Oncology 24: 3504-3505, 2006
10) Myrna Candelaria, Rafael Hurtado-Monroy, Pablo Vargas-Viveros, et al: Tamoxifen-associated vasculitis in a breast cancer patient. World Journal of Surgical Oncology 5: 9, 2007
11) Betto P, Gennari E, Germi L, et al: Tamoxifen and purpuric vasculitis: a case report. Jouranal of European Academy of Dermatology and Venereology 22: 745-775, 2008
12) Santoro S, Santini M, Pepe CA, et al: Aromatase inhibitor-induced skin adverse reaction: exemestane-related cutaneous Vasculitis. Jouranal of European Academy of Dermatology and Venereology 25: 596-598, 2011
13) 川名誠司：皮膚血管炎の発症機序．日皮会誌 101(13)：1489-1491，1991
14) Drago F, Arditi M, Rebora A, et al: Tamoxifen and Purpuric Vasculitis. Annals of Internal Medicine 112(12): 965-968, 1990
15) Fumal I, Danchin A, Cosserat F, et al: Subacute Cutaneous Lupus erythematosus Associated with Tamoxifen Therapy: Two Cases. Dermatology 210: 252-252, 2005
16) 吉益　隆，古川福実：薬剤性皮膚エリテマトーデスの発症機序．臨床免疫 43(2)：225-227，2005
17) Cruz MJ, Alves S, Baudrier T, et al: Porphyria cutanea tarda induced by tamoxifen. Dermatology Online Journal 16(9): 2, 2010
18) 堀江　裕，川崎寛中：晩発性皮膚ポルフィリン症の現況．肝臓 40(6)：337-341，1999
19) Jhaveri K, Halperin P, Shin SJ, et al: Erythema nodosum secondary to aromatase inhibitor use in breast cancer patients: case reports and review of the literature. Breast Cancer Res Treat 106: 315-318, 2007
20) 横田　聡，綾野雅宏，大谷稔男：乳癌患者へのレトロゾール投与後に生じた皮膚筋炎の1例．臨床皮膚科 63(12)：936-939，2009
21) Gateley CA, Bundred NJ: Alopecia and breast disease. British Medical Journal 314: 15, 1997
22) Ayoub JPM, Valero V, Hortobagyi GN: Tamoxifen-Induced Femal Androgetic Alopecia in a Patient with Breast cancer. Annals of Internal Medicine 126(9): 745-746, 1997
23) Puglisi F, Aprile G, Sobrero A: Tamoxifen-Induced Total Alopecia. Annals of Internal Medicine 134 (12): 1154-1155, 2001
24) Carlini P, Cosimo SD, Ferretti G, et al: Alopecia in a premenopausal breast cancer woman treated with letrozole and triptorelin. European Society for Medical Oncology 14: 1689-1692, 2003

11 角膜障害（ドライアイなど），白内障

はじめに

　近年，眼と女性ホルモンの関係が注目されるようになった．たとえば，涙の異常から眼の表面が乾燥し，視力低下を引き起こすドライアイも，その原因の1つとして女性ホルモンの関与が指摘されている．エストロゲンやアンドロゲン，プロゲステロンなど性ステロイドホルモンの受容体は，前眼部[1~4] から後眼部[5,6]，涙腺[7]，マイボーム腺[4,8,9] 等にまで広く存在すると言われており，そのためこれらのホルモン活性の変化は眼にさまざまな影響を及ぼす．女性は妊娠や出産，閉経，経口避妊薬の使用等，人生のさまざまな局面でホルモンの変化をきたし，その影響を受けることになる．また，近年急増している乳がんの治療においてホルモン療法（内分泌療法）は手術，化学療法，放射線療法と並ぶもっとも重要な柱の1つであり，その使用が長期にわたって必要になることもある．

　視機能というのは患者のQOLに多大な影響を及ぼす．それゆえ，ホルモン療法が眼に及ぼす影響を理解し，その作用に注意しながらホルモン治療を行うことが重要となってくる．

1. 女性ホルモンと眼[10,11]

　エストロゲン，アンドロゲン，プロゲステロンなど性ステロイドホルモンは，生殖組織への作用だけでなく眼組織においてもその構造や機能的活性に大きな影響を及ぼすことが明らかにされつつある[12~19]．前述したように，エストロゲンやアンドロゲン，プロゲステロンの受容体は前眼部から後眼部，涙腺，マイボーム腺等にまで広く存在し，眼を保護する役割等も担っていることがわかってきている．その働きは眼組織における蛋白質や脂質の合成と分泌，涙液層の保持，免疫能の亢進，房水流出路の確保や眼圧調節，血管の透過性などさまざまな機能に関与されていると言われている[12,13,19]．角膜においては，月経周期，妊娠期，閉経後に角膜形状が変化することが知られており[20~24]，これらの現象もステロイドホルモンとの関係が指摘されているが，これら生理作用の正確なメカニズムについてはまだ不明な部分が

第4章■ホルモン関連症状

多い.

　近年増加しているドライアイは女性に多くみられる．ドライアイとは涙液の分泌量の減少や，量は十分でも涙液の質が低下することによって，眼表面を潤す力が低下し，眼不快感や視機能の異常をきたしている状態であり，その病態によって涙液減少型と蒸発亢進型に大きく分類される．涙液減少型ドライアイのおもな原因であるシェーグレン症候群では，患者の90％以上が女性である．非シェーグレン型のドライアイは閉経後の女性，妊婦，経口避妊薬を使用している女性に多く認められる．これらの事実からわかるように，女性とドライアイは深い関係があると考えられている.

　以前はエストロゲンの急激な減少がドライアイの原因となるのではないかと推測されていたが，閉経後の女性は血清エストロゲンのレベルが低下しているのに対して，妊婦や経口避妊薬を使用している女性ではエストロゲンレベルは上昇している．また，ホルモン補充療法がドライアイに与える影響についての疫学調査では，エストロゲンのみのホルモン補充療法を受けている女性では，補充療法を受けていない女性に比べてドライアイのリスクが上昇することが報告されている[25]．すなわち，ドライアイの女性に共通するホルモンの状態が血清エストロゲンの減少ではなく，調べてみると実は血清アンドロゲンの減少であることがわかってきた．マイボーム腺は瞼板の内部に眼瞼縁に直角に並んで存在し，常に脂肪を分泌することで涙液表面の油層を形成し，涙液の蒸発や流出を防止している組織であるが，マイボーム腺はアンドロゲンによってその脂質産生が促進され，角化が抑制される．そのため，アンドロゲンが減少するとマイボーム腺機能不全を生じ，涙液層が不安定化して，涙液蒸発亢進型ドライアイを生じるのである.

　またエストロゲンはマイボーム腺においてはその脂質産生を低下させることがわかっている．そのためエストロゲンを投与すると涙液蒸発亢進型ドライアイが生じると考えられ，実際エストロゲン補充療法を受けている患者にドライアイやコンタクトレンズ不耐症が多いとも言われている[25]．皮脂腺に対するプロゲステロンの作用はいまだ明らかではないが，マイボーム腺にはプロゲステロン受容体もあり，エストロゲン＋プロゲステロンを用いたホルモン補充療法ではドライアイの症状を有意に減少させるという報告もある[25]．これよりプロゲステロンはマイボーム腺に対して分泌亢進作用を有している可能性もある.

　前述したように，以前はドライアイ患者の多くが女性であることから，エストロゲンが鍵ではないかと考えられ多くの研究がなされてきたが，このように必ずしもエストロゲンの低下がドライアイを引き起こすわけではなく，さまざまなホルモン

11 角膜障害（ドライアイなど），白内障

が相互的に作用した結果生じるものである．また，エストロゲンの涙腺に対する作用はいまだ明らかではない．

　他の眼疾患とエストロゲンの関連を示すものとして，緑内障や眼圧とエストロゲンとの関係に関する報告がある．閉経後の女性は眼圧が高い[26]，早期閉経は緑内障のリスクファクターとなる[27]，閉経後の女性にエストロゲン補充を行うことで眼圧が下がる[28~31]など，エストロゲンが房水流出等の眼圧調整や視神経保護に何らかの影響を及ぼしていると考えられており，その解明が進められている．

　網膜に関してはエストロゲンの減少は網膜硝子体間の牽引を強め，その結果黄斑円孔や後部硝子体剥離を引き起こすという報告もある[32~35]．その他にもエストロゲンは網膜の血流を増加させるという報告や[36]，閉経後のホルモン補充療法は加齢黄斑変性症のリスクを低下させるといった報告もあり[37]，近年網膜疾患との関連も注目されている．

2. がん治療と白内障[11]

　白内障は，正常では透明な臓器である水晶体が，何らかの原因によりその一部，または全体に混濁をきたした状態をいう．白内障は，加齢によるもの以外にも外傷，糖尿病など全身疾患に伴うもの，薬剤，放射線等さまざまな原因により引き起こされるが，その1つとして女性ホルモンとの関係も指摘されている．

　女性は男性と比較して，加齢に伴い白内障がより進行しやすく[38~40]，とくに閉経後にその兆候がみられるという報告がある[38]．閉経が遅い方が水晶体の核硬化が進行しにくく，ホルモン補充療法を行った女性は核白内障が少なかった[38]，またホルモン補充療法を行った女性は皮質白内障や後嚢下白内障が少なかったという報告[41]もある．これらの既報告より，エストロゲンは水晶体の混濁に対して保護的な役割を果たしているのではないかと指摘されている[42]．

　前述したように，近年急増している乳がんの治療においてホルモン療法は手術，化学療法，放射線療法と並ぶ，非常に重要な柱の1つである．選択的エストロゲン受容体調節薬（SERM）であるタモキシフェンは，ホルモン受容体陽性の乳がん治療に対してよく用いられる抗エストロゲン作用をもつ薬剤で，再発予防だけではなく，乳がん非罹患者での乳がん予防にも有効であることがいくつかの研究より確認されているが，白内障との関連が以前より問題視されている[43,44]．

　タモキシフェンの代表的な研究に，1998年に行われた NSABP P-1 Study[45] がある．これは年齢，乳がんの家族歴，初産年齢，乳房生検の回数，異形成，初潮年齢，

235

第4章 ■ ホルモン関連症状

人種から累積罹患率を推定するゲイルモデルにより，5年間の乳がん累積罹患率が1.66％以上ある者を対象とした大規模無作為化試験で，タモキシフェン群とプラセボ群にほぼ同数が割りつけられ，その効果や有害作用等につき検討が行われた．この研究により，タモキシフェン群での白内障の罹患率が2.0％から2.2％に上昇したという結果が得られた．また，タモキシフェンと，タモキフェンと同様に抗エストロゲン作用をもつ薬剤であるラロキシフェンの二重盲検無作為割付試験 NSABP Study of Tamoxifen and Raloxifen（STAR）P-2[46] では，ラロキシフェンの乳がん予防効果はタモキシフェンと同等で，子宮内膜がん，血栓症，白内障の発生率はタモキシフェンより低いことが示された．

　タモキシフェンが白内障を引き起こすメカニズムにはさまざまな仮説が存在する．タモキシフェンが水晶体線維細胞における塩素イオンチャンネルをブロックしてしまうことにより白内障が引き起こされるという説[47] や，エストロゲン代謝酵素やその遺伝子型との関連を指摘するもの[48] などがあるがその詳細は不明である．

　また，タモキシフェンにより引き起こされる白内障は後嚢下白内障が多いという報告もあり[49]，後嚢下白内障は他のタイプの白内障に比べ視力障害を起こしやすいためその後の定期的な観察と，必要に応じて手術療法等の対処が必要であると思われる．タモキシフェンの眼に関する他の副作用として，網膜症，視神経炎，角膜症等の報告もみられる[50~53]．

　他のホルモン療法としてアロマターゼ阻害薬（AIs）がある．これはエストロゲンの合成を阻害する作用をもつ薬剤で，閉経後の乳がん患者に用いられる．眼に対する副作用は，網膜出血[54]，網膜硝子体間牽引の増強[55]，ドライアイ[56,57] などの報告がなされているが，その数はまだ少ない．

まとめ

　女性は妊娠や出産，閉経等，人生のさまざまな局面でホルモンバランスが大きく変化するが，眼には多数の性ステロイドホルモンの受容体が存在し，ホルモン活性の変化は眼にさまざまな影響を及ぼす．また，近年急増している乳がんの治療においてもホルモン療法は重要な柱の1つである．乳がん治療は近年ますます発展を遂げているが，依然として長期にわたるホルモン療法を受ける人が多い．とくにタモキシフェンは AIs の副作用が強い患者や，男性の乳がん患者等にもこれからも長く使い続けられると思われる薬剤である．タモキシフェンの副作用として，白内障リスクの増加が指摘されているが，その他にも網膜症，視神経炎，角膜症等の報告も

あり，注意が必要である．

　これらホルモン治療により引き起こされる眼への副作用や眼疾患は，患者の視機能やQOLに大きな影響を与え，その結果乳がん治療の継続が困難になる可能性も考えられるが，日本国内での症例報告はまだ少なく，患者や医師の認識が薄いのが現状である．しかしながら，それにより眼科受診の時期が遅れたり，疾患が見逃されたりするようなことがあってはならない．乳がん等の疾患で長期のホルモン治療を行う場合は，眼痛，羞明，視力低下，飛蚊症など眼に関する症状の変化等を患者に確認し，症状がある時は必要に応じて眼科を定期的に受診してもらい，主治医間で密に連携を取りながら早期に疾患を発見して対処していくことが重要であると思われる．今後さらなる詳細な研究によりホルモンや薬剤と眼との関係，視機能に与える影響を解明していくことが望まれる．

（輿水純子，大越貴志子）

文献

1) Cammarata PR, Chu S, Moor A, Wang Z, Yang SH, et al: Subcellular distribution of native estrogen receptor alphaand beta subtypes in cultured human lens epithelial cells. Exp Eye Res 78: 861-871, 2004
2) Suzuki T, Kinoshita Y, Tachibana M, et al: Expression of sex steroid hormone receptors in human cornea. Curr Eye Res 22: 28-33, 2001
3) Spelsberg H, Klueppel M, Reinhard T, et al: Detection of oestrogen receptors (ER) alpha and beta in conjunctiva, lacrimal gland, and tarsal plates. Eye 18: 729-733, 2004
4) Wickham LA, Gao J, Toda I, et al: Identification of androgen, estrogen and progesterone receptor mRNAs in the eye. Acta Ophthalmol Scand 78: 146-153, 2000
5) Marin-Castano ME, Elliot SJ, Potier M, et al: Regulation of estrogen receptors and MMP-2 expression by estrogens in human retinal pigment epithelium. Invest Ophthalmol Vis Sci 44: 50-59, 2003
6) Munaut C, Lambert V, Noel A, et al: Presence of oestrogen receptor type beta in human retina. Br J Ophthalmol 85: 877-882, 2001
7) Sullivan DA: Tearful relationships? Sex, hormones, the lacrimal gland, and aqueous-deficient dry eye. Ocul Surf 2: 92-123, 2004
8) Auw-Haedrich C, Feltgen N: Estrogen receptor expression in meibomian glands and its correlation with age and dry-eye parameters. Graefes Arch Clin Exp Ophthalmol 241: 705-709, 2003
9) Esmaeli B, Harvey JT, Hewlett B: Immunohistochemical evidence for estrogen receptors in meibomian glands. Ophthalmology 107: 180-184, 2000
10) 鈴木智：マイボーム腺への性ホルモンの影響．あたらしい眼科 28(8)：1099-1102，2011
11) Eisner A, Luoh SW: Breast cancer medications and vision: effects of treatments for early-stage disease. Curr Eye Res 36(10): 867-885, 2011
12) Sullivan DA, Rocha EM, Ullman MD, et al: Androgen regulation of The Meibomian gland. Adv Exp Med Biol 438: 327-331,1998
13) Kambert BW: The effects / of progestins and estrogens on the permeability of the lens. Arch Ophthalmol 80: 230-234, 1968
14) Knepper PA, Collins JA, Frederick R: Effect of Dexamethasone, progesterone, and testosterone on IOP and GAGs in the rabbit eye. Lnvest Ophthalmol Vis Sci 26: 1093-1100, 1985
15) Haffner SM, Klein R, Dunn JF, et al: Increased testosterone in type 1 diabetics with severe retinopathy. Ophthalmology 97: 1270-1274, 1990

第 4 章 ■ ホルモン関連症状

16) Hitawari S: Protein anabolic steroids in ophthalmology. Ber Dtsch Ophthal Ges 65: 424-426, 1963

17) Tsai TH, Scheving LE, Scheving LA, et al: Sex differences in circadian rhythms of several variables in lymphoreticular organs, liver, kidney, and corneal epithelium in adult CD 2 Fi mice. Anat Rec 211: 263-270, 1985

18) Saruya S: Studies on allergic conjunctivitis. Effect of castration and sex hormone administration on experimental allergic conjunctivitis. Acta Soc Ophthalmol Japonicae 72: 833-845, 1968

19) Schumacher H, Machemer R: Experimental investigations on the treatment of cortisone lesions of the cornea. Clin Monatsbl Augenheilkd 148: 121-126, 1966

20) Guttridge NM: Changes in ocular and visual variables during the menstrual cycle. Ophthalmic Physiol Opt 14: 38-48, 1994

21) Kiely PM, Carney LG, Smith G: Menstrual cycle variations of corneal topography and thickness. Am J Optom Physiol Opt 60: 822-829, 1983

22) Imafidon CO, lmafidon JE: Contact lenses in pregnancy. Br J Obstet Gynecol 99: 865-868, 1992

23) Park SB, Lindahl KJ, Temnycky GO, et al: The effect of pregnancy on corneal curvature. CLAO J 18: 256-259, 1992

24) Sorrentino C, Affinito P, Mattace RF, et al: Effect of hormone replacement therapy on postmenopausal ocular function. Minerva Ginecol 50: 19-24, 1998

25) Schaumberg DA, Buring JE, Sullivan DA, et al: Hormone replacement therapy and dry eye syndrome. JAMA 286: 2114-2119, 2001

26) Qureshi IA: Intraocular pressure: association with menstrual cycle, pregnancy and menopause in apparently healthy women. Chin J Physiol 38: 229-234, 1995

27) Hulsman CA, Westendorp IC, Ramrattan RS, et al: Is open-angle glaucoma associated with early menopause? The Rotterdam Study. Am J Epidemiol 154: 138-144, 2001

28) Uncu G, Avci R, Uncu Y, et al: The effects of different hormone replacement therapy regimens on tear function, intraocular pressure and lens opacity. Gynecol Endocrinol 22: 501-505, 2006

29) Altintas O, Caglar Y, Yuksel N, et al: The effects of menopause and hormone replacement therapy on quality and quantity of tear, intraocular pressure and ocular blood flow. Ophthalmologica 218: 120-129, 2004

30) Affinito P, Di Spiezio Sardo A, Di Carlo C, et al: Effects of hormone replacement therapy on ocular function in postmenopause. Menopause 10: 482-487, 2003

31) Sator MO, Joura EA, Frigo P, et al: Hormone replacement therapy and intraocular pressure. Maturitas 28: 55-58, 1997

32) Chuo JY, Lee TY, Hollands H, et al: Risk factors for posterior vitreous detachment: a case-control study. Am J Ophthalmol 142: 931-937, 2006

33) Evans JR, Schwartz SD, McHugh JD, et al: Systemic risk factors for idiopathic macular holes: a case-control study. Eye 12(Pt 2): 256-259, 1998

34) Johnson MW: Perifoveal vitreous detachment and its macular complications. Trans Am Ophthalmol 103: 537-567, 2005

35) Smiddy WE, Flynn HW Jr: Pathogenesis of macular holes and therapeutic implications. Am J Ophthalmol 137: 525-537, 2004

36) Deschênes MC, Descovich D, Moreau M, et al: Postmenopausal hormone therapy increases retinal blood flow and protects the retinal nerve fiber layer. Invest Ophthalmol Vis Sci 51(5): 2587-2600, 2010

37) Smith W, Mitchell P, Wang JJ: Gender, oestrogen, hormone replacement and age-related macular degeneration: Results from the Blue Mountains Eye Study. Aust N Z J Ophthalmol 25: 13-15, 1997

38) Klein BE, Klein R, Ritter LL: Is there evidence of an estrogen effect on age related lens opacities? The Beaver Dam Eye Study. Arch Ophthalmol 112: 85-91, 1994

39) Freeman EE, Munoz B, Schein OD, et al: Hormone replacement therapy and lens opacities: the Salisbury Eye Evaluation project. Arch Ophthalmol 119: 1687-1692, 2001

40) Klein BE, Klein R, Lee KE: Incidence of age-related cataract: the Beaver Dam Eye Study. Arch Ophthalmol 116: 219-225, 1998

41) Cumming RG, Mitchell P: Hormone replacement therapy reproductive factors, and cataract. The Blue Mountains Eye Study. Am J Epidemiol 145: 242-249, 1997

42) Benitez del Castillo JM, del Rio T, Garcia-Sanchez J: Effect of estrogen use on lens transmittance in postmenopausal women. Ophthalmology 104: 970-973, 1997

43) Harding JJ: Estrogens and cataract. Arch Ophthalmol 112: 1511, 1994

11 角膜障害（ドライアイなど），白内障

44) Gail MH, Costantino JP, Bryant J, Croyle R, et al: Weighing the risks and benefits of tamoxifen treatment for preventing breast cancer. J Natl Cancer Inst 91: 1829-1846, 1999

45) Fisher B, Costandno JP, Wickerham DL, et al: Tamoxifen for the prevention of breast cancer: current status of the National Surgical Adjuvant Breast and Bowel Project P-1 study. J Natl Cancer Inst 97: 1652-1662, 2005

46) Vogel VG, Costantino JP, wickerham DL, et al: Effects of tamoxifen vs raloxifene on the risk of developing invasive breast cancer and other disease outcomes: the NSABP Study of Tamoxifen and Raloxifene(STAR)P-2 trial. JAMA 295: 2727-2741, 2006

47) Varverde MA, Mintenig GM, Sepulveda FV: Differential effects of tamoxifen and I-on three distinguishable chloride currents in T84 intestinal cells. Pflugers Arch 425: 552-554, 1993

48) Lee SM, Tseng LM, Li AF, et al: Polymorphism of estrogen metabolism genes and cataract. Med Hypotheses 63(3): 494-497, 2004

49) Gorin MB, Day R, Costantino JP, Fisher B, et al: Long-term tamoxifen citrate use and potential ocular toxicity. Am J Ophthalmol 125(4): 493-501, 1998

50) 岡本敬子，賀島　誠，美馬　彩：タモキシフェン網膜症の1例．臨眼 58：987-990，2004

51) Nayfield SG, Gorin M: Tamoxifen-associated eye disease. A review. J Clin Oncol 14: 1018-1026, 1996

52) Tang R, Shields J, Schiffman J, et al: Retinal changes associated with tamoxifen treatment for breast canser. Eye 11: 295-297, 1997

53) Therssen R, Jasen E, Leys A: Screening for tamoxifen ocular toxicity. A prospective study. Eur J Ophthalmol 5: 230-234, 1995

54) Eisner A, Falardeau J, Toomey MD, et al: Retinal hemorrhages in anastrozole users. Optom Vis Sci 85: 301-308, 2008

55) Eisner A, Thielman EJ, Falardeau J, Vetto JT: Vitreo-retinal traction and anastrozole use. Breast Cancer Res Treat 117: 9-16, 2009

56) Laroche M, Borg S, Lassoued S, et al: Joint pain with aromatase inhibitors: Abnormal frequency of Sjogren's syndrome. J Rheumatol 34: 2259-2263, 2007

57) Turaka K, Nottage JM, Hammersmith KM, et al: Dry eye syndrome in aromatase inhibitor users. Clin Experiment Ophthalmol 41(3): 239-243, 2013

ラーニングポイント

■ **薬剤師の立場から**

　ホルモン関連症状である骨量減少，ホットフラッシュ，関節痛・筋肉痛，脂質代謝，凝固異常などの発現機序を理解することで，これらへの対処薬の処方背景や患者の状況の把握が的確かつ容易となる．また，女性ホルモンとアルツハイマーやうつとの関係，乳がん患者や婦人科がん患者におけるうつの要因を知ることは，患者背景の把握や患者への薬剤説明において重要である．なおタモキシフェン投与患者でのホットフラッシュやうつ症状に対して選択的セロトニン再取り込み阻害薬を投与する場合，CYP2D6阻害薬のパロキセチン以外を使用すべきことは当然の知識として知っておきたい．

〔今村知世〕

■ **看護師の立場から**

　本章は，不妊症看護のように看護が確立されている領域から，女性ホルモンと認知機能への影響のようにほとんど発展していない領域まで多岐にわたる症状に関して，その症状の機序や治療内容が網羅されている．おもな症状に対して，看護の立場からの見解を述べる．

　不妊治療は社会の需要の高まりとともに近年急速に発展してきた．本章で記されている治療法に関する医学的基礎知識は，不妊治療を行う女性の支援において基盤となる知識として重要である．一方，不妊治療を行う女性は，治療することに後ろめたさ，治療法による心身への苦痛，妊娠への期待と不安，周囲のプレッシャー，経済的問題など，多様なストレスを抱くことが多い．不妊症看護では，その治療に関するケアとともに，このような複雑な心境をふまえ，治療とともに適切な精神的ケアを提供することが重要である．

　骨粗鬆症については，診断・治療や生活指導に至るまで具体的知識が記述されている．骨粗鬆症は予防的ケアが重要であり，乳がん，早期閉経，更年期障害，卵巣摘出術後などの患者の看護において，タイミングを逃さず，生活指導や治療の教育的ケアをする必要がある．

　ホットフラッシュに代表される更年期症状は不定愁訴ともいわれ，その不確かさに伴う医療の難しさがある．また，生活上の要因やストレスの関連が，その複雑さを増幅させている．このような更

第4章 ホルモン関連症状

年期医療では，医療チームによる包括的ケアが重要となる．看護師による生活指導やメンタルケアにより改善がはかられることもあり，更年期医療に携わる看護師にとって重要な知識である．

アロマターゼ阻害薬の治療継続では，関節痛のコントロールがその鍵を握るとも考えられ，関節痛コントロールの支援は重要である．関節痛の発症に関連する要因は多様であり，看護師には適切に判断するためのアセスメント能力や，乳がん患者のセルフケア能力を高める支援が求められる．アロマターゼ阻害薬治療中は，看護師の関与が希薄となる傾向にあるが，この時期の看護をエビデンスに基づき発展する必要がある．

乳がんや婦人科がん患者は女性ホルモンの影響もあり，うつ症状や適応障害へ移行しやすい傾向がある．重症化を防ぐため，早期から兆候を見逃さず，タイムリーにメンタルサポートを提供することが求められる．患者の身近な存在であり継続的な支援を提供しやすい看護師は，患者の心理社会的背景要因を把握しながら，傾聴を基盤としたこころのケアにより，精神症状の予防的介入を行うことが大切である．そして，心理状況の適切な判断を行い，専門家介入の必要性をアセスメントすることなどが求められる．本章では，それらの実践の基盤となる知識やケアの方向性が示されている．

泌尿生殖器系症状は患者が訴えにくく，顕在化しにくい症状の1つである．しかし，便秘，下痢，排尿困難，帯下などの苦痛・苦悩を抱く患者は少なくなく，さらにこれらの症状は生活への支障やセクシュアリティへの影響もある．発症機序を理解し，医療者からのタイムリーな意図的関わりが重要であり，同性の看護師からの問いかけは，これらの症状を訴えやすくし，支援を求めやすいと考える．

（飯岡由紀子）

第5章
女性がん患者支援のための
チームアプローチ

第5章 ■ 女性がん患者支援のためのチームアプローチ

1 はじめに

　本書は女性がん患者の女性ホルモンに関連したさまざまな苦痛をチームで支援することを目的としている.

　第1章では女性特有のホルモン環境に関する正常の過程，第2章では女性ホルモンとがんとの関連，さらに第3章～第4章では，女性ホルモンの低下を促進するがん治療とそれに伴って起こり得るさまざまな身体症状について学んだ．女性ホルモン低下に伴う身体症状は，治療アドヒアランス，ひいては治療効果にまで影響する可能性があり，看護・薬剤師の視点からは，起こりうる症状についての適切な情報の提供と，患者支援のための教育・心理的介入の必要性が指摘されている.

　一方，女性ホルモンの低下は，単純な身体的な苦痛だけでなく，性機能の低下などを通して間接的に心理・社会的な苦痛をもたらし得る．したがって患者の視点に立つと，単なる身体症状の管理だけでなく，女性ホルモン低下の直接的・間接的な影響に伴う心理・社会的なニーズへの対応を含めた，より幅広く柔軟な対応が必要となる．その際，心理・社会的支援のニーズが生じる可能性について，必ずしも患者自身が自覚しているとは限らず，状況によっては医療側が患者の潜在的ニーズに踏み込み，患者の認知を促すことも必要となる.

　「チーム医療」の概念に基づくと[1]，患者満足度の高いホルモンマネジメントとは，エビデンスにもとづく医療の提供する一方向の医療ではなく，双方向のコミュニケーションにより患者自身の治療参加と自己決定を支援するような医療であると考えることができる．本章では，ホルモンマネジメントにおいてチーム医療の概念をより発展的にとらえ，看護師・薬剤師からの視点に加え，セクシュアリティ，生殖医療，外見，スピリチュアリティの専門家に，それぞれの立場からの患者支援の可能性について論じていただいた.

（清水千佳子）

文献

1) Ueno NT, Ito TD, Grigsby RK, et al: ABC conceptual model of effective multidisciplinary cancer care. Nat Rev Clin Oncol 7: 544-547, 2010

2 看護支援 —婦人科がん・乳がんの術後の問題—

2　看護支援 —婦人科がん・乳がんの術後の問題—

はじめに

　がん患者は，初期治療期間中は治療に専念し，治療の完遂や成功が大きな目標となる．しかし，この目標に到達する過程や，到達した後にさまざまな苦痛や苦悩を抱き，生活に支障をきたしていることも少なくない．婦人科がん・乳がん患者では，がん治療に起因する機能障害や後遺症（生殖能力障害，排尿障害，リンパ浮腫，腸管運動障害，更年期障害，セクシュアリティへの影響など），再発・転移の不安や今後の人生に対する不安，家族関係や役割遂行に伴う対人関係の問題，就労や経済的な問題など，多様な課題と向き合うこととなる．婦人科がん・乳がんの治療成績は著しく向上し，病とともに人生を送る時間が延長した状況において，術後の療養生活を支援するケアの重要性は高まっている．つまり，がん治療に起因する機能障害や後遺症をふまえながら，心理社会的側面への対応を含め，治療と生活の両立やQOL向上のためのケアを提供することが重要である．この包括的な見解から医療を提供するうえでは，看護が重要な役割を担っている．同時に，医師や薬剤師や医療ソーシャルワーカーなどとの連携を重視したチーム医療が非常に重要である．本節では，術後のおもな問題とそれに対する対処を提示した．

1.　婦人科がん・乳がん術後のリンパ浮腫

　リンパ浮腫とは，手術によるリンパ節郭清や放射線治療などにより，リンパ管に障害が生じ，リンパ液の吸収・運搬・排除する能力が低下することにより，皮下組織内に組織間液が過剰にたまる状態をいう．判定基準にばらつきがあるが，発生率は下肢で 10〜18%[1〜3]，上肢で 10〜60%[4〜6] と報告されている．リンパ浮腫は，術後の QOL に大きな影響をもたらす合併症といえる．

1）リンパ浮腫の診断とアセスメント

　まずは医学的アセスメントによりリンパ浮腫の診断と原因を特定し，その他の原因（腎機能障害，うっ血性心不全，急性深部静脈血栓症など）を除外する必要がある[7]．リンパ浮腫のアセスメントは，定期的な経過観察を通じて専門的な訓練を受

245

第5章 ■ 女性がん患者支援のためのチームアプローチ

表1 病期分類（国際リンパ学会）

0期	リンパ液輸送が障害されているが，浮腫が明らかでない潜在性または無症候性の病態．
I期	比較的蛋白成分が多い組織間液が貯留しているが，まだ初期であり，四肢を挙げることにより治まる．圧痕がみられることもある．
II期	四肢の挙上だけではほとんど組織の腫脹が改善しなくなり，圧痕がはっきりする．
II期後期	組織の線維化がみられ，圧痕がみられなくなる．
III期	圧痕がみられないリンパ液うっ滞性象皮病のほか，アカントーシス（表皮肥厚），脂肪沈着などの皮膚変化がみられるようになる．

［リンパ浮腫診療ガイドライン　2014年度版．日本リンパ浮腫研究会（編），金原出版，東京，2014，p.3 表2 病期分類（国際リンパ学会）より引用］

表2 片側性リンパ浮腫の重症度分類（国際リンパ学会）

軽　度	20％未満の浮腫
中等度	20〜40％の浮腫
重　度	40％を超える浮腫

［リンパ浮腫診療ガイドライン　2014年度版．日本リンパ浮腫研究会（編），金原出版，東京，2014，p.3 表3 片側性リンパ浮腫の重症度分類（国際リンパ学会）より引用］

けた者によってステージや重症度が評価される（**表1,2**）．重症度の評価には，関連する要因（皮下組織の変化，運動と機能など）を評価し，上肢・下肢の周径の測定，体重計測，皮膚状態，疼痛状態などもアセスメントする必要がある[7]．

2）リンパ浮腫へのケア

　リンパ浮腫は発症させないための予防的ケアが重要であり，発症後は悪化予防のための早期ケアが大切となる．リンパ節郭清後は，リンパ浮腫予防のセルフケア指導が基本となる．早期発見できるように生じやすい症状（皮膚をつまんだ時にしわが寄りにくい，腫れ，だるさ，重さ，皮膚色の変化，痛み，しびれなど）と，観察方法を指導する[8]．また，スキンケア（皮膚の清潔を保つ，皮膚の乾燥を防ぐなど）を促す．さらに，剃刀の使用を避ける，日焼け対策をする，虫刺されや傷に注意する，激しい運動は避ける，締め付ける衣服は避けるなどの日常生活上の留意事項を指導することも重要となる．そして，蜂窩織炎の初期症状を指導し，症状出現時には早期受診するよう伝えることが大切である．リンパ浮腫の管理には，リンパドレナージ，圧迫療法，運動，スキンケアなどを用いた複合的アプローチが重要となる[7]．リンパドレナージは用手的に腕や足にたまったリンパ液を正常に機能するリンパ節へと誘導するマッサージである．圧迫療法は，弾性着衣や弾性包帯を用いて行い，皮下組織内の圧力を高めて毛細血管からの漏れ出しやリンパ液貯留を防ぐ効果がある．これらはいずれも専門的な知識や技術をもつ医療者や専門機関の指導に

従って行うよう指導する.

2. 婦人科がん術後の排泄障害

広汎子宮全摘術の基靭帯切断時には骨盤神経叢を傷つける可能性が高く,それにより排尿障害を起こす場合があり,30～50％に排尿障害が生じると報告されている[9].骨盤神経叢の損傷度によって排尿障害の程度に差が生じるが,膀胱粘膜の浮腫,膀胱や尿道の位置や角度の変化,疼痛で腹圧がかけられないことも影響する.この排尿障害は,神経因性膀胱に分類され,膀胱収縮力の低下による排尿困難や尿閉があり,尿意の低下・消失を認めることもある.排尿障害の改善は,残存している神経が排尿機能を代償するようになるが,個人差があり年単位になる場合もある.

術後の尿道カテーテル抜去後には,残尿測定器や超音波を用いて残尿量を測定するが,大量の残尿を認める場合には,尿路感染症予防や腎機能保護,排尿機能の回復を目的に,清潔間欠導尿法（clean intermittent catheterization：CIC）による排尿管理を導入する.患者は術後の回復過程にあり,さまざまな不安を抱える中,当然の行為だった排尿がうまくできないことに衝撃を受けることとなる.さらに,CICの導入になればその苦痛はさらに著しくなる.CICの手技習得やセルフケアの確立は重要であるが,患者の心理状態の丁寧なアセスメントと,それに合わせた支援を行うことが大切である.その他,この排尿障害に対してエビデンスに基づいたケアは立証されていない[10].排尿をサポートする時に行われることが多い手圧・腹圧排尿は,内尿道口の筋失調を伴う場合には禁忌とされていたり[11],膀胱の不必要な伸展と収縮力の低下,膀胱尿管逆流を起こすと指摘され[12,13],実態調査でも尿路感染症や失禁を引き起こすことが報告されている[14].また,多飲は,感染の原因となり,骨盤底筋運動は神経因性膀胱には無効であること,腹式呼吸なども病理生理学的見地や先行研究から適切か否か説明がつかないことが指摘されている[15].したがって,排尿障害に対してCICの他には尿意が弱い場合や尿意がなくても3～4時間毎にトイレに行く,排尿時に下腹部を強く抑えない,水分摂取を1日1.5l程度として多飲を避けるなどの指導を行うことが重要となる.

3. 婦人科がん・乳がん術後の苦悩

術後の患者は,徐々に身体的な回復を実感するが,再発・転移に対する不安や恐怖感,外見上の変化や女性性の喪失感などに直面する.このような不安に補助療法

第5章 ■ 女性がん患者支援のためのチームアプローチ

による副作用の負荷が加わることになる．治療中は，副作用なのか再発症状なのかと症状に敏感になったり，副作用への対処に悩むこととなる．乳がんのホルモン治療では，5〜10年という長期の治療となり，治療継続に対する葛藤を抱く場合もある．さらに，晩期再発の可能性があるため，補助治療終了時には安心感とともに，終了してもよいのかと不安を抱く場合もある．

　婦人科がん・乳がんの好発年齢は40〜50歳代であり，この世代は家庭や職場で多様な役割を担っていることが多い．治療と生活の両立や，元の生活に戻る過程における人間関係の課題などに大きな心理的負担を抱えている場合が多い．若年層の場合には，幼少期にある子どもへの対応の仕方に悩んだり，母親としての役割遂行に不安を抱く患者も多い[16]．化学療法やホルモン治療では，妊娠・出産に対する不安や葛藤を抱くこともある．以上のように，人生に関わる重大な課題であったり，治療選択や治療継続にも関連する問題であるが，周囲や医療者に相談せず1人で抱え込んでしまうこともあり，個人の背景をふまえ，包括的な見解から適切な支援を提供する必要がある．

　一方，治療中のがん患者の約半数以上に適応障害とうつ病が出現すると言われ[17]，外来通院する乳がん患者の25%が精神的なケアを要する[18,19]と報告されている．また，婦人科がん術後の卵巣欠落症状や，乳がんのホルモン治療の副作用である更年期症状では，不安や抑うつなどの精神症状が著しくなることがある．とくに，閉経前の女性では，ホルモンレベルの急激な変化により症状が著しいと言われている．不安や抑うつが著しい場合には，抗うつ薬，抗不安薬，睡眠導入剤などの薬物療法を行うことが必要となるが，薬物に抵抗感を抱く患者も少なくない．症状のメカニズム，副作用が軽い薬剤もあること，症状が軽くなれば止められることを説明するなどの工夫も大切である．婦人科がん・乳がん患者の心理的サポートでは，丁寧なアセスメントを行い，早期からの支援により重症化を防ぐことが重要となる．

4. 術後のセルフケア支援

　婦人科がん，乳がん患者ががんサバイバーとして自分らしく生きるためには，セルフケア能力を高められるような支援が重要となる．患者の心理社会的状況は多様であるため，その患者の苦痛や苦悩をふまえ，その患者に適した対処を見い出せるよう情報共有をしながらともに検討することが重要となる．

1) 副作用に対する対処法や適切な情報の提供

　治療開始前にはオリエンテーションを行い，副作用症状や対処法について具体的

に説明することが重要である．症状が著しい場合の薬物療法や，症状を緩和するための日常生活上の工夫に関しても情報提供をする．不安が強い患者も多いので，内容や情報量に留意しながら，個人の状況に応じた情報提供を行う．情報化社会により書籍やWeb上では乳がん・婦人科がんに関する情報が溢れているため，情報に翻弄され，エビデンスのない民間療法に心を揺さぶられる患者もいる．患者が抱えている不安を傾聴しながら情報を整理するように対応することも重要である．これらは治療選択時の意思決定支援につながることも多い．

2）セルフヘルプグループやサポートグループ

患者の療養生活を支える支援には，患者会やセルフヘルプグループ，サポートグループなどがある．活動内容や運用状況，医療者の関与状況などの相違はあるが，がん体験者が体験をわかちあい，情報交換が行われている．女性患者にはこれらの活動は効果的である場合が多く，QOLの改善や不安や抑うつの改善などの効果が報告されている[20～22]．さらに，情緒的効果だけでなくセルフケア能力の改善という複合的な効果も期待できる．一方で，言葉や態度に傷ついたり情報に混乱するなどのマイナス面も指摘されている[23]．これらの活動を促す際には，副作用症状が著しい，気分が不安定，バッドニュースを告げられて間もない患者などは支援のあり方やタイミングに留意する必要がある．

3）教育・心理社会的介入

上記の苦痛や苦悩をふまえると，術後のケアにおける看護の役割は重要である．しかしながら，外来診療時に看護師が関与する機会は少ない．そのため，看護師の意図的な関わりや患者への声掛けを心掛け，身体的状況に加えて，心理社会的な問題も含めた包括的な見解から支援を行う必要がある．

また，術後のケアプログラムも開発され，その効果が検討されている．乳癌診療ガイドラインでは「心理社会的介入は心理的な効果は一部に認められるが，効果の持続は短時間にとどまる」と記載され[24]，十分なエビデンスが備わっているとは言いがたい．だが，認知実存的グループ療法や認知行動療法[25,26]，電話相談[27,28]，自己効力感介入[29]などがあり，不安や抑うつや副作用症状の軽減，治療満足度やQOLの向上などの効果が報告されている．そして，副作用への支援，治療選択の支援，多様な相談対応のための看護外来が構築されている[30,31]．看護外来は，医師の負担軽減，患者が安心して治療を継続できること，専門的な情報が得られやすいなどが報告されており，患者への効果だけでなくチーム医療の向上にも貢献する可能性があると示唆される．研究的な立証はされていないが，今後の発展が期待される．

第5章 ■ 女性がん患者支援のためのチームアプローチ

おわりに

　婦人科がん・乳がんの術後のケアでは，身体的・心理社会的な要因からなる包括的見解からケアを考えることが重要である．さらには，患者のセルフケア能力を高め，療養生活をその人らしく過ごせるよう支援することが重要となる．これらの支援を行うためには，連携を図りながらケアを提供するチーム医療が重要である．

（飯岡由紀子）

文献

1) Ryan M, Stainton MC, Slaytor EK, et al: Aetiology and prevalence of lower limb lymphoedema following treatment for gynaecological cancer. The Australian & New Zealand Journal of Obstetrics & Gynaecology 43(2): 148-151, 2003

2) Beesley V, Janda M, Eakin E, et al: Lymphedema after gynecological cancer treatment: Prevalence, correlates, and supportive care needs. Cancer 109(12): 2607-2614, 2007

3) 日高隆雄，米澤理可，伊藤実香，他：婦人科癌術後のリンパ浮腫の予防と治療　婦人科癌術後のリンパ浮腫に対する治療成績．日本婦人科腫瘍学会雑誌27(2)：125-130，2009

4) 日本乳癌学会：科学的根拠に基づく乳癌診療ガイドライン①治療編　2011年度版，金原出版，東京，223-224，2011

5) 香川直樹，福田康彦，新井春華，他：乳癌患者における腋窩リンパ節への治療と術後上肢リンパ浮腫との関連について．広島医学59(8)：644-647，2006

6) 千葉泰彦，鬼頭礼子，石山　暁，他：乳癌術後患肢リンパ浮腫に対する早期診断と介入方法(治療期間との連携について)．リンパ学33(2)：76-81，2010

7) リンパ浮腫診療ガイドライン作成委員会編：リンパ浮腫診療ガイドライン　2014年度版．金原出版，東京，1-14，2014

8) 佐藤佳代子：リンパ浮腫治療のセルフケア．(加藤逸夫/監)，文光堂，東京，36-42，2006

9) 後藤百万：神経因性膀胱の病態と分類．下部尿路機能障害へのアプローチ，中外医学社，東京，31，2007

10) 秋元典子：各論がん患者へのケアとエビデンス　排泄障害　排尿障害〜広汎子宮全摘出術後の排尿障害．がん看護17(2)：209-212，2012

11) O'Laughlin KM: Changes in bladder function in the woman undergoing radical hysterectomy for cervical cancer. J Obstet Gynecol Neonatal Nurs 15(5): 380-385, 1986

12) 宮川征男：抹消神経障害　排尿障害のすべて—病態と治療．(渡辺　決/編)，医療ジャーナル社，大阪，70-76，1998

13) 高植幸子：術後患者の膀胱留置カテーテル抜去後の自尿を促すケア．EB Nursing 9(4)：32-40，2009

14) 松井路子，関口純子，村上由美，他：広汎子宮全摘出術後，排尿訓練を受け退院した患者の実態調査．泌尿器ケア13(7)：99-104，2008

15) 石山香織：広汎・準広汎子宮全摘出術を受けた患者が体験する排尿障害の症状と対処方法．日本看護科学会誌28(2)：19-27，2008

16) 大野朋加：手術を受ける乳癌患者の母親としての悩みとサポート．看護技術55(2)：43-46，2009

17) Derogatis LR, Morrow GR, Fetting J, et al: The prevalence of psychiatric disorders among cancer patients. JAMA 249(6): 751-757, 1994

18) 明智龍男：乳がん通院患者の精神症状とそのケア．乳癌の臨床18(3)：212-219，2003

19) 川瀬和美：乳癌患者の心のケア—術前後のアンケート調査：うつ状態は30.8%—．乳癌の臨床27(1)：110-111，2012

20) 中村めぐみ，紺井理和，川名典子：がんサバイバーのためのサポートプログラムの効果〜情緒状態の継時的変化より〜．がん看護16(4)：525-531，2011

21) 真壁玲子：老年期乳がん体験者のソーシャル・サポートに関する研究の動向と今後の課題〜英文献からの検討〜．がん看護15(3)：374-381，2010

22）轡田真由美，佐藤冨美子：乳癌体験者のサポートグループ参加とクオリティ・オブ・ライフとの関連．がん看護12(3)：381-386，2007

23）前田優雅，国府浩子，藤井徹也：治療中の乳がん患者に及ぼす同病者からの影響と関連する要因〜乳がん患者会会員を対象として〜．がん看護16(6)：711-716，2009

24）日本乳癌学会：科学的根拠に基づく乳癌診療ガイドライン②疫学・診断編　2015年度版，金原出版，東京，144-146，2015

25）Mann E, Smith MJ, Hellier J, et al: Cognitive behavioral treatment for women who have menopausal symptoms after breast cancer treatment（MENOS 1）: a randomized controlled trial. Lancet Oncol 13(3): 309-318, 2012

26）Kissene DW, Bloch S, Smitn GC, et al: Cognitive-existential group psychotherapy for women with primary breast cancer: A randomized controlled trial. Psycho-oncology 12: 532-546, 2003

27）Marcus AC, Garrett KM, Cella D, et al: Can telephone counseling post-treatment improve psychosocial outcomes among early stage breast cancer survivors? Psycho-Oncology 19: 923-932, 2010

28）Kimman ML, Bloebaum MM, Dirksen CD, et al: Patient satisfaction with nurse-led telephone follow-up after curative treatment for breast cancer. BMC Cancer 10: 174, 2010

29）Lev EL, Daley KM, Conner NE, et al: An intervention to increase quality of life and self-care self-efficacy and decrease symptoms in breast cancer patients. Sch Inq Nurs Pract 15(3): 277-294, 2001

30）廣河原陽子，杉本厚子，二渡玉江：乳腺看護外来　群馬大学医学部附属病院乳腺看護外来．臨床看護37(12)：1517-1523，2011

31）渋谷和代，石飛真人，菰池佳史，他：乳がん看護外来の現状および今後の課題．乳癌の臨床25(1)：110-111，2010

第5章 ■ 女性がん患者支援のためのチームアプローチ

3 治療アドヒアランス

1. アドヒアランスとコンプライアンス

　薬物療法においては，医師の治療計画通りに薬物が投与されることによって効果が得られるため，経口薬の場合は指示通りの服薬，注射薬の外来投与の場合は指示通りの通院が大前提となる．したがって患者の理解なしでは治療は達成されず，経口薬での治療においては患者の服薬行為に効果が依存するため服薬遵守が基本となる．

　服薬遵守は，患者自身が受け身ではなく主体性をもって治療に臨むことによりもたらされる．そこで近年では，コンプライアンス（compliance：指示通りに薬を服用すること）ではなく，アドヒアランス（adherence：患者が積極的に治療に参加し，薬の作用や副作用を理解したうえで服薬すること）が目指されている．WHOは2003年にアドヒアランスに影響を及ぼす因子として「治療に関連した因子（therapy-related factors/interventions）」「患者に関連した因子（patient-related factors/interventions）」「病態に関連した因子（condition-related factors/interventions）」「社会的/経済的因子（social- and economic-related factors/interventions）」「医療制度/医療チーム側の因子（health system/health care team-related factors/interventions）」の5つを提示しており[1]，これらを統合的に検討しながら医療者と患者が共同でアドヒアランスの維持に努めていく必要がある．

2. アドヒアランスに影響を及ぼす5つの因子

1) 治療に関連した因子

　薬の副作用はアドヒアランスに大きな影響を及ぼす．患者は，いずれ発現するであろう副作用を懸念して服薬に消極的となったり，実際に発現した副作用のために自己判断により減量もしくは休薬してしまうことがある．ホルモン療法薬のおもな副作用を表1に示す．副作用には「発現頻度」と「重症度」の2つのパラメーターがあるため，これらパラメーターにより副作用特性を把握することは副作用管理および対策において重要である．

252

表1　女性がんに使用するホルモン療法薬のおもな副作用

分類	薬剤名	副作用										
		骨量減少	ホットフラッシュ	疼痛	うつ	脂質代謝異常	性器出血	高血圧	血栓塞栓症	視覚障害	体重増加	二次がん
SERM	タモキシフェン トレミフェン		○				○		○	○		○
SERD	フルベストラント		○				○		○	○		
アロマターゼ阻害薬	アナストロゾール レトロゾール エキセメスタン	○	○	関節痛 筋肉痛		○	○	○	○			
LHRHアゴニスト	ゴセレリン リュープロレリン	○	○	骨疼痛 関節痛						○		
黄体ホルモン薬	メドロキシプロゲステロン						○		○	○	○	

　ホルモン受容体陽性乳がんに対するホルモン療法においてはホットフラッシュ（ほてり）が高頻度で発現する．ホットフラッシュには選択的セロトニン再取り込み阻害薬（selective serotonin reuptake inhibitor：SSRI）の投与が有効であるとの大規模臨床試験結果[2,3]に基づき，以前はホットフラッシュ対策としてSSRIであるパロキセチン投与が推奨されていた．しかしながらパロキセチンはタモキシフェンが活性代謝物エンドキシフェンに変換される際の酵素であるチトクローム P450（cytochrome P450：CYP）2D6 を阻害するため，併用により血中エンドキシフェン濃度が低下する[4]ことから，併用によるタモキシフェンの効果減弱の懸念が広まるにつれ，ホットフラッシュに対するパロキセチンの使用は避けられるようになった．2010年に報告されたタモキシフェン服用乳がん患者2,430人におけるカナダでの調査結果では，パロキセチンの併用により乳がん死リスクが有意に上昇することが明らかとされ[5]，現在ではタモキシフェンのホットフラッシュに対するパロキセチンの投与は基本的に避けられている．なお本調査において，パロキセチン以外のSSRI（フルボキサミン，セルトラリン，シタロプラム，Fluoxetine）およびセロトニン・ノルアドレナリン再取り込み阻害薬（serotonin-noradrenaline reuptake inhibitor：SNRI）のベンラファキシン併用時では，乳がん死リスクの有意な上昇は認められていない．

　薬剤の投与経路，用法・用量，服用期間，多剤併用状況などもアドヒアランスに影響を及ぼす．したがって複数薬剤を処方する際には，可能な限り用法が同じ薬剤を選択するなどの配慮が必要であり，服薬の煩雑さを回避するように心掛ける．

第5章 ■ 女性がん患者支援のためのチームアプローチ

2）患者に関連した因子

患者に関連した因子として，年齢，性別，身体状況，精神状況，認知能力などがあげられる．また疾患の認知や予後に対する理解，ヘルスリテラシーの有無，治療に臨む姿勢，自立性や主体性の有無により服薬意義の理解や服薬行動は大きく影響を受ける．なお，これら因子は常に変動するため，日々の観察やアセスメントが必要である．

3）病態に関連した因子

原疾患や合併症によってもアドヒアランスは影響を受ける．合併症もしくはホルモン療法薬の副作用の1つでもあるうつ症状のある患者においては，服薬遵守に消極的な場合が多い．

4）社会的/経済的因子

家族環境ならびに家族からの支援状況は，とくに高齢患者において重要である．また薬に要する費用軽減のために意図的に服薬しない場合もあり，経済状況もアドヒアランスに影響を及ぼす．

5）医療制度/医療チーム側の因子

日本の場合は皆保険であるため，諸外国に比べて医療保険制度がアドヒアランスに及ぼす影響は小さい．また医師，薬剤師，看護師などによる服薬意義の説明や服薬遵守に向けた取り組みはアドヒアランスを左右する大きな要因となる．なお医師は治療選択時において，その治療法が患者にとって実行可能か否かを常に考慮しなければならない．

3. 患者と医療者間の相互関係

良好なアドヒアランスには医療チームの継続的かつ積極的な取り組みが不可欠となる．治療開始時には特徴的な副作用（発現頻度の高い副作用，頻度は低いが重大な副作用）や対処法について患者に適切な説明がなされ，不安や疑問が解決されなければならない．なお減量や休薬などの服薬継続の判断は必ず医師に委ねること，そのためには服薬が辛い場合や服薬に意義を感じない場合などは医師や医療スタッフに相談することについての合意を事前に得，自己判断による服薬中断を避けるための方策も必要である．服薬がもたらす利益の理解不足に対しては状況に応じて誠実に対応していく．

患者，家族，医療者のパートナーシップに基づく継続的な治療は，アドヒアランスの改善と向上をもたらす．医療者は積極的なコミュニケーションによって，誤解

や不安の発見などの患者の情報収集に努め，服薬を妨げる因子がある場合には，それを解決するために患者と医療者がともに考え，対応を決定していく．服薬状況や副作用発現については患者からの自己申告に依存するのではなく，医療者から患者に尋ねることで正確な情報を適切な時期に入手する．一律な介入は不適切であり，病勢進行などの患者の状況に合わせて絶えず柔軟に調整を行い，嚥下困難になったり自身による薬剤管理が困難になった場合にも適切に対処する．そのためには医療者自身がアドヒアランスの重要性を理解し，患者や家族と協調するための対話法を習得するなども重要である．また患者には複数の医療チームがさまざまな目的（治療，疼痛対策，リハビリなど）で関わっていることが多いため，チーム内およびチーム間での情報共有が必須である．

4. ホルモン療法とアドヒアランスに関するメタアナリシス

乳がん術後補助療法としてのホルモン薬投与時のアドヒアランスに関する29の研究を対象にしたシステマティックレビュー[6] では，5年間のホルモン療法におけるアドヒアランス達成率が41〜72%（タモキシフェン：41〜88%，アロマターゼ阻害薬：50〜91%），服薬中止率は31〜73%であった．そしてアドヒアランス達成率に影響を及ぼすことが予想される52の因子との関連性が検討されたところ，「高年齢」「自己負担医療費の増加」「一般開業医によるフォロー」「CYP2D6の高活性」「治療薬変更歴」「副作用の発現」との間に負の相関が認められた．一方「治療開始時の薬剤数の多さ」「腫瘍内科医によるフォロー」「診断早期」とは正の相関が認められた．本結果は，前述のアドヒアランスに影響を及ぼす5つの因子の具体的な事項を示しており，アドヒアランス維持に向けたアプローチにおける貴重な情報を提供している．

まとめ

アドヒアランスは，患者と医療者間の継続的な相互関係によって良好に維持されるものであり，結果として薬物治療の成功をもたらす．患者を中心としたチーム医療の実践において，アドヒアランスの維持はもっとも身近な達成目標かつ治療効果を見据えた多職種間での共通目標であり，アドヒアランス維持に向けた積極的な取り組みは医療者の基本姿勢といえる．

（今村知世）

第5章 ■ 女性がん患者支援のためのチームアプローチ

文献

1) Adherence to long-term therapies: evidence for action. World Health Organization, Geneva, 2003
http://www.who.int/chp/knowledge/publications/adherence_report/en/
2) Loprinzi CL, Kugler JW, Sloan JA, et al: Venlafaxine in management of hot flashes in survivors of breast cancer: a randomized controlled trial. Lancet 356: 2059-2063, 2000
3) Stearns V, Beebe KL, Iyebger N, et al: Paroxetine controlled release in the treatment of menopausal hot flashes. A randomized controlled trial. JAMA 289: 2827-2834, 2003
4) Stearns V, Johnson MD, Rae JM, et al: Active tamoxifen metabolite plasma concentrations after coadministration of tamoxifen and the selective serotonin reuptake inhibitor paroxetine. J Natl Cancer Inst 95: 1758-1764, 2003
5) Kelly CM, Juurlink DN, Gomes T, et al: Selective serotonin reuptake inhibitors and breast cancer mortality in women receiving tamoxifen: a population based cohort study. BMJ 340: c693, 2010
6) Murphy CC, Bartholomew LK, Carpentier MY, et al: Adherence to adjuvant hormonal therapy among breast cancer survivors in clinical practice: a systematic review. Breast Cancer Res Treat 134: 459-478, 2012

女性がん患者の性機能障害とカップル関係

はじめに

　性は人間のQOLの大切な側面の1つである．診断直後は性行為への関心が一時的に低下することが多いが，心身の状態が落ち着くとともに，性に関するさまざまな疑問や相談ニーズがあらわれてくる．しかし，医師や看護師はそのトレーニングの過程で性科学を体系的に学ぶ機会がきわめて少ないため，積極的な関わりを躊躇することがある．治療的介入が論じられやすい生殖機能と比較すると，性欲や性感といった性機能そのものが取りあげられにくいことも特徴である．

　さらに，医療者は性行為を腟ペニス性交とイメージしがちであるため，従来は骨盤領域のがんが問題とされることが多かった．しかし，がんの診断と治療は，そのステージやがん種，発生部位を問わず，女性の性機能に影響を及ぼす可能性がある．

　本節では，性の専門家ではない一般医療者が，普段の診療業務の中で無理なく患者とパートナーの性を支援するためのヒントについて述べる．

1. がん治療が女性の性機能に及ぼす影響

　人間の性反応は，性欲相，興奮相，オルガズム相，消退相の4相に分けられるが[1]，手術療法，放射線療法，化学療法，ホルモン療法といったがん治療は，それぞれ女性の性欲や性的興奮，オルガズムの得やすさに影響を及ぼす．

　性欲低下については，治療由来の卵巣機能低下（テストステロン低下）によって生理的に引き起こされるだけでなく，身体的な全身症状（倦怠感，消化器症状，疼痛など）や，発病に伴う不安や抑うつ症状に由来することも少なくない．さらに，とくに女性ホルモン依存性のがんの場合，性行為によってホルモン分泌が高まり病状が悪化すると考えている患者やパートナーも存在する．誤解を解き，起こりうる問題や可能な対処方法について医療者が正確な情報を提供することはきわめて重要である．

　エストロゲン低下による腟潤滑低下や粘膜萎縮は性交痛の原因となり，性感を損ない，二次的に性欲低下も引き起こす．テストステロン低下はオルガズムの閾値を

第5章■女性がん患者支援のためのチームアプローチ

上げ，同じ性的刺激を受けてもオルガズムが得られにくくなる．乳房切除などの外見的変化をパートナーがどう受け止めるか心配しただけで，患者本人の性的快感への集中が損なわれることも多い．

男性の勃起障害の場合，国際勃起機能スコア（International Index of Erectile Function）日本語版のような簡便なスクリーニング指標が開発されているが[2]，日本語版が開発されている女性性機能尺度は主として研究場面での使用が想定されており[3,4]，性感・オルガズム・疼痛・満足度といった要素が複雑に関連する女性性機能を簡便に測定することは必ずしも容易ではない．

2. 女性がん患者の性機能障害を引き起こす諸要因

がん患者やパートナーの性を考える際に重要なのは，性行為を単なる身体的・生理的反応としてではなく，種々の心理社会的要因に影響される個別性の高い現象ととらえることとである．とくに女性患者の場合，同じ治療を受けても，治療後の心身の回復度，治療後の自分の性的魅力に対するイメージ，性に関するパートナーとのコミュニケーションや全般的な人間関係などによって患者の性機能は左右される[5]．さらに，何らかの性的変化が生じたとしても，それが深刻な問題に発展するかどうかは，カップル関係全体における性的結びつきの意味によっても異なる[5]．医療者は，がん治療によって引き起こされる性的変化を安易に一般化して予測しないよう留意したい．

3. 医療者によるアドバイスのありかた

幸せな性のありかたは個人やカップルによってさまざまであり，必ずしも正解があるわけではない．医療者に求められるのは，①起こり得る性的変化に関する基本情報を提供すること，②真摯に話を聞いて患者本人やパートナーが直面する問題点を整理すること，③カップルのコミュニケーションを促すこと，の3点である．多くの場合，本人やパートナーが解決策を見い出すことができ，医療者の役割はカップル自身による解決を支援することである．

起こり得る性的変化の情報については，可能な限り治療選択の時点で提供することが望ましい．日本人乳がん患者を対象とした調査では，性行為再開のタイミングの中央値は手術後3.5カ月であり，1カ月以内の再開がもっとも多かった[6]．遅くとも退院指導の場面では，日常生活の注意などに混ぜるかたちで，性行為やカップル

表1　段階的サポートに関する PLISSIT モデル

P：Permission（許可：性相談を受け付けるというメッセージを出す）
　医療者が患者の性の悩み相談に応じるというメッセージを明確に患者に伝える．患者にとって，その時点における性の優先順位が低い場合は，無理に性の話題を掘り起こす必要はない．
LI：Limited Information（基本的情報の提供）
　予定される治療で起こりうる性的変化と対処方法について，基本的情報を患者に伝える．患者用パンフレットなどを渡す．
SS：Specific Suggestions（個別的アドバイスの提供）
　それぞれの患者のセックスヒストリーに基づき，より個別的な問題に対処する．性的問題を引き起こす原因（性機能の障害，ボディ・イメージの変容，治療関連副作用，パートナーとの人間関係など）を特定し，それらの問題に対する対応策を患者と共に検討する．
IT：Intensive Therapy（集中的治療：このような背景がある場合は専門家への紹介を検討する．）．
　・患者が抱える性的問題が重症で長期化している．
　・性的問題が発病前から存在し，未解決である．
　・性的虐待などのトラウマがある．

[Annon JS: The PLISSIT model‒a proposed conceptual scheme for the behavioral treatment of sexual problems. J Sex Educ Ther 2: 1-15, 1976 より筆者作成]

のコミュニケーションに関する基本情報を提供する必要がある．パンフレット[注1]などを渡す際は，年齢や婚姻状況によって患者を選ばず，すべての患者への基本情報として位置付けるのが肝要である．退院時点で「不要だから」と受け取らない患者には，「退院してから相談に来る方が少なくありません．あとでお読みくださいね」のように伝えて渡すとよい．

　一般医療者による性相談については，PLISSIT モデル（表1）[7]という考え方が広く用いられている．一般医療者に期待されるのは，はじめの2段階（Permission，Limited Information）に対応することである．性に関する質問を受け付けるというメッセージと，起こり得る性的変化の基本情報を提供することが重要である．

4. 医療者から患者とパートナーに伝えたい「気持ちが楽になるヒント」

　起こり得る性的変化とあわせて患者とパートナーに伝えたい「気持ちが楽になる性生活のヒント」を表2[8]に示す．治療後の性的変化に慣れるにはカップル双方にある程度の時間が必要であること，発病前のパターンにこだわらないこと，できるだけ言葉のコミュニケーションをとることはとくに重要である．性交痛対策の水溶性腟潤滑ゼリー[注2]や，放射線照射による腟腔狭小化・癒着の防止を目的とした腟ダイレーター[注3][9]などの製品も活用できる．

　また，性的関係はカップルの人間関係全般の反映であることも多いため，必要に応じて精神科医・心療内科医・臨床心理士などと連携するとよい．

第 5 章 ■ 女性がん患者支援のためのチームアプローチ

表 2　患者とパートナーに伝えたい「気持ちが楽になる性生活のヒント」

1. **性行為によって病気が進行することはありません**
2. **起こりうる性的変化を知りましょう**
   - 外科手術後のからだの構造を理解する
   - 各種治療によって起こりうる変化とそのメカニズムを知る
   - 性に影響しそうな併用薬（抗うつ剤, 降圧剤など）の有無を確認する
   - 年齢相応の加齢現象もある
3. **少しずつ, ゆっくり始めましょう**
   - ゆったりした雰囲気をつくる（照明, 音楽, 話題など）
   - いきなり性交を目指さない
     （手をつなぐ, 優しく抱き合う, 背中や手足のマッサージなどから始める）
4. **発病前のパターンにこだわらなくても OK**
   - 時間：疲労がたまっていないときに
   - 体位：患者側に負担が少ないように
   - 着衣：そのときに楽なかたちで OK（T シャツやキャミソール, 補正用具の使用など）
   - 相手の満足だけでなく自分の満足を大切に
5. **何はなくてもコミュニケーション！**
   - 察しあいをやめて, 言葉によるコミュニケーションを心がけよう
   - 無理な我慢は長続きしない
   - 前向きな言葉で伝えよう
   - ボディ・ランゲージも効果的
6. **疼痛などの症状コントロールが不十分なら医療者に相談を**
7. **暮らし全体の見直しも大切です**
   - 暮らしのペースに無理はありませんか？
   - パートナーと一緒にゆったりとした時間をすごせていますか？
   - 自分の時間も大事にできていますか？
8. **使える商品や相談窓口があります**
   - 他科との連携（精神腫瘍医, 心療内科医など）
   - 看護師による相談窓口
   - 水溶性腟潤滑ゼリーや腟ダイレーター

［高橋　都：がんサバイバーの性機能障害と性腺機能障害への支援. 腫瘍内科 5(2)：139-144, 2010 より引用・一部改変］

5. 若年・未婚女性への対応

　診断時にパートナーがいない女性の場合, その後出会った相手にがん罹患歴をどのタイミングで知らせるか悩むことが少なくない. また, パートナーがいても, 病気を詳しく説明することなく身を引いてしまうケースもある.

　アメリカがん協会が作成した支援教材[10]には,「独身のあなたへ」というセクションがあり, 新たに出会った相手にがん罹患歴を話すタイミングやがんを理由にして拒絶される可能性について述べている.

　打ち明けるタイミングとしては,「結婚式の前の晩ではなく, 二人の関係が深まりはじめた時期に話し合うのが理想的」「相手に対して信頼感と友情を感じられるときまで待つのがよい」「それは, 相手があなたという人全体を好きになっていてくれる, と感じられるとき」であるとアドバイスしている.

拒絶される可能性については,「がんのことがなくても,見た目,信条,正確,本人の状況によって人は互いに拒絶しあうもの」「がん治療を受けた独身者の中には,新たな相手を見つけようとせず自己規制してしまう人もいる」「自分の素晴らしい長所に目を向けず,自己規制していれば拒絶されることはないが,同時に幸せな人間関係を築くチャンスも失っている」と述べている.

がん体験は本人を形づくる人生経験の1つであり,友人,恋人,あるいは伴侶としての自分の長所に目を向け,つきあいの幅を広げようというアドバイスは,わが国の女性患者にも大いに参考になるだろう.

まとめ

女性患者の性機能障害はきわめて個別性が高い.しかし,一般医療者が早期に基本情報を提供し,相談に真摯に対応することで,本人とパートナーによる解決に向けた対応を支援できることを強調したい.

（高橋　都）

注1 **小冊子の例として下記がある**
高橋　都,大野真司,九州がんセンター看護部（編）：乳がん患者さんとパートナーの幸せな性へのアドバイス,アストラゼネカ,2013
上記の小冊子は,ウェブサイト「乳がんJP　乳がんの手術後　幸せな性へのアドバイス」からも読むことができる.http://www.nyugan.jp/after/advice/

注2 **水溶性腟潤滑ゼリー**
がん治療のため腟乾燥感や性交痛が出現したときに用いる無色透明の水溶性ゼリー.一般薬局（コンドーム売り場）や通信販売で購入可能.水溶性腟潤滑ゼリーの存在を説明するだけでなく,メーカーから無料試供品を入手して退院指導時などに渡しておくと効果的である.外来待合室や女子トイレなどに試供品を展示している医療施設もある.

注3 **腟ダイレーター**
骨盤領域の放射線照射による腟組織の炎症や内腔の狭小化・癒着の防止を目的として,患者本人が自宅で使用するプラスチック製の筒状器具.国内では日本性科学会ホームページから注文できる.http://www14.plala.or.jp/jsss/dilator.html

---

文献

1）日本性科学会監修：セックスカウンセリング入門　第2版.金原出版,2005

2) 木元康介, 池田俊也, 永尾光一, 他：International Index of Erectile Function（IIEF）およびその短縮版である IIEF5 の新しい日本語訳の作成. 日本性機能学会雑誌 24：295-308, 2009
3) Takahashi M, Inokuchi T, Watanabe C, et al: The Female Sexual Function Index（FSFI）: Development of a Japanese Version. Journal of Sexual Medicine 8: 2246-2254, 2011
4) 高橋　都：わが国で活用できる女性性機能尺度の紹介—Sexual Function Questionnaire 日本語 34 項目版と Female Sexual Function Index 日本語版—. 日本性科学会雑誌　29：21-35, 2011
5) Takahashi M, Kai I: Sexuality after breast cancer treatment; changes and coping among Japanese survivors. Social Science & Medicine 61: 1278-1290, 2005
6) Takahashi M, Ohno S, Inoue H, et al: Impact of breast cancer diagnosis and treatment on women's sexuality: A survey of Japanese patients. Psycho-Oncology 17: 901-907, 2008
7) Annon JS: The PLISSIT model – a proposed conceptual scheme for the behavioral treatment of sexual problems. J Sex Educ Ther 2: 1-15, 1976
8) 高橋　都：がんサバイバーの性機能障害と性腺機能障害への支援. 腫瘍内科 5（2）：139-144, 2010
9) 高橋　都：腟ダイレーターとその使用法. 産婦人科治療 89（1）：69-72, 2004
10) American Cancer Society: Sexuality & Cancer – For the man/woman who has cancer, and his/her partner, 1999（高橋　都, 針間克己　共訳：がん患者の〈幸せな性〉新装版　春秋社, 2007）

5 若年がん患者における妊孕能温存治療の実践

はじめに

　近年，若年がん患者の罹患率増加に加え，がんに対する診断および集学的治療の発達によって，がんを克服する患者が増加している[1]．また，それら患者の治療後のQOLについても大きな関心が寄せられており，とくに小児や思春期を含めた生殖年齢患者に対する化学療法や放射線療法によって惹起される妊孕能喪失は，非常に大きな問題であると認識されつつある[2]．本節では，がん患者に対する妊孕能温存に関する知見とともに，問題点およびチーム医療の重要性，本邦での試みについて概説する．

1. 化学療法および放射線療法と卵巣不全

　性腺組織は化学療法および放射線療法に対して影響を受けやすく[3]，その障害が永続的となりうる．化学療法の結果生じた卵巣不全は化学療法誘発性無月経と称され，その発症頻度は20〜100％といわれている[4]．化学療法誘発性無月経は，「治療開始から1年以内に発症した3カ月以上の無月経」と定義され，その発生頻度には①患者年齢，②抗がん剤の種類，③抗がん剤の投与量，が関係すると考えられている[5]．抗がん剤の中でも，とくにシクロフォスファミドに代表されるアルキル化剤がもっとも卵子および顆粒膜細胞に与えるダメージが大きく[3]，卵巣機能不全になるリスクが高いとされ[6]，造血幹細胞移植および40歳以上の乳がん患者へのアルキル化剤の使用に関しては80％以上が卵巣機能不全になるともいわれている[7]．また年齢による差はあるものの，化学療法施行後2年でほとんどの患者に月経が再開するが[8]，その2年後には卵巣機能が低下するという報告もある[9]．

　放射線照射に関しては，成人で4〜6Gy，小児では10〜20Gyで卵巣機能が低下するとされ，10歳で18.5Gy，20歳で16.5Gy，30歳で14.3Gy以上の照射で97.5％に不可逆性の卵巣不全が起こるといわれている[10]．たとえば子宮頸がんの放射線化学同時療法の場合にその照射量は約50Gyであることからも，治療にあたる医師は骨盤に対する治療的な放射線照射線量は，容易に卵巣機能不全を惹起し，患者の妊

263

第 5 章 ■ 女性がん患者支援のためのチームアプローチ

孕能が喪失されるということを認識しなければならない.

2. 卵巣予備能と評価方法

卵巣予備能とは,「卵巣内に残存している(原始)卵胞の数および質」と定義される[11]. 現在の知見では, 卵子は精子と異なり出生後にその数は新たに増えず, 母体内の胎生 6 カ月の時期に約 700 万個の原始卵胞を卵巣内に保有し, 出生時には 40 万個へと減少し, さらに初経時には 20 万個へと減少する. 通常, 排卵の約 6 カ月前に 500～1,000 個の原始卵胞が選別され, その中から最終的に選別された 1 個の卵が排卵することとなる[12~14]. 加齢とともに出生時に保有していた 40 万個の卵は徐々に減少し, 閉経時には残存卵数は 1,000 個を下回るとされている. また加齢に伴い, 卵の老化も徐々に進み, 受精能も低下することから, 臨床的には妊孕能は 31 歳を境に低下するとされている[15,16]. たとえば乳がんでは, 化学療法や内分泌療法などの治療が数年間施行されることになるが, 実際に現疾患が寛解し妊娠可能と主治医が判断した時点には, 患者は年齢的に妊娠成立が厳しい状況になってしまう可能性がある. さらに Gerber らは, 乳がん患者に対する化学療法 1 回につき約 1.5 年の卵巣機能低下につながることを指摘している[17]. すなわち若年乳がん患者では, 化学療法に伴う治療期間以上に卵巣予備能が低下する可能性がある. また, 卵巣予備能を評価する方法としては古典的には血液中の卵胞刺激ホルモン(follicle stimulating hormone:FSH)の値が指標とされており, 正常な卵巣機能の場合, FSH 値は卵胞期初期に 12 mIU/ml 以下とされている[18]. 近年では, 血液中の抗ミュラー管ホルモン(Anti-Müllerian hormone:AMH)の値によって, 卵巣予備能を評価する考え方が導入され, 生殖医療の現場ではすでにきわめて一般的な検査として頻用されている. AMH は卵巣内の前胞状卵胞から分泌され, 他の卵胞の発育を抑制する作用があり, 卵巣内に存在する数多くの卵が同時に無駄に発育しないよう卵胞発育を制限している. つまり, 若年者のように残存卵胞の数が多いほど, 強い抑制が必要となる結果, 血中 AMH 値が高値となる[19]. また, 閉経の約 5 年前にはすでに AMH 値が測定感度以下になるという報告から, AMH 値から閉経時期をある程度予測することが可能となる[20]. したがって, 原疾患治療開始前や寛解後に FSH や AMH の値を測定することは, 若年がん患者の卵巣予備能を評価するうえで重要な検査であるが, FSH 値は月経周期の影響やホルモン療法の影響を受けること, 強いストレスによる下垂体抑制の影響を受けることから, 利便性の点も考慮して AMH 値の測定を併用する方が望ましいと考えられる. ただし卵巣予備能には個人的なばらつきが大きいため,

現段階では AMH 値に関して正常値と呼べるものはなく，いまだ自費診療の域を脱していない．また，AMH 値はピルのようなステロイドホルモンの影響や長期の GnRH アゴニスト投与の影響，化学療法，肥満，人種，喫煙などによる影響を受けることから，AMH 値の解釈には患者の臨床的背景を考慮する必要性がある[21~26].

3. 妊孕能温存治療に関する最近の知見

2013 年に ASCO は，がん患者における妊孕能温存に関するガイドラインの第二版を示した（2014 年に一部改訂）[27]．そのなかですでに確立された治療法として，胚凍結，放射線療法時の卵巣遮蔽および卵巣位置移動術などがあげられており，卵子凍結も本ガイドラインを境に確立された治療に位置づけられるようになった．しかし，卵巣組織凍結はいまだ試験段階の技術として記されており[27]，GnRH アナログによる卵巣保護効果については，いまだエビデンスが不十分であるとされている[27]．本節においては悪性腫瘍患者に対する生殖医療を，「がん・生殖医療（oncofertility treatment）」と定義するが，妊孕能温存（fertility preservation）は「がん・生殖医療」において重要な位置を占める．以下に，妊孕能温存における技術的な知見について記す．

1）GnRH アナログ

ラットやサルを用いて GnRH アナログがシクロホスファミドによる卵巣毒性に対する予防効果があると Ataya らが報告して以来[28]，Hodgkin 病および乳がんや SLE などの患者に対して GnRH アナログによる卵巣保護が行われてきた[29]．卵巣保護の機序としては，① FSH 産生の抑制，②子宮 - 卵巣系の血液環流の減少，③ GnRH 受容体の活性化，④ S1P（Shingoshine-1-phosphate）の発現上昇，⑤胚細胞系未分化幹細胞の保護などが推測されている[29]．これまでメタアナリシスおよびランダム化比較試験（RCT）によって GnRH アナログの有効性が示されてきたが，近年では否定的な報告も多く[30,31]，RCT である ZORO（Zoladex Rescue of Ovarian function）study においても，その有効性は示されなかった[9]．そのため，乳癌診療ガイドライン 2015 年版では GnRH アナログの使用は勧められていない．なお，近年諸外国で乳がん患者に対して実施されたランダム化第Ⅲ相試験（POEM-SWOG S0230 および PROMISE-GIM6）では，GnRH アナログの使用によって早発卵巣不全の減少と妊娠率の向上に有用性を認めたという報告がなされた．しかしながら，被験者の年齢が 50 歳未満と高く設定されていることや（自然に閉経する可能性がある），卵巣不全の診断が月経の有無のみで判断されていること（月経不順も重要な徴候の 1 つ

第5章■女性がん患者支援のためのチームアプローチ

であり，FSH 値や AMH 値などの信頼できる指標を用いていない）など，試験デザインに不完全な点が多い．また，多くの研究と同様に non-placebo-controlled study であるため，GnRH アナログ投与群のほうが妊娠に対するモチベーションが高くなっている可能性があること，月経不順などの申告についてもバイアスがかかる可能性があること（レポーティングバイアス）など，さまざまなバイアスの存在も指摘されている[32]．さらに試験参加者の脱落者数の多さなどから否定的な意見も多く，本試験に否定的な意見も多数存在する[33,34]．また POEMS の欠点を補った，129 人の若年悪性リンパ腫患者を対象にした Demeestere らの報告では，POEMS よりも長期のフォローアップに加えて AMH 値で早発卵巣不全の有無を評価している．その結果，年齢が卵巣不全の発症にもっとも関与しており，GnRH アナログ使用の有無は卵巣不全の発症に関与しないという報告がなされていることから，GnRH アナログに卵巣保護効果はない可能性が高いといえる[35]．しかし，POEMS の結果を受けて EUSOMA（European Society of Breast Specialists）がダブリンにて開催した The 2nd International Consensus Conference for Breast Cancer in Young Women（BCY2）では，ガイドラインとして GnRH アナログの使用を勧めていることもあり[36]，本邦としては今後の動向を注視してゆく必要性がある．

2) 胚（受精卵）凍結保存

　胚凍結は，技術としてもっとも確立された技術といえる．しかし，欠点として月経周期の影響を受けやすく，採卵まで通常 2 週間以上の期間を要する．したがって，化学療法開始まで時間的猶予のない患者が多いため，妊孕能温存治療としての胚凍結は，多くても 2 回の採卵が限度であると考えられる．またエストロゲン受容体陽性の乳がんでは，短期間といえども採卵周期に血中エストロゲン濃度が上昇することによって腫瘍細胞に促進的な影響を与える可能性も考えられ，一定の基準や方法が設けられていない現時点では積極的な卵巣刺激は行わないほうがよい可能性がある．諸外国においては，エストロゲン受容体陽性の乳がん患者に対してアロマターゼ阻害薬（レトロゾール）を併用した卵巣刺激方法が試みられており，その場合には血中エストロゲンのピークは 483±278.9 pg/m*l* と，一般の体外受精におけるピーク値の 1,464.6±644.9 pg/ml に比して低値であり，成績は軽度の卵子成熟率の低下以外は獲得卵子数や受精率などには影響がなかったと報告されている[37]．ただし，卵巣刺激を行わない自然周期よりも血中エストロゲン濃度がやや高値であることから[38]，現時点では明らかな乳がんの再発リスクは認めないという報告があるものの[39]，今後安全性に関してさらなる検証が必要であると考えられる．また，2005 年にレトロゾール使用による心奇形のリスク上昇に関する報告により，現在本邦では

5 若年がん患者における妊孕能温存治療の実践

生殖医療を目的としたレトロゾールの使用は添付文書上禁忌となっていることにも注意が必要である．後の臨床研究において奇形発生率の増加は否定されているものの[40]，本邦で使用する際には十分なインフォームドコンセントのもと，臨床試験として使用することが望ましいと考えられる（筆者が所属する聖マリアンナ医科大学病院では臨床試験として実施している）．また，化学療法施行後の体外受精に関しては，得られる卵子数の少なさや薬剤による先天異常発生のリスクという観点から，積極的には推奨されていない[41,42]．また提供精子を使用すれば理論的には可能であるが，本邦では配偶者のいない未成年や小児がん患者は，胚凍結の適応はないと考えられる．

3）卵子凍結保存

配偶者のいない患者や小児患者，宗教的・倫理的理由から胚凍結を望まない患者に対する妊孕能温存療法として，卵子凍結保存があげられる．卵子は凍結保護剤の浸透性が胚に比べて悪く，卵子ごとの妊娠率が低いことから 2006 年の ASCO のガイドラインでは実験段階の技術として取り扱われていたが，さまざまな技術革新の結果，2013 年の第二版のガイドラインからは確立された治療に位置づけられた[27]．近年行われた多施設による前方視的研究では，3,000 個以上の凍結卵子において 85%の卵子生存率，15.1%の生産率という成績であったと報告されており，その成績は胚凍結と同様に，採取できる卵子数（8 個以上の成熟卵）や年齢（38 歳未満など）に大きく依存していた[43]．しかし，採卵までにかかる期間は胚凍結と同程度であることから，卵子凍結保存に関しても治療を急がねばならない患者にとっては不利な選択肢である可能性は否定できず，さらに経腟操作が困難な女児には適応困難と考えられる．

4）卵巣組織凍結保存

ASCO のガイドラインでは，現段階では卵巣組織凍結は試験的な技術であると位置づけられている[27]．しかしながら，卵巣組織凍結保存による出産例の報告は 2004 年の最初の報告[44]を皮切りに年々増加しており，すでに 60 例以上の出産例が報告され[45]，その妊娠率は 30%程度とされている[46]．また卵巣組織凍結保存はより多くの卵子を保存できるだけでなく，エストロゲン分泌によるホルモン補充ができるというメリットもあり，妊孕能の温存だけでなく "tissue hormonal therapy" として卵巣欠落症状の改善やエストロゲン低下による心血管系障害の予防や骨密度低下を緩和することができる可能性も指摘されている[47]．Poirot らは 10 歳の鎌状赤血球症患者の片側卵巣を摘出し，造血幹細胞移植後の 13 歳時に卵巣組織移植を行った．その結果，移植より 8 カ月後に初潮を認めることができたと報告しており，小児患者の

267

第5章 ■ 女性がん患者支援のためのチームアプローチ

二次性徴発来に対する卵巣組織移植の有効性を示した[48]．最近では小児の卵巣組織凍結に関する報告も多く，技術的には1歳以下でも施行可能であると考えられている[49,50]．ただし卵巣組織凍結保存および自家移植に関しては解決すべき問題点も残されており，適応疾患や安全性の評価，技術的な側面（凍結方法や大きさ，移植部位）などの検討が必要である．また，卵巣組織凍結および移植におけるもっとも重大な問題として，卵巣組織内の微小残存がん病巣（minimal residual disease：MRD）の問題があげられる．凍結保存した卵巣組織にMRDが残存した場合，卵巣組織を移植することによってがん細胞も共に移植され，腫瘍が再発する可能性がある．現時点ではMRDの有無を完全に評価する有効な手段は確立されていないが，凍結された卵巣組織にMRDが存在するリスクは原疾患によって異なることが明らかになっており（表1），とくに白血病などの血液がんが高リスクであることが指摘されている[51]．

　卵巣組織凍結の技術的な革新については別稿に譲るが，われわれの研究グループ（IVFなんばクリニック：森本義晴医学博士，橋本周博士，矢持隆行博士，近畿大学生物理工学部遺伝子工学科：細井美彦博士，イブバイオサイエンス研究所：竹之下誠博士）では，新しい凍結用デバイスであるクライオサポートを用いた凍結方法を開発し，霊長類で初めてガラス化法を用いた自家移植卵巣組織から質の高い卵子の採取と受精卵の獲得に成功している[52~54]．さらに2010年より聖マリアンナ医科大学倫理委員会によって承認された臨床試験「若年女性がんおよび免疫疾患患者のQOL向上を志向した卵巣組織凍結ならびに自家移植」を開始し，2016年11月現在で250例（がん・自己免疫疾患患者75症例，早発卵巣不全患者175例）に対して卵巣組織凍結を施行しており，早発卵巣不全患者の卵巣組織から2例の出産例（妊娠6例）を確認している[55,56]．

表1　悪性腫瘍が卵巣に転移するリスク分類

高リスク	中リスク	低リスク
白血病	乳がん（stage IV，浸潤性小葉がん）	乳がん（stage I-II，浸潤性乳がん）
神経芽細胞腫	大腸がん	子宮頸がん（扁平上皮がん）
バーキットリンパ腫	子宮頸がん（腺がん）	ホジキンリンパ腫
	非ホジキンリンパ腫	骨肉腫
	Ewing肉腫	非遺伝性横紋筋肉腫
		ウィルムス腫瘍

［Dolmans MM, et al: Risk of transferring malignant cells with transplanted frozen-thawed ovarian tissue. Fertil Steril 99(6): 1514-1522, 2013 より引用］

4. がん・生殖医療におけるチーム医療

図1に，当領域の先進国であるドイツの代表的な団体であるFertiPROTEKTが提唱する妊孕能温存治療の選択方法を示す[57]．図に示されるように，妊孕能温存治療の選択は，同じ疾患であっても年齢や原疾患治療開始までに残された「時間」という因子が治療内容に大きな影響を及ぼす医療である．そのため，原疾患を担当する医師が迅速に妊孕能温存の専門家にコンサルトしうる体制の整備が必要であり，患者基準や妊孕能温存治療の選択基準を原疾患別に標準化する必要性がある．米国では，ASCO[7]，American Society for Reproductive Medicine（ASRM）[58]，American Academy of Pediatrics[59]などの代表的な学会によって，「すべての生殖可能年齢のがん患者に対して原疾患の治療を行う前に妊孕能に関する問題を話し，生殖医療の専門家に紹介すること」が推奨され，米国のみならず欧州などでも迅速なコンサルトによる積極的な妊孕能温存の情報提供と適切な実践が試みられている．しかしながら，実際には医療者が妊孕能について必ず情報提供しているわけではないと

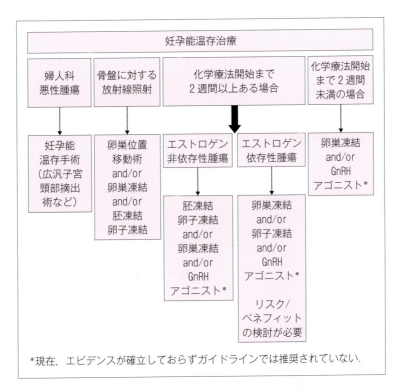

図1　原疾患治療法別に考慮した妊孕能温存治療方法の選択

[von Wolff M, et al: Fertility preservation in women with malignant tumors and gonadotoxic treatments. Dtsch Arztebl Int 109(12): 220-226, 2012 より引用]

第5章 ■ 女性がん患者支援のためのチームアプローチ

いう現状があり，妊孕能に関する情報提供を必ず行っている医師は約半数しかいないという報告も存在する[60]．さらに，約半数の患者しか妊孕能の温存について話し合ったことを覚えていないという実情も指摘されている[61]．また Schover らは，小児がん患者では約半数の症例でしか妊孕能についての説明がなされておらず[62]，患者自身も妊孕能の低下について気づいていないケースがあることを報告している[63]．このような情報提供の問題が起こる原因として，妊孕能温存治療に関する医療者の知識不足，ガイドラインの有無，情報提供を行うための資材の不足，悪性腫瘍の治療を担当する医師の認識不足や医師の中での優先順位，診療時間の問題，家族や両親が患者に対して治療の情報を制限してしまう場合があること，原疾患の担当医が小児や思春期の患者に対して両親や家族が同伴のもとで妊孕能について話すことに困難を感じることなどが推測されており，妊孕能温存に関する情報提供方法に関する資材やチェックリストなどを含めたオンラインソースの普及，情報提供のトレーニングなどの必要性が指摘されている[49, 60, 64]．表2に，14個の臨床研究のレヴューによって得られた，妊孕能温存に関する情報提供の妨げになる要因を示す[64]．これらの研究では，妊孕能温存に関する情報提供の妨げになる要因を，①医療者側の知識不足，②情報提供の困難さ，③患者本人の状態に言及することのストレス，④両親や保護者の存在（時に患者本人の判断を制限する可能性がある），⑤情報提供ソースに関する問題など，5個の因子に分類して示している[64]．また，医療者側から妊孕能の問題や妊孕能温存治療に関する情報提供を受けたとしても，実際にこれらの治療に進まない患者も一定数存在する．その原因については，内因的もしくは外因的なさまざまな原因が報告されており，一例として 37 個の論文に関するメタア

表2　妊孕能温存の情報提供を困難にする要因

要因	具体例
医療者の知識	ガイドライン・妊孕能温存治療・費用・施設および専門家・資材・インフォームドコンセントの方法などに関する知識の不足
情報提供における心理的負担	若年の患者や，その保護者と話すことに情報提供者が感じる当惑や困惑
患者本人の状態に言及するストレス	妊孕能に関する話題に関連して，予後・HIV 感染の有無・費用・年齢についても言及すること
親もしくは保護者の存在	妊孕能に関する情報提供が家族単位の新たな悩みを発生させる可能性がある，情報に主観的なフィルターを通して若年患者の決定を制限することがある
説明および情報提供に用いる資材	患者や保護者に対する説明用資材の不足，どこで情報を入手できるかという知識の不足

[Vindrola-Padros C, et al: Healthcare professionals' views on discussing fertility preservation with young cancer patients: a mixed method systematic review of the literature. Psycho-Oncology 26(1): 4-14, 2016 より引用]

5 若年がん患者における妊孕能温存治療の実践

表3　妊孕能温存治療を実施しない理由および要因

	患者側からの回答	医療者側からの回答
内因的な要因	情報の不足 個人の価値観 妊孕能温存に対する担当医の態度・姿勢 不安や心配 心理的な重責 パートナーとの関係（婚姻状況など） 親になった時の年齢	担当医の特性や専門性 患者の健康状態 患者の興味の有無 患者の心理的な状況 患者の経済的な状態
外因的な要因	支援システムの有無 実施可能な妊孕能温存治療の有無 費用の問題	施設の特性 実施可能な妊孕能温存治療の有無 妊孕能温存に関する情報の不足

[Panagiotopoulou N, et al: Barriers and facilitators towards fertility preservation care for cancer patients: a meta-synthesis. Eur J Cancer Care（Engl）2015 Dec 17. doi: 10.1111/ecc.12428. より引用]

　ナリシスから得られた，妊孕能温存治療に進まない場合の理由および要因を表3に示す．これらの理由や要因には，前述の情報提供を困難にする要因と同様に患者の予後や健康状態など，致し方ないものも含まれている[65]．しかしながら，医療者側の知識不足や実践可能な妊孕能温存治療，資材の有無など，改善の余地のあるものも多く含まれていることがわかり，ここに本領域における医療の改善点が示されていると考えられる．また妊孕能温存治療の実践には，原疾患の治療施設と生殖医療施設の提携による地域ネットワークの存在の重要性も指摘されている[66]．以上のような問題点を解決すべく，われわれは2012年に「日本がん・生殖医療研究会」（現：日本がん・生殖医療学会）を設立し，地域におけるがん治療施設と生殖医療施設の間のネットワークづくり，看護師や心理士などの医療者および社会への啓発活動，患者会の設立，シンポジウムの開催などを通じて，妊娠を望むすべての若年がん患者が「がん・生殖医療」を享受できる社会づくりを進めている．

　最後に，がん・生殖医療におけるチーム医療の重要性について述べる．小児および思春期を含めてがん・生殖医療が必要な患者は若年であることが多く，「がんである」という宣告は患者本人だけでなく両親や家族にとってもきわめて特殊な精神状態を引き起こすことが予測される．したがって，一度そのような宣告をされてしまった場合，その後の説明に関してまったく覚えていないこともまれなことではなく[47]，年齢的にも容易には患者の理解が得られない可能性がある．そのようななかで患者の理解を助ける重要な役割を担うのは，看護師や心理士をはじめとした医療チームを構成するスタッフであり，それらの専門性を活かすことで，患者が短時間で最良の選択ができるように援助することが可能となると考えられる．米国のOncofertility Consortiumでは Oncofertility Patient Navigator を配備し，患者からの相談を24

第5章 ■ 女性がん患者支援のためのチームアプローチ

時間体制で受け付けている（Oncofertility FERTLINE）．Oncofertility Patient Navigator の役割は，患者が生殖医療および妊孕能温存の専門家を迅速に受診できるように手助けをし，正確な情報を与え，受診後も患者が専門家の間で方向性を見失ってしまわないようにフォローを行う役割を果たしている．これらは生殖医療の専門家である必要性ではなく，しばしば看護師やソーシャルワーカーなどが担当していることもある[48]．ASCO の第二版のガイドラインにおいても「ヘルスケアプロバイダー」の重要性に関して繰り返し強調されており，医師のみならず「がん治療に関わるすべての医療者」がそれに該当する．ヘルスケアプロバイダーは前述のOncofertility Patient Navigator と同様に，患者が治療によって不妊症を発症する可能性を認識し，原疾患治療前に遅滞なく妊孕能温存療法を受けられるように援助する役割をもつ．したがってヘルスケアプロバイダーの果たす役割は大きく，その養成も非常に重要な課題であると考えられる．米国の団体である Alliance for Fertility Preservation では，看護師向けの妊孕能温存治療に関するオンライン教育ツールとして，ENRICH（Educating Nurses about Reproductive Issues in Cancer Healthcare）を公開しており（http://www.allianceforfertilitypreservation.org/blog/enrich-an-online-training-program-for-oncology-nurses），すでにその教育成果を報告している[67]．本邦においても，これまで日本がん・生殖医療学会が看護師向けに2度の教育セミナーを実施しているが，本邦においても看護師を含めた医療者全体への啓発は重要な課題と考えられる．また，妊孕能温存治療を選択するなかで短時間のうちに人生を左右する決断を迫られる患者の心理的な負担は計り知れない．そのため，心理士の参画もきわめて重要な要素と考えられる[27,68]．本邦では，2016年より日本がん・生殖医療学会および日本生殖心理学会の協力によって「がん・生殖医療専門心理士養成講座」を開講し，すでに数名の認定者を輩出し始めており，今後の活躍が期待される．

おわりに

患者の意識調査では，小児および若年がんの経験者らは「親になる」ということに対してより重要視する傾向があると報告されており[49]，決して不十分な議論で後悔するような選択をさせてはならない．しかしながら，その選択は決して容易なものではなく，時に妊孕能温存について考えることそのものが患者にとって大きな重責になる可能性もある．そのなかでチーム医療を支える，看護師，心理士，薬剤師などを含めたコメディカルの存在は重要であり，将来的にはヘルスケアプロバイ

ダーの役割を担う存在であるといえる．そのためにも，「がん・生殖医療」に関する知識のアップデートシステムや情報提供のトレーニング，医療者用の教材，患者説明用の資材，地域ネットワークの整備などの充実が必要であると考えられ，より成熟した「がん・生殖医療」を社会全体にもたらすためにも必須の要件であると考えられる．

（高江正道，鈴木　直）

文献

1) Kovacs P, Matyas S, Ungar L: Preservation of fertility in reproductive-age women with the diagnosis of cancer. Eur J Gynaecol Oncol 29(5): 425-434, 2008

2) Gracia CR, Chang J, Kondapalli L, et al: Ovarian tissue cryopreservation for fertility preservation in cancer patients: successful establishment and feasibility of a multidisciplinary collaboration. J Assist Reprod Genet 29(6): 495-502, 2012

3) Meirow D, Lewis H, Nugent D, et al: Subclinical depletion of primordial follicular reserve in mice treated with cyclophosphamide: clinical importance and proposed accurate investigative tool. Hum Reprod 14(7): 1903-1907, 1999

4) Bines J, Oleske DM, Cobleigh MA: Ovarian function in premenopausal women treated with adjuvant chemotherapy for breast cancer. J Clin Oncol 14(5): 1718-1729, 1996

5) Wallace WH, Anderson RA, Irvine DS: Fertility preservation for young patients with cancer: who is at risk and what can be offered? Lancet Oncol 6(4): 209-218, 2005

6) Rodriguez-Wallberg KA, Oktay K: Options on fertility preservation in female cancer patients. Cancer Treat Rev 38(5): 354-361, 2012

7) Lee SJ, Schover LR, Partridge AH, et al: American Society of Clinical Oncology recommendations on fertility preservation in cancer patients. J Clin Oncol 24(18): 2917-2931, 2006

8) Partridge, AH, Ruddy KJ, Gelber S, et al: Ovarian reserve in women who remain premenopausal after chemotherapy for early stage breast cancer. Fertil Steril 94(2): 638-644, 2010

9) Gerber B, von Minckwitz G, Stehle H, et al: Effect of luteinizing hormone-releasing hormone agonist on ovarian function after modern adjuvant breast cancer chemotherapy: the GBG 37 ZORO study. J Clin Oncol 29(17): 2334-2341, 2011

10) Ginsberg JP: New advances in fertility preservation for pediatric cancer patients. Curr Opin Pediatr 23(1): 9-13, 2011

11) Broekmans FJ, Kwee J, Hendriks DJ, et al: A systematic review of tests predicting ovarian reserve and IVF outcome. Hum Reprod Update 12(6): 685-718, 2006

12) Markstrom E, Svensson ECh, Shao R, et al: Survival factors regulating ovarian apoptosis - dependence on follicle differentiation. Reproduction 123(1): 23-30, 2002

13) Faddy MJ, Gosden RG: Ovary and ovulation: A model conforming the decline in follicle numbers to the age of menopause in women. Hum Reprod 11(7): 1484-1486, 1996

14) Tilly JL, Niikura Y, Rueda BR: The current status of evidence for and against postnatal oogenesis in mammals: a case of ovarian optimism versus pessimism? Biol Reprod 80(1): 2-12, 2009

15) Alviggi C, Humaidan P, Howles CM, et al: Biological versus chronological ovarian age: implications for assisted reproductive technology. Reprod Biol Endocrinol 7: 101, 2009

16) Nikolaou D: How old are your eggs? Curr Opin Obstet Gynecol 20(6): 540-544, 2008

17) Gerber B, Dieterich M, Müller H, et al: Controversies in preservation of ovary function and fertility in patients with breast cancer. Breast Cancer Res Treat 108(1): 1-7, 2008

18) Surrey ES, Schoolcraft WB: Evaluating strategies for improving ovarian response of the poor responder undergoing assisted reproductive techniques. Fertil Steril 73(4): 667-676, 2000

19) Ficicioglu C, Kutlu T, et al: Early follicular antimullerian hormone as an indicator of ovarian reserve. Fertil Steril 85(3): 592-596, 2006

20) Sowers MFR, Eyvazzadeh AD, McConnell D, et al: Anti-mullerian hormone and inhibin B in the

第 5 章 ■ 女性がん患者支援のためのチームアプローチ

definition of ovarian aging and the menopause transition. J Clin Endocrinol Metab 93 (9)：3478-3483, 2008

21) Rosendahl M, Andersen CY, la Cour Freiesleben N, et al: Dynamics and mechanisms of chemotherapy-induced ovarian follicular depletion in women of fertile age. Fertil Steril 94 (1): 156-166, 2010

22) Broer SL, Broekmans FJ, Laven JS, et al: Anti-Mullerian hormone: ovarian reserve testing and its potential clinical implications. Hum Reprod Update 20 (5): 688-701, 2014

23) Dolleman M, Verschuren WM, Eijkemans MJ, et al: Reproductive and lifestyle determinants of anti-Mullerian hormone in a large population-based study. J Clin Endocrinol Metab 98 (5)：2106-2115, 2013

24) Hagen C, Sørensen K, Anderson RA, et al: Serum levels of anti-müllerian hormone in early maturing girls before, during, and after suppression with GnRH agonist. Fertil Steril 98 (5): 1326-1330, 2012

25) Freeman EW, Gracia CR, Sammel MD, et al: Association of anti-mullerian hormone levels with obesity in late reproductive-age women. Fertil Steril 87 (1): 101-106, 2007

26) Seifer DB, Golub ET, Lambert-Messerlian G, et al: Variations in serum mullerian inhibiting substance between white, black, and Hispanic women. Fertil Steril 92 (5): 1674-1678, 2009

27) Loren AW, Mangu PB, Beck LN, et al: Fertility preservation for patients with cancer: American Society of Clinical Oncology clinical practice guideline update. J Clin Oncol 31 (19): 2500-2510, 2013

28) Ataya K, Rao LV, Lawrence E, et al: Luteinizing hormone-releasing hormone agonist inhibits cyclophosphamide-induced ovarian follicular depletion in rhesus monkeys. Biol Reprod 52 (2)：365-372, 1995

29) Blumenfeld Z: How to preserve fertility in young women exposed to chemotherapy? The role of GnRH agonist cotreatment in addition to cryopreservation of embrya, oocytes, or ovaries. Oncologist 12 (9): 1044-1054, 2007

30) Blumenfeld Z, Dann E, Avivi I, et al: Fertility after treatment for Hodgkin's disease. Ann Oncol 13 (Suppl 1): 138-147, 2002

31) Cheng YC, Takagi M, Milbourne A, et al: Phase II study of gonadotropin-releasing hormone analog for ovarian function preservation in hematopoietic stem cell transplantation patients. Oncologist 17 (2): 233-238, 2012

32) Oktay K, Bedoschi G: Appraising the biological evidence for and against the utility of gnrha for preservation of fertility in patients with cancer. J Clin Oncol 34 (22): 2563-2565, 2016

33) Gerber B, Ortmann O: Prevention of Early Menopause Study (POEMS)：is it possible to preserve ovarian function by gonadotropin releasing hormone analogs (GnRHa)? Arch Gynecol Obstet 290 (6): 1051-1053, 2014

34) Lambertini M, Falcone T, Unger JM, et al: Debated role of ovarian protection with gonadotropin-releasing hormone agonists during chemotherapy for preservation of ovarian function and fertility in women with cancer. J Clin Oncol 2016: JCO2016692582. [Epub ahead of print]

35) Demeestere I, Brice P, Peccatori FA, et al: No evidence for the benefit of gonadotropin-releasing hormone agonist in preserving ovarian function and fertility in lymphoma survivors treated with chemotherapy: Final long-term report of a prospective randomized trial. J Clin Oncol 34 (22): 2568-2574, 2016

36) Paluch-Shimon S, Pagani O, Partridge AH, et al: Second international consensus guidelines for breast cancer in young women (BCY2). Breast 26: 87-99, 2016

37) Oktay K, Hourvitz A, Sahin G, et al: Letrozole reduces estrogen and gonadotropin exposure in women with breast cancer undergoing ovarian stimulation before chemotherapy. J Clin Endocrinol Metab 91 (10): 3885-3890, 2006

38) Oktay K, Buyuk E, Libertella N, et al: Fertility preservation in breast cancer patients: a prospective controlled comparison of ovarian stimulation with tamoxifen and letrozole for embryo cryopreservation. J Clin Oncol 23 (19): 4347-4353, 2005

39) Azim AA, Costantini-Ferrando M, Oktay K: Safety of fertility preservation by ovarian stimulation with letrozole and gonadotropins in patients with breast cancer: a prospective controlled study. J Clin Oncol 26 (16): 2630-2635, 2008

40) Tulandi T, Martin J, Al-Fadhli R, et al: Congenital malformations among 911 newborns conceived after infertility treatment with letrozole or clomiphene citrate. Fertil Steril 85 (6): 1761-1765, 2006

41) Dolmans MM, Demylle D, Martinez-Madrid B, et al: Efficacy of in vitro fertilization after chemotherapy. Fertil Steril 83 (4): 897-901, 2005

42) Meirow D, Schiff E: Appraisal of chemotherapy effects on reproductive outcome according to animal

studies and clinical data. J Natl Cancer Inst Monogr (34): 21-25, 2005

43) Rienzi L, Cobo A, Paffoni A, et al: Consistent and predictable delivery rates after oocyte vitrification: an observational longitudinal cohort multicentric study. Hum Reprod 27(6): 1606-1612, 2012

44) Donnez J, Dolmans MM, Demylle D, et al: Livebirth after orthotopic transplantation of cryopreserved ovarian tissue. Lancet 364(9443): 1405-1410, 2004

45) Donnez J, Dolmans MM: Ovarian cortex transplantation: 60 reported live births brings the success and worldwide expansion of the technique towards routine clinical practice. J Assist Reprod Genet 32(8): 1167-1170, 2015

46) Van der Ven H, Liebenthron J, Beckmann M, et al: Ninety-five orthotopic transplantations in 74 women of ovarian tissue after cytotoxic treatment in a fertility preservation network: tissue activity, pregnancy and delivery rates. Hum Reprod 31(9): 2031-2041, 2016

47) Andersen CY, Kristensen SG: Novel use of the ovarian follicular pool to postpone menopause and delay osteoporosis. Reprod Biomed Online 31(2): 128-131, 2015

48) Poirot C, Abirached F, Prades M, et al: Induction of puberty by autograft of cryopreserved ovarian tissue. Lancet 379(9815): 588, 2012

49) Rosendahl M, Schmidt KT, Ernst E, et al: Cryopreservation of ovarian tissue for a decade in Denmark: a view of the technique. Reprod Biomed Online 22(2): 162-171, 2011

50) Michaeli J, Weintraub M, Gross E, et al: Fertility preservation in girls. Obstet Gynecol Int 2012: 139193, 2012

51) Dolmans MM, Luyckx V, Donnez J, et al: Risk of transferring malignant cells with transplanted frozen-thawed ovarian tissue. Fertil Steril 99(6): 1514-1522, 2013

52) Igarashi S, Suzuki N, Hashimoto S, et al: Heterotopic autotransplantation of ovarian cortex in cynomolgus monkeys. Hum Cell 23(1): 26-34, 2010

53) Hashimoto S, Suzuki N, Yamanaka M, et al: Effects of vitrification solutions and equilibration times on the morphology of cynomolgus ovarian tissues. Reprod Biomed Online 21(4): 501-509, 2010

54) Suzuki N, Hashimoto S, Igarashi S, et al: Assessment of long-term function of heterotopic transplants of vitrified ovarian tissue in cynomolgus monkeys. Hum Reprod 27(8): 2420-2429, 2012

55) Kawamura K, Cheng Y, Suzuki N, et al: Hippo signaling disruption and Akt stimulation of ovarian follicles for infertility treatment. Proc Natl Acad Sci U S A 110(43): 17474-17479, 2013

56) Suzuki N, Yoshioka N, Takae S, et al: Successful fertility preservation following ovarian tissue vitrification in patients with primary ovarian insufficiency. Hum Reprod 30(3): 608-615, 2015

57) von Wolff M, Dian D: Fertility preservation in women with malignant tumors and gonadotoxic treatments. Dtsch Arztebl Int 109(12): 220-226, 2012

58) Ethics Committee of the American Society for Reproductive Medicine: Fertility preservation and reproduction in cancer patients. Fertil Steril 83(6): 1622-1628, 2005

59) Fallat ME, Hutter J: Preservation of fertility in pediatric and adolescent patients with cancer. Pediatrics 121(5): e1461-1469, 2008

60) Ussher JM, Cummings J, Dryden A, et al: Talking about fertility in the context of cancer: health care professional perspectives. Eur J Cancer Care (Engl) 25(1): 99-111, 2016

61) Deshpande NA, Braun IM, Meyer FL: Impact of fertility preservation counseling and treatment on psychological outcomes among women with cancer: A systematic review. Cancer 121(22): 3938-3947, 2015

62) Schover LR, Brey K, Lichtin A, et al: Oncologists' attitudes and practices regarding banking sperm before cancer treatment. J Clin Oncol 20(7): 1890-1897, 2002

63) Zebrack BJ, Casillas J, Nohr L, et al: Fertility issues for young adult survivors of childhood cancer. Psychooncology 13(10): 689-699, 2004

64) Vindrola-Padros C, Dyer KE, Cyrus J, et al: Healthcare professionals' views on discussing fertility preservation with young cancer patients: a mixed method systematic review of the literature. Psycho-Oncology 26(1): 4-14, 2016

65) Panagiotopoulou N, Ghuman N, Sandher R, et al: Barriers and facilitators towards fertility preservation care for cancer patients: a meta-synthesis. Eur J Cancer Care (Engl) 2015 Dec 17. doi: 10.1111/ecc.12428.

66) Dyer KE, Quinn GP: Cancer and fertility preservation in Puerto Rico: a qualitative study of healthcare provider perceptions. Support Care Cancer 24(8): 3353-3360, 2016

67) Vadaparampil ST, Gwede CK, Meade C, et al: ENRICH: A promising oncology nurse training program to implement ASCO clinical practice guidelines on fertility for AYA cancer patients. Patient Educ

第5章 ■ 女性がん患者支援のためのチームアプローチ

Couns 99(11): 1907-1910, 2016
68) Nakayama K, Milbourne A, Schover LR, et al: Gonadal failure after treatment of hematologic malignancies: from recognition to management for health-care providers. Nat Clin Pract Oncol 5(2): 78-89, 2008

6 外見

はじめに

　がん治療には，化学療法やホルモン療法，卵巣摘出により卵巣機能を低下させる治療法など，女性ホルモンを低下させるさまざまな治療がある．このような治療は，皮膚の変化（皮膚の乾燥・しわ，くすみなど），頭髪の薄毛やひげなどの外見の老化を促進する．また，ホルモン療法のなかには，それ自体の副作用として，体重増加，浮腫，皮膚のかゆみや発疹などが指摘されている．これらの変化は，化学療法によりおきる外見変化よりも顕著でなく，また頻度も高くないため，従来はあまり注目されてこなかった．しかし，がん治療成績の向上，治療中の社会参加の継続・治療後の社会復帰を希望するがん患者の増加に伴い，副作用としての外見変化の問題が顕在化してきている．

1. 外見の症状が及ぼす心理的影響[1~7]

　がんの治療に伴う外見の変化が患者の心理に与える影響は大きい．というのも，外見の変化は，吐き気のような身体症状と異なり，身体的苦痛だけでなく，「魅力的でなくなった」という他人からの評価の低下に対する懸念が，精神的健康を低下させる側面が大きいからである．とりわけ，アンチエイジングが強調され，若々しさに価値を求められる社会においては，老化した外見は，患者の苦痛をより高める．また，加齢による通常老化と異なり，変化した外見は，常に病気を意識させ，がん患者の自尊感情を恒常的に低下させる．

　しかし，最近では，外見のケアがネガティブな感情を改善することや，外見の変化に対して自分なりに対処できたと考えられる患者は，QOL が高いことも明らかになっている．それゆえ，患者が自分らしさを取り戻す契機となるよう，医療者が外見変化への対処をサポートすることも重要である．

2. 対処方法[8,9]

がん治療のホルモンマネジメントにより発現する外見の症状について，エビデンスのある予防方法はない．対処方法は，基本的に通常老化の場合と同じである（図1）．

1) 薄毛

化学療法の終了後，毛質が変化して，軟毛で細毛になったまま戻らない場合や本数が減少したまま戻らない場合，ヘアサイクルが短くなり，毛髪自体が伸びなくなる場合もある．これらの場合は，ウィッグ（全頭・部分）の使用を継続するほか，カモフラージュ用の増毛スプレーやふりかけなどを使用するのもよい．増毛スプレーは髪の色に応じて数種類があり，インターネットでは「髪　ふりかけ」で検索することができる．

なお，薄毛の症状に対して育毛外来などに行く患者もいるが，費用の割に顕著な改善が認められることはきわめて少ないのが現状である．

2) 皮膚の乾燥・しわ

スキンケアの基本である「清潔，保湿，刺激を避ける」を行う．とりわけ，化粧水をたっぷり用いるなどの保湿が重要であり，その浸透度を高めるために，洗顔後，蒸しタオルを顔にあててから始めるとなおよい．化粧水（整肌）・美容液・乳液またはクリーム（保護）の順で行う．なお，スキンケア剤は通常使用しているものでよ

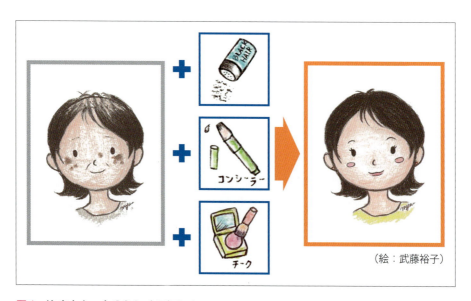

図1　治療中も，自分らしく元気に！

いが，敏感になった場合は敏感肌用やアトピー肌用の製品に変更すればよい.

3) しみ

がん治療により生じたしみ（肝斑など）には，ファンデーションの前か後に，カバーできない部分をコンシーラーで補うとよい．コンシーラーは，固形のスティックタイプ，先端が筆状になったオートマチックタイプ，リキッドタイプがある．カバー力に問題があると感じられる場合は，あざなどを隠すためのメディカルファンデーションをコンシーラー代わりにピンポイントで用いてもよい．いずれにしてもコンシーラーの色は，ファンデーションの色と同じかワントーン低めに合わせることが大切である．コンシーラーがファンデーションよりも白いと，しみがかえって目立ってしまう可能性がある．また，ファンデーションについては，リキッドファンデーションが望ましい．高齢者のような乾燥しやすい肌には，乾燥を防ぐだけでなく，肌をより自然に見せるからである.

なお，がん治療によって生じたしみに対するトラネキサム酸やビタミンCの内服の効果について，現時点ではエビデンスはない．レーザー治療に関しても，同様である．とりわけ「肝斑」については，レーザー治療がより症状を悪化させることがあるため[10]，長い間，禁忌事項とされてきた．その一方で，近年，「肝斑」についても，一部のレーザーを用いた治療が有効であるとする報告があるが[11]，がん治療に伴う「肝斑」を含むしみへの治療効果に関しては不明である.

4) 体重変化

治療中，体重が極度に増加しないよう，食事の摂取量を過剰にしないことが重要である.

まとめ

がん治療に伴う外見の変化が患者のQOLに与える影響は，個人差が大きい．医療者は，「その患者にとっての外見変化の意味」をとらえ，十分に苦痛や考えを表出できるようにサポートする．それと同時に，具体的なケア方法などの情報提供を通して，外見変化への対処方法を伝えていくことも，患者が積極的で快適な治療生活を送るためには重要である.

（野澤桂子）

第5章 ■ 女性がん患者支援のためのチームアプローチ

文献

1） Marshall C, Lengyel C, Utioh A: Body dissatisfaction among middle-aged and older women. Can J Diet Pract Res 73(2): 241-247, 2012

2） 野澤桂子：高齢社会における美容の可能性．山野研究紀要　18：1-7，2010

3） Cosmetic Plastic Surgery Statistics: http://www.cosmeticplasticsurgerystatistics.com/statistics.html.

4） 野澤桂子，小越明美，斉藤善子，他：Cosmetic Program による入院がん患者の QOL 改善の試み．健康心理学研究　18(1)：39-45，2005

5） Amiel P, Dauchy S, Bodin J, et al: Evaluating beauty care provided by the hospital to women suffering from breast cancer. qualitative aspects. Support Care Cancer 17: 839-845, 2009

6） 伊藤暖子，清水千佳子：がん治療の副作用の頻度と苦痛度の実態に関する研究．第8回日本臨床腫瘍学会抄録集：269，2010

7） 野澤桂子：がん患者の外見変化に対するプログラムと心理的サポート．がん患者と対症療法　22(2)：128-134，2011

8） 武藤祐子：メイク・メイクアップ．山野美容芸術短期大学/編，美容福祉概論(改訂)その知識と実践技術，中央法規出版，東京，130-138，2009

9） 野澤桂子，和泉秀子：外見変化に対するケア．看護技術　56(11)：30-33，2010

10） Taylor CR, Anderson RR: Ineffective treatment of refractory melasma and postinflammatory hyperpigmentation by Q-switched ruby laser. J Dermatol Surg Oncol 20(9): 592-597, 1994

11） Zhou X, Gold MH, Lu Z, Li Y: Efficacy and safety of Q-switched 1,064-nm neodymium-doped yttrium aluminum garnet laser treatment of melasma. Dermatol Surg 37: 962-970, 2011

7 Spirituality

はじめに

Spiritual care といえば，日本ではこれまでおもにホスピスなど終末期の医療現場における「死を受容するためのケア」を意味してきた．しかし近年，患者を中心に各種専門職が協力するチーム医療[1]やサバイバーシップといった考え方が広まることにより，終末期に限定せずさまざまな段階で患者を支援するために spiritual care（スピリチュアルケア）の可能性を探ろうとする動きがでてきている．本節では，がん医療における spiritual care とは，また女性患者をどう支援できるのかを考察する．

1. Spirituality と spiritual care

筆者は spiritual care を「がん患者が病気に向き合い治療を選択するときに，自己決定を支援するための魂（心）のケア」と定義する[2]．人は誰もが自分を自分たらしめる核のようなものをもっており，それが spirituality，ここでいう魂（心）である．時として命の出発点や根源，生死，人知を超えたものなど，深く重い問題をも扱うケアであり，別の言い方をすれば，spiritual care は「本来の自分を取り戻すためのケア」ともいえる．患者はケア提供者との対話を通して，自分の中の核（spirituality，魂）から発せられるものに耳をすまし，自分は誰か，どう生きたいと願っているのかを見直す．ケア提供者はその作業を手伝うのである．がんという病気を受け止め，自身にとっての最善の治療は何かを考え，選択をしていくためには，この過程は不可欠である．アメリカではそれなりの規模の病院であれば，spiritual care を提供する専門職が常駐し，病気やその重さに関係なく，希望すれば患者は誰でもケアを受けることができる[3]．また，専門職を養成する研修・資格認定システムも非常にしっかりしている[4]．

2. Spiritual care の可能性

がん治療の現場における spiritual care の可能性を探るため，筆者は国立がん研究

第5章 ■ 女性がん患者支援のためのチームアプローチ

センターや都立病院等の協力を得て，治療中のがん患者を対象とした面接調査を実施した．調査・分析ともにまだ途中経過ではあるが，約30人の患者の話を聞きながら，あらためて患者支援に spiritual care は有効であるという思いをさらに強くした．なぜなら，①患者が告知の際に受ける衝撃，その後も続く喪失感・悲しみ・孤独感は精神安定剤や睡眠導入剤で解決できるものではなく，②死や再発に対する恐れは病院（医師等医療スタッフ）・患者会・家族にもなかなか話せるものではなく，患者は胸の内を明かす場所・相手がないと感じ，それが患者の孤独感をさらに強めている，と考えられたからである．その一方で，③がんを患ったことで知らなかった（見失っていた）自分を再発見し，新しい価値観や人生を得るきっかけを得たと語る患者が少なくはなく，④面接に応じて自らの経験を語るだけでも，その前後の患者の表情には大きな変化がみられたのである．①②は多くの患者が命の根源にかかわるまさしく spiritual な痛みを抱えている可能性を意味する．③については，がんという深刻な病いを患うことが必ずしもネガティブなことばかりではなく，人生にポジティブな転換をもたらす可能性を示唆する．Supiritual care によってサバイバーシップをより前向きにかじ取りできる可能性をも意味するといえる．また，④は spiritual care における患者が語ることの効果・有用性を示している．患者は語ることによって，告知前後からのライフレビューを体験したのである．闘病生活を振り返り，人生の困難な時期を乗り越えてきた手ごたえ，ひいては自己肯定感や自己効力感を得たと考えられる．同時に喪失体験による悲嘆を癒していく作業（グリーフワーク）も行っているのである．これらのことから，spiritual care はがん患者が抱えるネガティブな心理的課題を癒しつつ，ポジティブな要素を促進する可能性をもったケアといえる．

　ここでは詳細は省略するが，患者の語りを大切にすること，また患者がもともと備えている復元力や回復力を引き出すよう支援するという面では，看護領域を中心に広まってきたナラティブメディスン，精神医学で最近注目されているレジリアンスモデルに通じる大きな可能性を spiritual care はもちうると筆者は考えている．

3. 女性がん患者特有の spiritual な痛み

　患者は治療のために乳房切除や子宮・卵巣の摘出，ホルモン療法による体調変化や妊娠・出産への影響を受ける場合がある．がんによって単に健康を失うのみならず，女性としての機能や可能性の喪失をも体験する．女性性の象徴である体の一部を失う物理的喪失と共に，本来備えもっている妊娠・出産の機会という目には見え

ないが非常に大きな喪失が加わることになる．その痛みは周りからは理解されづらいにもかかわらず，患者にとっては自らの存在意義を脅かすことにもなる深い問題になりうる．これはスピリチュアルな痛みにつながる．

筆者は不妊治療患者とその家族の面接も経験しているが，自然な妊娠・出産が叶わなかった喪失体験を乗り越えられているかどうかが，不妊治療中や妊娠継続中の心理状態，また出産後の母子関係にまで影響を及ぼしかねない事例を何度も目にした．妊娠・出産は患者の意思のみならず周囲の思惑や事情も影響するため，デリケートかつ大きな問題となりうる．このことからも，がんがもたらす女性性の喪失にも目を向け支援していくことは不可欠なのであり，ここでも spiritual care は有効なケアといえる．

4. 課題—ケア提供者育成，他職種との連携

これまでに述べたことからもわかる通り，spiritual care はただ傾聴すればよいわけではない．自らの価値観や内面に抱える問題を認識し，そのうえで公平な立場で話を聞く訓練が必要となる．欧米では基本的に厳しい訓練を受け適性を認められた宗教家のみが，プロのケア提供者として認められる．認定後も定期的に専門家や仲間からの評価・訓練を受け続けなければならない．しかし，国内ではケア提供者を養成できる機関・機会はまだ少なく，資格認定制度も未整備である．医療現場で受け入れられていくためにも質の高いケア提供者をどう確保していくかが大きな課題の1つといえる．

また，spiritual care はチーム医療の連携の中でこそ大きな力を発揮しうると筆者は考える．患者の心身状態や治療に関する情報を共有し，有効に活用していく必要がある．そのためには医師や看護師をはじめとする現場スタッフの spiritual care やケア提供者への理解・協力が欠かせない．国内ではまだ数は少ないもののケア提供者が常駐する病院では，ケアの記録がカルテと共に保管され，ケア提供者が朝夕の申し送りに参加するなどして他職種との連携を図っている．Spiritual care が当たり前のケアとして市民権を獲得するためには，チーム医療の考え方がどれだけ広く浸透していくかにもかかっている．

まとめ

以上，spiritual care がチーム医療の中で担いうる可能性と課題を，女性がん患者

第5章 ■ 女性がん患者支援のためのチームアプローチ

が抱える可能性のある spiritual な痛みにも触れながら考察した．患者の自己決定を支え，サバイバーシップをより良いものにするためにも spiritual care は有効であり，女性患者特有の悲嘆にも対応しうる可能性が高い．しかし，質の高いケア提供者の養成と spiritual care を含むチーム医療の啓発といった乗り越えるべき課題は少なくない．

（伊藤真理）

文献

1) 伊藤高章：続スピリチュアルケアを語る―医療・看護・介護・福祉への新しい視点，(窪寺俊之・平林孝裕/編)，関西学院大学出版会，兵庫，45-75，2009
2) 伊藤真理：スピリチュアルケアの根底にあるもの―自分が癒され，生かされるケア，(窪寺俊之/監)，遊戯社，東京，9-23，2012
3) ハロルド・G・コーニック：スピリチュアリティは健康をもたらすか―科学的研究にもとづく医療と宗教の関係，医学書院，東京，2009
4) 小西達也，瀬良信勝：スピリチュアルケアを語る第三集―臨床的教育法の試み，(窪寺俊之・伊藤高章・谷山洋三/編)，関西学院大学出版会，兵庫，139-151，2010

ラーニングポイント

第5章 女性がん患者支援のためのチームアプローチ

■ 薬剤師の立場から

本章では多職種でアプローチすべき事象や課題が提示されている．確実な治療効果を得るためには治療アドヒアランスの維持は必須であるため，個々の患者のレベルに合わせた対応を心掛ける．また外見変化は副作用によるものが多いため，それらの発現頻度や好発時期および予防法や対処法の有無などを事前にわかりやすく説明し，さらに発現状況に応じて適切な介入を行い症状軽減に努める．薬学的視点に基づき積極的にアプローチしていくとともに，他職種を理解した上で協力しながら患者中心の医療を進めていく．

（今村知世）

■ 看護師の立場から

女性がん患者の診断から治療，治療後に至るまで療養生活上の問題・課題は多様にある．それらを支援するにはチームアプローチは必須課題である．そのためのシステムや人員確保が十分に整っているとはいえないが，チーム医療を発展させ，多様な問題・課題をなるべく改善し，QOL 向上に向けたケアを提供することが重要である．とくに看護師が担うべき役割としては，適切な情報提供による意思決定支援，症状マネジメント，疾病予防のための教育的介入，気分変調や社会的課題に関する支援などがある．これらの基盤となる医学的知識は 1 ～ 4 章に記載された．本章では，女性がん患者に対するより包括的な見解からテーマを取り上げている．

本章では，アドヒアランスに影響を及ぼす因子が示されているが，アドヒアランス維持のための具体的ケアはまだ発展途上にあるといえる．だが，乳がんのホルモン治療の標準が 10 年に延長され，10 年間の継続には患者の多大なエネルギーを要することとなる．アドヒアランス維持のための支援に関して，より具体的で実現可能なケアを構築する必要がある．

性機能障害は，文化的背景もあり，顕在化しにくい問題である．本章で述べられている統一的な情報提供，医療者のオープンな態度，具体的な声かけの仕方は看護師にとって重要な知識である．PLISSIT モデルを基に，看護師が適切な支援ができるよう，その態度と知識を備えることが重要となる．

妊孕性は女性の人生に関わることであり，妊孕性低下の可能性と

治療の説明は医師だけが担うものではなく，チームで取り組むべき課題といえる．婦人科がん，乳がん患者の看護を担当する看護師であっても妊孕性温存に関する知識を備えていないことも多い．チームで説明責任の重要性を考慮し，妊孕性温存や生殖医療に関する看護師への教育が目下の課題である．

　本章では，がんサバイバーへの看護として重要なテーマが紹介されている．化学療法や放射線治療の看護のように特定の治療期への看護はこれまで発展してきたが，より包括的な見解から捉えるケアや，長期継続ケアのあり方は十分に発展しているとはいいがたい．今後は，これらの重要課題をふまえ，がんサバイバーへの看護を発展させる必要がある．

（飯岡由紀子）

略語一覧	
ASCO	American Society of Clinical Oncology
BMI	body mass index
CI	confidence interval
EBM	evidence-based medicine
FIGO	International Federation of Gynecology and Obstetrics
GY	Gray
NIH	National Institutes of Health
QOL	quality of life
RCT	randomized controlled trial
RR	relative risk
WHO	World Health Organaization

索引

和　文

あ

圧迫療法 246
アドヒアランス 252
アナストロゾール（ANA） 183, 253
アルツハイマー病（Alzheimer's disease：AD） 193, 194
　　—— 発症の促進因子 195
　　—— の予防 194, 195
　　HRT と —— に関する疫学的調査研究 195
アロマターゼ阻害薬（AI） 128, 163, 181, 221
萎縮性腟炎 215
遺伝性（家族性）乳がん・卵巣がん（hereditary breast and ovarian cancer：HBOC） 88, 106
遺伝的要因 36
飲酒 34
インスリン感受性 22
薄毛 278
うつ病 200〜203
運動 33
運動療法 188
疫学的 28
エキセメスタン（EXE） 183, 253
エストロゲン 15, 66, 110, 159, 169, 181, 193, 198, 214, 233
　　—— の持続投与 194
　　—— の長期持続投与 194, 198
　　—— ＋黄体ホルモンの併用持続投与 198
　　—— 分泌の減少や永久的停止（閉経） 195
　　—— 欠乏 215
　　—— 欠落 214
　　—— 製剤 175
エストロゲン単独療法 43, 105
エストロゲン補充療法（estrogen replacement therapy：ERT） 43, 105, 193, 217
エストロゲンレセプター（estrogen receptor：ER） 15, 126
エストロン（estorone：E1） 12
黄体化未破裂卵胞 149

黄体機能不全 148
黄体ホルモン 193
　　—— 製剤 175
　　エストロゲン＋ —— の併用持続投与 198

か

外見 277
　　—— のケア 277
　　—— 変化 277
過剰リン酸化 195
下垂体性無月経 148
カテコールエストロゲン 70
下部尿路機能 216
加齢 195
がん・生殖医療 265
環境要因 36
看護外来 249
看護支援 245
がんサバイバー 248
患者の心のケア 155
患者の自己決定 284
間断なき排卵 83, 87
漢方製剤 177
記憶 193
急性期反応 133
凝固異常 219
果物 35
グリーフワーク 282
頸管因子 144, 150
経口避妊薬（oral contraceptive：OC） 46
経産回数 31
血圧 223
結合型エストロゲン（CEE） 193
　　—— の単独投与 193
　　—— と MPA の併用持続投与 194
血糖制御 22
ゲノム依存性経路 15
原発性骨粗鬆症 160

索引

抗エストロゲン剤……………………………………129
抗炎症………………………………………………………21
抗酸化作用……………………………………………………21
更年期……………………………………………………………12
　　── 障害……………………………………………112
高プロラクチン血症……………………………67，68，147
高用量黄体ホルモン療法………………………76，78
国際勃起機能スコア……………………………………258
ゴセレリン…………………………………………………253
骨芽細胞……………………………………………………159
骨強度………………………………………………………159
骨粗鬆症………………………………………112，159
骨密度………………………………………………………159
ゴナドトロピン…………………………………………………85
ゴナドトロピン放出ホルモンアゴニスト（Gn-
　RHa）…………………………………………………120
コンプライアンス………………………………………252

さ

サイトカイン……………………………………………………171
細胞性免疫………………………………………………………21
細胞増殖…………………………………………………………20
酢酸メドロキシプロゲステロン（medroxyproges-
　terone acetate：MPA）……………130，193，220
　CEE＋ ── の併用持続投与…………………194
サバイバー…………………………………………………123
　　── シップ………………………………………281
サブタイプ……………………………………………………58
サポートグループ………………………………………249
子宮因子……………………………………144，150
子宮外妊娠…………………………………………………156
子宮頸がん……………………………………………………98
子宮体がん……………………………………………………69
　（子宮体がんの）type I……………………………69
　（子宮体がんの）type II…………………………69
子宮摘出術…………………………………………………182
子宮内膜症………………………………………………………90
脂質異常症………………………………113，206
脂質代謝……………………………………………………207
支持的精神療法…………………………………………203
しみ…………………………………………………………279
若年……………………………………………………………98

若年成人平均値（young adult mean：YAM）
　………………………………………………………………162
集学的治療………………………………………………………64
周期的順次投与法……………………………194，198
周期的投与法………………………………………………194
手根管症候群（CTS）…………………………………188
受精卵凍結…………………………………………………266
出産経歴…………………………………………………………31
漿液性がん………………………………………………………88
漿液性腺がん…………………………………………………69
小線源治療…………………………………………………137
小児がん経験者…………………………………………134
静脈血栓症…………………………………………………219
食事療法……………………………………………………188
初産年齢…………………………………………………………30
女性性機能尺度…………………………………………258
女性性の喪失……………………………………………283
女性ホルモン……………………………………………193
心血管系疾患……………………………………………115
人工授精……………………………………………………153
身体活動量………………………………………………………33
心理療法……………………………………………………178
睡眠障害……………………………………………………176
水溶性腟潤滑ゼリー……………………………………259
スキンケア…………………………………………………246
スタチン……………………………………………………210
スピリチュアルケア……………………………………281
生活習慣……………………………………………………210
性機能………………………………………………………257
　　── 障害…………………………………………261
　　── 変化…………………………………………2，10
清潔間欠導尿法…………………………………………247
性行為………………………………………………………257
性交障害……………………………………………………151
性周期…………………………………………………………20
生殖補助医療……………………………………………153
性反応………………………………………………………257
セルフヘルプグループ…………………………………249
セロトニン…………………………………………………169
全骨盤照射…………………………………………………136
全身照射……………………………………………………138
全身薬物療法……………………………………57，58

289

索引

選択的エストロゲン受容体（レセプター）調節薬
（selective estrogen receptor modulator：
SERM）……………………………49，129，219
選択的セロトニン取り込み阻害薬（SSRI）……202
早期原発乳がん……………………………………58
創傷治癒……………………………………………23
続発性骨粗鬆症…………………………………160
組織特異性…………………………………………18

た

帯下………………………………………………215
胎児…………………………………………………8
体重減少性無月経………………………………148
体重変化…………………………………………279
タウ蛋白…………………………………………195
ダウンレギュレーション……………………194，198
多職種チーム……………………………………124
多胎妊娠…………………………………………156
脱毛…………………………………………228，231
　　── 対策と毛髪ケア…………………………230
　　── のメカニズム……………………………229
　　── の予防法…………………………………229
多嚢胞性卵巣症候群………………67，68，147
タモキシフェン（TAM）
　　……………129，163，183，221，235，253
男性因子…………………………………144，150
腟潤滑低下………………………………………257
腟ダイレーター…………………………………259
腟粘膜……………………………………………215
　　── の萎縮…………………………………217
遅発性反応………………………………………133
中性脂肪（TG）………………………………207
定位放射線照射…………………………………133
適応障害…………………………………201，203
糖尿病………………………………………………34
動脈血栓症………………………………………220
ドミノ倒し現象…………………………………171
ドライアイ………………………………………233
トレミフェン…………………129，221，253

な

内分泌療法………………………………………126

ナラティブメディスン…………………………282
二重エネルギー X 線吸収法……………………161
乳がん…………………………………………98，163
　　早期原発 ── …………………………………58
　　閉経後 ── …………………………………128
　　閉経前 ── …………………………………127
乳腺細胞の分化……………………………………20
妊娠授乳期…………………………………………98
認知…………………………………………………24
　　── 機能……………………………193，194
認知行動療法……………………………………249
妊孕能温存………………………………157，263
粘液性がん…………………………………………88
脳………………………………………………193，194
　　── 機能……………………………193，194
　　── 血流……………………………193，194
　　── 神経細胞………………………………194
脳卒中……………………………………………219
脳内エストロゲンレセプター…………194，198

は

胚（受精卵）凍結………………………………266
排尿障害…………………………………………247
排卵因子…………………………………144，146
排卵誘発法………………………………………151
白内障……………………………………………235
破骨細胞…………………………………………159
ばね指（Trigger finger）……………………185
　　── に対する治療…………………………189
鍼治療……………………………………………188
パロキセチン……………………………………253
非ゲノム依存性経路………………………………17
ビタミン D………………………………………187
泌尿生殖器症状…………………………………214
皮膚…………………………………226，230，278
　　── 障害……………………………………230
　　── の乾燥…………………………………226
　　── の乾燥・しわ…………………………278
　　── の乾燥と脱毛…………………………226
肥満…………………………………67，68，148
疲労感……………………………………………176
不安障害…………………………………200，203
副作用……………………………………………252

フルベストラント······················221, 253
プロゲステロン································67
分子標的治療······························63
閉経後乳がん·······························128
閉経周辺期·······························194
閉経前乳がん·······························127
ヘルパー T リンパ球·······················21
放射線治療·······························133
ホットフラッシュ···············169, 202, 253
—— の頻度·······························172
ホルモン依存性····························55
ホルモン変化·······························5
ホルモン補充療法（hormone replacement
　therapy：HRT）
　······13, 41, 87, 105, 173, 181, 193, 194, 211
—— と AD に関する疫学的調査研究········195
—— の禁忌·······························173
—— の理論的根拠···················194, 195
ホルモン療法（内分泌療法）
　·······················55, 62, 126, 226, 230
—— の副作用·······························231
ホルモンレセプター·······················126

ま

膜型 ER································17
マントル照射·······························137
ミスマッチ修復機構························70
無月経···························120, 121, 148
　抗がん剤治療による ——·········120, 121
　体重減少性 ——·······················148
メドロキシプロゲステロン·················253
免疫学的不妊·······················144, 150

や

野菜·······························35

陽子線治療·······························137
抑うつ·······························176
—— 気分·······························176
—— 症状·······························176

ら

ライフレビュー·······························282
ラロキシフェン·······················129, 167
卵管因子·······························144, 149
卵子凍結·······························267
卵巣過剰刺激症候群（ovarian hyperstimulation
　syndrome：OHSS）···············48, 156
卵巣がん·······························83
　（卵巣がんの）type I·······················91
　（卵巣がんの）type II·······················91
卵巣機能···············120, 122, 127, 257
—— 温存·······························120
—— 低下·······························257
—— 保護·······························122
—— 抑制·······························120, 127
卵巣組織凍結·······························267
卵巣摘出·······························110
卵胞形成·······························19
罹患率·······························29
リモデリング·······························159
リュープロレリン·······························253
両側卵巣摘出術·······························182
リンチ症候群·······························70
リンパドレナージ·······························246
リンパ浮腫·······························245
—— の重症度分類·······························246
類内膜がん·······························88
類内膜腺がん·······························69
レジリアンスモデル·······························282
レトロゾール（LET）···············183, 253

291

索引

欧　文

β アミロイド……………………………195

AD →アルツハイマー病

ATLAS 試験……………………………130

BMI…………………………………………33

CEE →結合型エストロゲン

childhood cancer survivors（CCS）…………134

CYP2D6…………………………………253

dual energy X-ray absorptiometry（DXA 法）
………………………………………161

ER →エストロゲンレセプター

ERβ…………………………………………18

ethinylestradiol………………………………130

fertility preservation…………………………265

follicular stimulating hormone……………85

FRAX®……………………………………162

Gn-RHa →ゴナドトロピン放出ホルモンアゴニス
ト

hereditary nonpolyposis colorectal cancer
（HNPCC）………………………………70

hormone replacement therapy（HRT）→ホルモ
ン補充療法

HPV…………………………………………100

──── ワクチン………………………101

human chorionic gonadotropin…………85

LDL…………………………………………207

LEP（low dose estrogen progestin）製剤………46

LH/hCG 受容体……………………………85

LH-RH アゴニスト……………………127，221

luteinizing hormone…………………………85

medroxyprogesterone acetate（MPA）→酢酸メ
ドロキシプロゲステロン

megestrol acetate（MA）…………………220

Million Women Study（MWS）……………43

Oncofertility………………………………265

PLISSIT モデル……………………………259

QOL……………………………………226，277

SERD………………………………………130

SERM →選択的エストロゲン受容体調節薬

SOFT 試験…………………………………131

spiritual……………………………………281

──── care…………………………281

──── な痛み………………………282

spirituality…………………………………281

TEXT 試験…………………………………131

T-score……………………………………161

unopposed estrogen stimulation…………67，68

Women's Health Initiative（WHI）…………43

292

チームで学ぶ女性がん患者のための
ホルモンマネジメント

定価(本体 7,500 円＋税)

2017年 7 月20日　第 1 版第 1 刷発行©

監　修	青木大輔・上野直人・中村清吾
編　集	佐治重衡・清水千佳子
表紙デザイン	内海真由美
発行人	藤原　大
印刷所	株式会社アイワード

発行所　株式会社 篠原出版新社
　　　　〒113-0034 東京都文京区湯島 2-4-9 MD ビル
　　　　電話（編集）03-3816-5311　（営業）03-3816-8356
　　　　郵便振替 00160-2-185375
　　　　E-mail: info@shinoharashinsha.co.jp

乱丁・落丁の際はお取り替えいたします.
本書の内容の一部または全部を無断で複写・複製・転載すると著作権・出版権の侵害となることがあり
ますのでご注意ください.

ISBN978-4-88412-399-4　　　　　　　　　　　　　　　　Printed in Japan

本書の電子化は私的使用に限り，著作権法上認められています．ただし，代行業者等の第三者による電
子データ化，電子書籍化はいかなる場合も違法となります.